骨科与超声

韩文冬等　主　编

云南出版集团公司
云南科技出版社
·昆明·

图书在版编目（CIP）数据

骨科与超声 / 韩文冬等主编. -- 昆明 : 云南科技出版社, 2017.8
ISBN 978-7-5587-0826-8

Ⅰ. ①骨… Ⅱ. ①韩… Ⅲ. ①骨疾病—超声波诊断 Ⅳ. ①R681.04

中国版本图书馆CIP数据核字(2017)第230406号

骨科与超声

韩文冬等　主编

责任编辑：王建明　蒋朋美
责任校对：张舒园
责任印制：蒋丽芬
封面设计：张明亮

书　号：978-7-5587-0826-8
印　刷：长春市墨尊文化传媒有限公司
开　本：889mm×1194mm　1 / 16
印　张：16.75
字　数：280千字
版　次：2020年8月第1版　2020年8月第1次印刷
定　价：72.00元

出版发行：云南出版集团公司云南科技出版社
地址：昆明市环城西路609号
网址：http://www.ynkjph.com/
电话：0871-64190889

编委会

主　编　韩文冬　颜　丽　王敬涛　宋风荣

副主编　吴建立　赵云峰　孙　薇　邢　倩　董　慧　褚洪雪

编　者　（按姓氏笔画排序）

王敬涛　山东省枣庄市台儿庄区人民医院

孙　薇　山东省枣庄市台儿庄区人民医院

邢　倩　山东省枣庄市台儿庄区人民医院

吴建立　天津市武清区中医医院

宋风荣　山东省费县人民医院

赵云峰　山东省枣庄市台儿庄区人民医院

徐玉彦　山东省枣庄市台儿庄区人民医院

董　慧　山东省枣庄市台儿庄区人民医院

韩文冬　山东省枣庄市台儿庄区人民医院

褚洪雪　山东省枣庄市台儿庄区人民医院

颜　丽　山东省枣庄市台儿庄区人民医院

前　言

随着医学事业的迅速发展，各专业细化程度越来越高，但是医学各专业之间极高的相通相融性决定了其彼此之间不可能孤立存在。我从大学毕业以来，一直从事骨科临床工作，对医学超声知识知之甚少，但是近年来，超声影像学诊断在骨科方面的发展，引起了我很大的学习兴趣，为自己尽可能多的补充这方面的知识，争取做到骨科专业与医学超声有机结合，以便更好的服务于患者。目前医学各专业类书籍较多，但是将某些专业融汇结合讲述的较少。因此，我们组织了资深骨科及超声影像专业医生，编写了《骨科与超声》一书，以供参阅。本书编写过程中，本着科学、严谨、求实、专业的态度，翻阅了近年来国内外相关资料，同时请教了各级医院数名专家、教授，在此特表感谢。

本书共分十七章，涵盖了骨科诸多疾病，比如肩部疾病、足部疾病、骨与软组织肿瘤、周围神经卡压综合征、骨折等，每种疾病除了从骨科角度讲述了解剖、病理、临床表现、诊断及治疗等方面以外，还从超声影像方面详尽讲述了声像图表现、诊断、鉴别诊断、特征性超声改变等，力求骨科与超声的融会贯通。同时，对肌肉、骨骼、肩关节、膝关节、肘关节等系统部位的正常与异常超声情况详细讲述。让读者有一种耳目一新、茅塞断开的感觉，让其感觉对多种骨科疾病的诊断、治疗又增加了一种新的技术手段。本书内容充实，重点突出，知识点清晰易懂，简明实用，我们诚挚希望《骨科与超声》能成为广大医务工作者的良师益友。

由于我们水平有限，学识局限，并且医学尚有许多未知领域，尽管我们尽了最大努力，但仍会有不少缺点，在此恳请广大读者予以批评指正。

韩文冬

2017 年 7 月

目 录

第一章 骨、关节和肌肉的基本知识

第一节 骨的分类及表面结构

成人有206块骨，可分为颅骨、躯干骨和四肢骨三部分。前二者统称中轴骨。

一、按骨的形态，可分4类

1. 长骨

呈长管状，分布于四肢，分一体两端。体又称骨干，内有空腔称髓腔，容纳骨髓。体表面有1～2个血管出入的孔，称滋养孔。两端膨大称骺，有一光滑的关节面，与相邻关节面构成关节。骨干与骺相邻的部分称干骺端，幼年时保留一片软骨，称骺软骨，骺软骨细胞不断分裂增殖和骨化，使骨不断加长。成年后，骺软骨骨化，骨干与骺融为一体，其间遗留一骺线。

2. 短骨

形似立方体，多成群分布于联结牢固且稍灵活的部位，如腕骨和跗骨。

3. 扁骨

呈板状，主要构成颅腔、胸腔和盆腔的壁起保护作用，如颅盖骨和肋骨。

4. 不规则骨

形状不规则，如椎骨。有些不规则骨内有腔洞，称含气骨，如上颌骨。

骨根据发生，可分为膜化骨和软骨化骨。有的骨由膜化骨和软骨化骨组成，则称复合骨，如枕骨。发生在某些肌群内的扁形小骨，称籽骨，如髌骨和第一跖骨头下的籽骨。

二、骨的表面

因受肌肉牵拉、血管神经的经过和贯通及与脏器邻接等产生特定的形态而被赋予一定的名称。

1. 骨面突起

突然高起的称突，较尖锐的小突起称为棘，基底较广的突起称隆起，粗糙的隆起称粗隆，圆形的隆起称结节和小结节，细长的锐缘称嵴，低而粗涩的嵴称线。

2. 骨面凹陷

大的凹陷称窝，小的称凹或小凹；长形的凹称沟，浅的凹陷称压迹。

3. 骨的空腔

骨内的腔洞称腔、窦或房，小的称小房，长形的称管或道。腔或管的开口称口或孔，不整齐的口称裂孔。

4. 骨端的膨大

较圆者称头或小头。头下略细的部分称颈。椭圆的膨大称髁，髁上的突出部分称上髁。

第二节 骨的构造

骨是一种器官，主要由骨组织构成，具有一定的形态和构造，外被骨膜，内容骨髓，含有丰富的血管、淋巴管及神经，不断进行新陈代谢和生长发育，并有修复、再生和改建的能力。

一、骨质

由骨组织构成，分密质和松质。骨密质，质地致密，耐压性较大，配布于骨的表面。骨松质，呈海绵状，由相互交织的骨小梁排列而成，配布于骨的内部，骨小梁的排列与骨折承受的压力和张力方向一致，因而能承受较大的重量。颅盖骨表面为密质，分别称外板和内板，外板厚而坚韧，富有弹性，内板薄而松脆，故颅骨骨折多见于内板。二板之间的松质，称板障，有板障静脉经过。

二、骨膜

除关节面的部分外，新鲜骨的表面都覆有骨膜。骨膜由纤维结缔组织构成，含有丰富的神经和血管，对骨的营养、再生和感觉有重要作用。骨膜可分为内外两层，外层致密有许多胶原纤维束穿入骨质，使之固着于骨面。内层疏松有成骨细胞和破骨细胞，分别具有产生新骨质和破坏骨质的功能，幼年期功能非常活跃，直接参与骨的生成；成年时转为静止状态，但是，骨一旦发生损伤，如骨折，骨膜又重新恢复功能，参与骨折端的修复愈合。如骨膜剥离太多或损伤过大，则骨折愈合困难。衬在髓腔内面和松质间隙内的膜称骨内膜，是菲薄的结缔组织，也含有成骨细胞和破骨细胞，有造骨和破骨功能。

三、骨髓

充填于骨髓腔和松质间隙内。胎儿和幼儿的骨髓内含发育阶段不同的红细胞和某些白细胞，呈红色，称红骨髓，有造血功能。5 岁以后，长骨骨干内的红骨髓逐渐被脂肪组织代替，呈黄色，称黄骨髓，失去造血活力。但在慢性失血过多或重度贫血时，黄骨髓可转为红骨髓，恢复造血功能。而在椎骨、髂骨、肋骨、胸骨及肱骨和股骨的近侧端松质内，终生都是红骨髓。因此，临床选髂后上嵴等处进行骨髓穿刺，检查骨髓象。

四、骨的血管、淋巴管和神经

长骨的动脉包括滋养动脉、干骺端动脉、骺动脉及骨膜动脉。滋养动脉是长骨的主要动脉，一般有 1 ～ 2 支，经骨干的滋养孔进入骨髓腔，分升支和降支达骨端，分支分布到骨干密质的内层、骨髓和干骺端，在成年人可与干骺端动脉和骺动脉的分支吻合。干骺端动脉和骺动脉均发自邻近动脉，从骺软骨附近穿入骨质。上述各动脉均有静脉伴行。骨膜的淋巴管很丰富，但骨的淋巴管是否存在，尚有争论。神经伴滋养血管进入骨内，分布到哈佛管的血管周围间隙中，以内脏传出纤维较多，分布到血管壁；躯干传入纤维则多分布于骨膜，骨膜对张力或撕扯的刺激较为敏感，故骨脓肿和骨折时常引起剧痛。

第三节 骨的发生和发育

骨发生于中胚层的间充质。从胚胎第 8 周开始，间充质先分布成膜状，以后有的在膜的基础上骨化，称膜化骨；有的发育成软骨，以后再骨化，称软骨化骨。成骨过程有两种：

一、膜化骨

在间充质膜内有些细胞分化为成骨细胞，产生骨胶原纤维和基质，基质逐渐钙沉积，构成骨质。开始化骨的部位，称骨化点（中心），由此向外做放射状增生，形成海绵状骨质。新生骨质周围的间充质膜即成为骨膜。膜下的成骨细胞不断产生新骨使骨不断加厚；骨化点周围不断产生新骨质，使骨不断加宽。同时破骨细胞将已形成的骨质破坏吸收，成骨细胞再将其改造和重建，如此不断进行最终达到成体骨的形态，如颅盖骨和面颅骨等。

二、软骨化骨

以长骨为例，间充质内先形成骨雏形，软骨外周的间充质形成软骨膜，膜下的一些细胞分化为成骨细胞。围绕软骨体中部产生的骨质，称骨领。骨领处的软骨膜即成为骨膜。骨领生成的同时，有血管侵入软骨体，间充质也随之而入，形成红骨髓。其中的间充质细胞分化为成骨细胞和破骨细胞，开始造骨，此处即称原发骨化点（初级骨化中心）。被破坏而形成的腔，即骨髓腔。胎儿出生前后，骺处出现继发骨化点（次级骨化中心），在骺部也进行造骨。骨膜、原发骨化点和继发骨化点不断造骨，分别形成骨干与骺，二者之间有骺软骨。此后，外周的骨膜层层造骨，使骨干不断加粗。骨髓腔也不断地破骨、造骨与重建，使骨髓腔不断地扩大。同时，骺软骨也不断地增长和骨化，使骨不断加长。近成年时，骺软骨停止增长，全部骨化，骨干与骺之间遗留一骺线。形成关节面的软骨，保留为关节软骨，终身不骨化。

骨的基本形态是由遗传因子决定的，然而其形态构造的细节，则在整个生长发育过程中，受内、外环境的影响，不断发生变化。影响骨生长发育的因素有神经、内分泌、营养、疾病及其他物理、化学因素等。神经系统调节骨的营养过程，功能加强时，可促使骨质增生，骨坚韧粗壮；反之，骨质变得疏松，神经损伤后的瘫痪患者骨出现脱钙、疏松和骨质吸收，甚至出现自发性骨折。内分泌对骨的发育有很大作用，如果成年以前，垂体生长激素分泌亢进，促使骨过快过度生长可形成巨人症；若分泌不足，则发育停滞，成为侏儒。成年人垂体生长激素分泌亢进，出现肢端肥大症。维生素 A 对成骨细胞和破骨细胞的作用进行调节、平衡，使骨正常生长。维生素 D 促进肠对钙、磷的吸收，缺乏时体内钙、磷减少，影响骨的钙化，在儿童期可造成佝偻病，在成年时可导致骨质软化。此外，机械因素的作用也不容忽视，加强锻炼可使骨得到正常发育。长期对骨的不正常压迫，如童工负重、儿童的不正确姿势以及肿瘤的压迫，可引起骨的变形。

第四节 关节的基础知识

骨与骨之间借纤维组织、软骨或骨相连，称为关节或骨连接。按骨连接的方式，可分为纤维连接（纤维关节）、软骨和骨性连接（软骨关节）以及滑膜关节三大类。

一、纤维连接

骨与骨之间借纤维组织相连，形成纤维联结。其间无间隙，联结比较牢固，不活动或仅有少许活动。这种联结可有两种形式：

1. 韧带联结

连接两骨的纤维结缔组织比较长，富于弹性，称为韧带，如椎骨棘突之间的棘间韧带、胫腓骨下端的胫腓骨间韧带等。若两骨之间的结缔组织呈膜状，则称为骨间膜，如前臂骨间膜等。

2. 缝

相邻颅骨之边缘借薄层纤维结缔组织相连，称之为缝。骨缘可呈锯齿状、鱼鳞状或平直状，有矢状缝和冠状缝等。随着年龄的增长，缝可骨化，成为骨性结合。

二、软骨和骨性联结

骨与骨之间借软骨相连，形成软骨连接。兼有弹性和韧性，可缓冲震荡，其强度不如纤维连接。这种连接可有三种形式：

1. 透明软骨结合

两骨间借多量纤维软骨联结，形成纤维软骨结合。多位于人体中线，坚固性大而弹性低，如相邻的两椎骨之间的椎间盘以及两耻骨间的耻骨联合等。此纤维软骨一般终生不骨化。

2. 骨性结合

两骨之间借骨组织联结，形成骨性结合。此骨组织一般由纤维结缔组织或透明软骨骨化而成，如各骶椎之间的骨性结合以及髂、耻、坐骨之间在髋臼处的骨性结合等。

三、滑膜关节

滑膜关节，以相对骨面间有滑液腔隙，充以滑液，因而一般具有较大活动性为其特点，骨面间互相分离，仅借其周围的结缔组织相联结。

1. 滑膜关节的基本构造

滑膜关节具有关节面、关节囊和关节腔。这些结构为每个滑膜关节所必有的基本结构。

关节面是构成关节的各相关骨的接触面。每一关节至少包括两个关节面，一般为一凸一凹，凸者称为关节头，凹者称为关节窝。关节面表面都覆盖软骨，称关节软骨，多数由透明软骨构成，表面光滑，深部则与关节面紧密相连。关节软骨厚度约为 2 ～ 7 mm，其厚薄因不同的关节和不同的年龄而异，而且即使在同一关节中，不同部位的厚薄亦不相同，使之与对应关节面更相适应。关节软骨具有弹性，能承受负荷和吸收震荡，减轻运动时的震荡和冲击。关节软骨不含血管、淋巴管和神经，其营养由表面覆盖的滑液和关节滑膜血管渗透获得。软骨间的摩擦系数通常小于 0.002，比两个冰面之间的摩擦系数还要小 3 倍，故利于运动。

关节囊为纤维结缔组织膜构成的囊，附着于关节面周缘及其附近的骨面上，并与骨膜融合，密闭关节腔。可分为内、外两层。外层为纤维膜，由致密纤维结缔组织构成，富有血管、淋巴管和神经。纤维膜的某些部分增厚成为韧带，可增强骨与骨之间的连接，并限制关节的过度运动。纤维膜的厚薄和韧带的强弱与关节的运动和负重大小有关，如下肢各关节的负重较大，其关节囊的纤维膜坚韧而紧张；而上肢各关节运动灵活，则纤维膜薄而松弛。内层为滑膜，由平滑光亮、薄而柔润的疏松结缔组织膜构成，衬贴于纤维膜内面，其边缘附着于关节软骨的周缘，包被着关节内除关节软骨、关节唇和关节盘以外的所有结构。滑膜层内富有血管、淋巴管和神经，可产生滑液。滑液为透明蛋白样黏液，量少呈弱碱性，正常情况下只有 0.13 ～ 2 ml，也于含有较多的透明质酸，故黏稠度较高。滑液不但为关节提供了液态环境，而且保持了一定酸碱度，保证了关节软骨的新陈代谢，并能增加滑润，减少摩擦，降低软骨的蚀损，促进关节的运动效能。

关节腔为关节软骨和关节囊滑膜层共同围成的密闭腔隙，腔内含少量滑液，可减少关节活动时关节面之间的摩擦。关节腔内为负压，对维持关节的稳定性起一定的作用。

2. 滑膜关节的辅助结构

滑膜关节除具备其基本结构外，某些关节为适应其特殊功能还形成一些特殊结构，以增加关节的灵活性和稳固性。

韧带连于相邻两骨之间的致密纤维结缔组织束称为韧带，可加强关节的稳固性。位于关节囊外的称囊外韧带，有的与囊相贴，为囊的局部增厚，如髋关节的髂肌韧带；有的与囊不相贴，分离存在，如膝关节的腓恻副韧带等。位于关节囊内的称囊内韧带，被滑膜包裹，如膝关节内的交叉韧带等。韧带和关节囊分布有丰富的感觉神经，损伤后极为疼痛。

关节内软骨存在于关节腔内的纤维软骨，有关节盘和关节唇两种形态。关节盘是位于两关节面之间的纤维软骨板，其周缘附着于关节囊内面，将关节腔分为两部。关节盘多呈圆形，膝关节中的关节盘呈半月形，称关节半月板，可使两关节面更为适合，减少冲击和震荡，并可增加关节的稳固性。关节唇是附着于关节窝周缘的纤维软骨环，它加深关节窝，增大关节面，可增加关节的稳固性。

滑膜襞和滑膜囊，有些关节的滑膜表面积大于纤维层，以致滑膜重叠卷曲，并突向关节腔而形成滑膜襞，其内含脂肪和血管，即成为滑膜脂垫。在关节运动时，关节腔的形状、容积、压力发生改变，滑膜脂垫可起调节或充填作用，同时也扩大了滑膜的面积，有利于滑液的分泌和吸收。在某些部位，滑膜向纤维膜缺如处作囊状膨出，充填于肌腱与骨面之间，则形成滑膜囊，可减少肌肉活动时与骨面之间的摩擦。

第五节 肌的形态和构造

每块骨骼肌都由中间的肌性部分和腱性部分构成。肌性部分主要由肌纤维组成，鲜红、柔软，具有一定的收缩和舒张功能。整个肌的外面包有结缔组织的肌外膜。由肌外膜发出若干纤维隔进入肌内将其分割为较小的肌束，包被肌束的结缔组织称为肌束膜。肌束内每条肌纤维还包有一层薄的结缔组织膜，为肌内膜。供应肌的血管、神经和淋巴管等沿着这些结缔组织深入肌内。腱性部分主要由平行致密的胶原纤维束构成，色白、坚韧而无收缩功能，位于肌性部分的两端，肌借腱附着于骨骼。长肌的肌性部分呈梭形，称肌腹；腱性部分呈圆索状，称腱。阔肌的肌性部分和腱性部分均呈薄片状，它的腱称腱膜。肌的形态多种多样，按其外形大致可分为长肌、短肌、阔肌和轮匝肌四种。长肌的肌束通常与肌的长轴平行，收缩时肌显著缩短，可引起大幅度的运动，多见于四肢。有些长肌的起端有两个以上的头，以后聚成一个肌腹，可被称为二头肌、三头肌和四头肌；有的肌腹分出若干长腱，止于不同的骨面；还有些长肌肌腹被中间腱划分成两个肌腹，称二腹肌；有的由多个肌腹融合而成，中间隔以腱划，如腹直肌。短肌小而短，具有明显的阶段性，收缩幅度较小，多见于躯干深层。阔肌宽扁呈薄片状，多见于胸腹壁，除运动功能外还兼有保护内脏的作用。轮匝肌主要由环形的肌纤维构成，位于孔裂的周围，收缩时可以关闭孔裂。根据肌束方向与肌长轴的关系可分为肌束平行方向排列的梭形肌或菱形肌，如缝匠肌、肱二头肌；半羽状排列的有半膜肌、指总伸肌；羽状排列的，如股直肌；多羽状排列的，如三角肌、肩胛下肌；还有放射状排列的如斜方肌等。

第六节　肌的配布和作用

肌通常以两端附着于两块或两块以上的骨面上，中间跨过一个或多个关节。肌收缩时使两骨彼此靠近而产生运动。通常把接近身体正中面或四肢部靠近近侧的附着点看作是肌肉的起点或定点；把另一端看作为止点或动点。由于运动复杂多样化，肌肉的定点和动点在一定条件下，可以相互置换。例如胸大肌起于胸廓，止于肱骨，通常收缩时使上肢向胸廓靠拢；但在作引体向上动作时，胸大肌的动、定点易位，止于肱骨的一端被固定，而附着于胸廓的一端作为动点，收缩时使胸廓向上靠拢，方能引体向上。

骨骼肌的收缩受运动神经支配。一个运动神经元轴突支配的骨骼肌纤维数目多少不等，少者 1 ～ 2 条，多达上千条，而每条骨骼肌纤维通常只由一个轴突分支支配。一个运动神经元的轴突及其分支支配的全部骨骼肌纤维合起来称为一个运动单位。运动单位是肌收缩的最小单位。一块肌可以只有其中一部分的运动单位收缩，也可增加运动单位的收缩，从而增加肌的收缩力量。通常情况下，各肌都有少量的运动单位在轮流收缩，使肌处于轻度的持续收缩状态，保持一定的张力，称为肌张力。肌张力不产生动作，但对维持躯体的姿势是必要的。肌收缩时能产生生物电，可通过肌电图来测出肌活动的情况。肌在关节周围配布的方式和多少与关节的运动类型密切相关。能作屈伸展运动的关节，例如肘关节的肌配布，前方有屈肌，后方有伸肌，从而使肘关节完成屈和伸的运动。在能作屈、伸、内收和外展四类运动的关节，例如桡腕关节除有屈肌和伸肌外，还配布有内收肌和外展肌。在具有多种运动形式的关节周围，如肩关节除屈、伸、内收和外展肌外，还配布有旋内和旋外两组肌。因此，每一个关节至少配布有两组运动方向完全相反的肌，这些在作用上相互对抗的肌称为拮抗肌。拮抗肌在功能上既相互对抗，又相互协调和依存。如果拮抗肌中的一组功能丧失，则该关节的有关运动也随之丧失。此外，关节在完成某一种运动时，常常不是单独一块肌收缩的结果，而是有赖于若干成群的肌配合。例如屈桡腕关节时，经过该关节前方的肌同时收缩，这些功能相同的肌称为协同肌。一块肌往往和两个以上的关节运动有关，可产生两个以上的动作，如前臂的尺侧腕屈肌能屈桡腕关节，也可使桡腕关节内收，所以屈腕时，它属屈肌组；腕内收时，又属于收肌组。在日常生活中，通常完成一个动作均有许多肌参加，而且各起不同的作用。如屈肘的动作，肱肌和肱二头肌是主要的，它们是原动力，称原动肌；前臂的肱桡肌、桡侧腕屈肌、旋前圆肌等协助屈肘，为协同肌；肱三头肌是拮抗肌；还有一些肌起着固定附近一些关节的作用，以防原动肌产生一些不必要的动作，例如屈肘时使肩胛骨固定于脊柱的斜方肌、菱形肌等，这些肌称为固定肌。同一块肌在不同情况下可以是原动肌，也可以是协同肌、拮抗肌或固定肌。肌的配布也反映人类直立和从事劳动的特点。由于身体的重力线是通过枢椎齿突、脊柱胸段的前方、髋关节中心的后方以及膝、踝两关节的前方，落在足弓上，因此为适应人体的直立姿势，项背部、臀部和小腿后面以及维持足弓的肌都特别发达，以克服重力的影响，保持人体的直立平衡。由于上下肢的分工和劳动的影响，下肢肌比上肢肌强大，上肢的屈肌比伸肌强大，手肌比足肌分化程度高。此外，由于人类有语言和思维活动，舌肌、喉肌和面肌也得到高度的分化。

第七节 肌的辅助装置

在肌的周围有辅助装置协助肌的活动，具有保持肌的位置，减少运动时的摩擦和保护等功能，它们包括筋膜、滑膜囊和腱鞘

一、筋膜

筋膜遍布全身，分为浅筋膜和深筋膜两种。

1.浅筋膜

又称皮下筋膜，位于真皮之下，包被全身各部，由疏松结缔组织构成。内含浅动脉、皮下静脉、皮神经、淋巴管及脂肪等，有些局部还有乳腺和皮肌。浅筋膜对位于它深部的肌、血管和神经有一定的保护作用，如手掌和足底的浅筋膜均较发达，能对加压起缓冲作用。

2.深筋膜

又称固有筋膜，由致密结缔组织构成，位于浅筋膜的深面，它包被体壁、四肢的肌和血管神经等。深筋膜与肌的关系非常密切，随肌的分层而分层。在四肢，深筋膜插入肌群之间，并附着于骨，构成肌间隔；包绕肌群的深筋膜构成筋膜鞘；神经、血管被深筋膜包绕形成血管神经鞘；在肌数目众多而骨面不够广阔的部位，它可供肌的附着或作为肌的起点。筋膜的厚薄与肌的强弱有关，如大腿肌较发达，大腿的深筋膜就显得特别强厚、坚韧。深筋膜除能保护肌免受摩擦外，还可以约束肌的活动，分隔肌群或肌群中的各个肌，以保证肌群或各肌能单独进行活动。它还能形成一些结构，如在腕部和踝部，深筋膜增厚形成支持带，对经过其深面的肌腱有支持和约束作用，并能改变肌的牵引方向，以调节肌的作用。在病理的情况下，筋膜可潴留脓液、限制炎症的扩散。根据筋膜的间隙通向又可推测积液的蔓延方向。

二、滑膜囊

滑膜囊为封闭的结缔组织小囊，壁薄，内有滑液，多位于腱与骨面相接触处，以减少两者之间的摩擦。有的滑膜囊在关节附近和关节腔相通。滑膜囊炎症可影响肢体局部的运动功能。

三、腱鞘

腱鞘是包绕在肌腱外面的鞘管，存在于活动性较大的部位，如腕、踝、手指和足趾等处，它使腱固定在一定的位置，并减少腱与骨面的摩擦。腱鞘可分纤维层和滑膜层两部分。腱鞘的纤维层又称腱纤维鞘，它位于外层，为深筋膜增厚所形成的骨性纤维性管道，它对肌腱起滑车和约束作用。腱鞘的滑膜层又称腱滑膜鞘，位于腱纤维鞘内，由滑膜构成，为双层圆筒形的鞘。鞘的内层包在肌腱的表面，称为脏层；外层贴在腱纤维层的内面和骨面，称为壁层。脏、壁两层之间含少量滑液，所以肌腱能在这个鞘内自由滑动。若手指不恰当地作长期、过度而快速的活动，可导致腱鞘损伤，产生疼痛并影响肌腱的滑动，临床上称为腱鞘炎，为常见多发病之一。腱滑膜腱在骨面移行到肌腱的两层滑膜部分，称为腱系膜，其中有供应肌腱的血管通过。由于肌腱经常运动，腱系膜大部分消失，仅在血管神经出入处保留下来，称为腱纽。

第八节　肌的血管/淋巴管和神经

肌的代谢旺盛，有其自身的血液供应、淋巴回流和神经支配。

一、肌的血液供应

肌的代谢旺盛，血供丰富，对缺血较为敏感，耐受缺血缺氧的时间较短，因此在作肌瓣移植时，应尽量争取时间，否则影响移植效果。每块肌的血供都是多源性的，至少有两组血管。每块肌的血管束，多与神经伴行，沿肌间隔、筋膜间隙行走。在进入肌处，血管分支进入肌“门”。经反复分支，最后在肌内膜形成包绕肌纤维的毛细血管网。然后由毛细血管网，汇入微静脉和小静脉离开肌“门”。肌内血管网的分布形式与肌的位置和形态有关，如躯干浅层的胸大肌和背阔肌，一般有两组血管，主要血管束通常在肌的近肢端接受血供；另一组较为细小，为分散的节段性血管，分布于肌的内侧端；四肢的长肌通常都有一组主要的血管束，从肌的近端或中份进肌，或呈节段性分布。肌腱的血供较少，一般来自肌腹，但较长的肌腱可在其中段或止端进入血供。

二、肌的淋巴回流

肌的淋巴回流始于肌的毛细淋巴管，它们位于肌外膜和肌束膜内，不穿入到肌内膜。离肌后沿途伴随静脉回流，并汇入较大淋巴管中。

三、肌和神经支配

进入肌肉的神经肌支，可以是一条，也可以是多条，如眼外肌，只有一条神经分支进入肌腹；而长肌如缝匠肌、肱二头肌等，则可有几条神经分支分别进入肌内。每块肌的神经肌支多与主要的血管束伴行，入肌部位基本一致。分布到肌的神经通常含有运动和感觉两种神经纤维。运动神经主管肌纤维的收缩和保持肌张力，其运动神经元的胞体位于脊髓灰质前角或脑干，轴突很长，离开中枢后达到骨骼肌，其末梢和肌纤维之间建立突触连接，称运动终板或神经肌连接。神经末梢在神经冲动到达时，释放乙酰胆碱，引起肌纤维的收缩，此为神经纤维的功能性作用。此外，神经纤维经常可由末梢释放某些营养物质，调整所支配组织的代谢活动，称为营养性作用。此营养性作用在神经切断时即明显地表现出来，这时肌内糖原合成减慢，蛋白质分解加速，肌肉逐渐萎缩，称为肌的营养性萎缩。感觉神经纤维传递肌的痛温觉和本体感觉，后者主要感受肌纤维的伸缩变化，在调节肌的活动中起重要作用。此外，还有些交感神经纤维也随肌的血管进入肌内。

（韩文冬 王敬涛 孙 薇）

第二章　骨科物理检查

第一节　骨科临床基本检查

一、检查用具

1. 一般用具

同一般体格检查用具，如听诊器、血压计等。

2. 骨科用具

度量用具包括卷尺、各部位关节量角器、前臂旋转测量器、骨盆倾斜度测量计、足度量器、枕骨粗隆垂线等。神经检查用具包括叩诊锤、棉签、大头针、音叉、冷热水玻璃管、皮肤用铅笔、握力器等。

二、检查注意事项

1. 环境要求

检查室温度适宜，光线充足。检查女患者时要有家属或护士陪同。

2. 检查顺序

一般先进行全身检查再重点进行局部检查，但不一定系统进行，也可先检查有关的重要部分。若遇到危重患者应先进行抢救，避免作不必要的检查和处理。

3. 显露范围

根据检查需要脱去上衣或裤，充分显露检查部位，对可能有关而无症状的部位也应充分显露，仔细检查。同时还要显露健侧作对比。如双侧均有病变，应设法与正常人作对比。

4. 检查手法

要求动作规范、轻巧。对患急性感染及肿瘤的患者检查应轻柔避免扩散。对创伤患者要注意保护，避免加重损伤。

5. 其他事项

若患者配用矫形支具，如使用拐杖等，应检查是否合适，可能时应取除后作全身和局部检查。若患者采用石膏、夹板固定或牵引，应检查肢体位置，血循环情况，固定部位活动情况，牵引重量，局部皮肤有无破损，石膏、夹板固定松紧度是否合适。

三、基本检查法

骨科基本检查法包括视诊、触诊、叩诊、听诊、动诊和量诊六项，其中视诊、触诊和动诊是每次检查必须做到的，其他各项根据具体需要进行，但记录程序不变。

1. 视诊

除从各个侧面和各种不同体位仔细观察躯干和四肢的姿势、轴线及步态有无异常外，局部还应观察：皮肤有无发红、发绀、色素沉着、发亮或静脉怒张；软组织有无肿胀或瘀血；肌肉有无萎缩或肌纤维颤动；有无包块；瘢痕、创面、窦道、分泌物及其性质；伤口的形状与深度，有无异物残留及活动性出血；有无畸形，如肢体长短、粗细。

2. 触诊

包括压痛的部位、深度、范围工程度和性质。检查方法为先让患者用一个手指指明疼痛的部位和范围，然后检查者用一个手拇指末节指腹作按压动作以寻找压痛点。一般由压痛点外周健康组织向压痛点中心区逐渐移动，动作应由浅入深，由轻而重，防止使用暴力，以减轻痛苦和减少并发症。注意各骨性标志有无异常，检查脊柱有无侧弯可用棘突滑动触诊法。注意局部温度和湿度，双侧对比。包块的部位、硬度、大小、活动度、与邻近组织的关系以及有无波动感。肌肉有无痉挛或萎缩。

3. 叩诊

主要检查有无叩击痛。常用检查方法有：

(1) 轴向叩击痛又称传导痛：当疑有关节伤病时，可沿肢体轴向用拳头叩击肢体远端，如在相应部位出现疼痛即为阳性，多见于骨、关节急性损伤或炎症病例。

(2) 棘突叩击痛：检查脊柱时常用叩诊锤或手指叩击相应的棘突，如有骨折或炎性病变时常出现叩击痛。

(3) 脊柱间接叩痛：患者取端坐位，检查者左手掌面放在患者头顶，右手半握拳以小鱼际部叩击左手，有脊柱病变者可在相应部位出现疼痛。某些患者可出现上肢放射痛，提示颈神经根受压。

神经干叩击征 (Tinel 征)，叩击已损伤神经的近端时其末端出现疼痛，并逐日向远端推移，表示神经再生现象。

4. 听诊

不借助听诊器可听到弹响和摩擦音。当关节活动中听到异常响声并伴有相应的临床症状时，多有病理意义，临床上常见于弹响髋、肩峰下滑囊炎和膝关节半月板损伤病例。但如果响声不伴有临床症状，如正常人肩、手髋部出现单一响声，不伴有疼痛则没有临床意义。借助听诊器可以检查骨传导音和肢体血流杂音。骨传导音检查时，以震动的音叉放在两侧肢体远端对称的骨隆起处，或用手指、叩诊锤叩击该处，将听筒放在肢体近端对称的骨隆起处，听骨传导音的强弱、双侧对比，如有骨折则骨传导音减弱。

5. 动诊

包括检查主动运动、被动运动和异常活动情况，并注意分析活动与疼痛的关系。

主动运动，包括肌力检查、各关节主动运动功能检查及角度测量。正常各关节活动方式和范围各不相同，正常人可因年龄、性别、体力锻炼的程度而有所不同。被动运动和主动运动方向相同的被动运动，一般先检查主动运动，再检查被动运动，然后进行比较。非主动运动方向的被动运动，包括沿肢体纵轴的牵拉、挤压活动及侧方牵拉活动，观察有无疼痛及异常活动。许多骨科的特殊动诊属于被动运动。检查异常活动情况，关节强直时运动功能完全丧失；关节运动范围减小，见于肌肉痉挛或与关节相关联的软组织挛缩；关节运动范围超常，见于关节囊破坏、关节囊及支持韧带过度松弛和断裂。假关节活动，见于肢体骨折或骨缺损。

6. 量诊

长度测量，将肢体放在对称位置，以骨性标志为基点进行测量。如肢体挛缩不能伸直可分段测量，测量下肢时先将骨盆摆正。 周径测量，要求两侧肢体取相对应的同一水平进行测量比较。若有肌萎缩或肿胀应选择表现最明显的平面测量，并观察其随时间推移变化情况。轴线测量，正常人站立时背面相，枕骨粗隆垂线通过颈、胸、腰、骶椎棘突以及两下肢间。前臂旋前伸肘时上肢呈一直线，旋后位即成 10° ～ 20° 的肘外翻。下肢伸直时需前上棘与第 1、2 趾间连线经过髌骨中心前方。角度测量主要测量各关节主动与被动运动的角度。

第二节 脊柱的检查

脊柱是支持体重，维持躯体各种姿势的重要支柱，并作为躯体活动的枢纽。由骨与纤维组织构成的椎管可容纳并保护脊髓、马尾神经和神经根。脊柱的病变主要表现为疼痛、姿势或形态异常以及活动度受限等。检查时应注意其弯曲度，有无畸形、活动范围是否受限及有无压痛、叩击痛等。

一、脊柱弯曲度

1. 生理性弯曲

正常人直立时，脊柱从侧面有四个生理弯曲，即颈段稍向前凸，胸段稍向后凸，腰段明显向前凸，骶椎则明显向后凸。让患者取站立位或坐位，从后面观察有无脊柱侧弯。检查方法是检查者用手指沿脊椎的棘突尖以适当的压力往下划压，划压后皮肤出现一条红色血痕，以此痕为标准，观察脊柱有无侧弯。正常人脊柱无侧弯。

2. 病理性变形

(1) 脊柱后凸：脊柱过度后弯称为脊柱后凸，也称为驼背，多发生于胸段脊柱。脊柱后凸时前胸凹陷，头颈部前倾。脊柱胸段后凸的原因甚多表现也不完全相同。佝偻病多在儿童期发病，坐位时胸段呈明显均匀性向后弯曲，仰卧位时弯曲可消失。结核病多在青少年时期发病，病变常在胸椎下段及腰段，由于椎体被破坏、压缩，棘突明显向后凸出，形成特征性的成角畸形，常伴有全身其他脏器的结核病变如肺结核等。强直性脊柱炎多见于成年人，脊柱胸段成弧形后凸，常有脊柱强直性固定，仰卧位时亦不能伸直。脊柱退行性变多见于老年人，常发生在胸段上半部，由于骨质退行性变，胸椎椎体被压缩，造成胸椎明显后凸。其他如外伤所致脊椎压缩性骨折，造成脊柱后凸，可发生于任何年龄；青少年胸段下部均匀性后凸，见于脊椎骨软骨炎 (Scheuerman 病)。

(2) 脊柱前凸：脊柱过度向前凸出性弯曲，称为脊柱前凸。多发生在腰椎部位，患者腹部明显向前突出，臀部明显向后突出，多由于髋关节结核、先天性髋关节脱位等所致。

(3) 脊柱侧凸

脊柱离开后正中线向左或右偏曲称为脊柱侧凸。根据侧凸发生部位不同，分为胸段侧凸、腰段侧凸及胸腰段联合侧凸；亦可根据侧凸的性状分为姿势性和器质性两种。姿势性侧凸，无脊柱结构的异常。姿势性侧凸时脊柱的弯曲度多不固定，改变体位可使侧凸得以纠正，如平卧位或向前弯腰时脊柱侧凸可消失。姿势性侧凸的原因有儿童发育期坐、立姿势不端正，不良姿势可引起小儿的脊柱侧凸；代偿性侧凸可因一侧下肢明显短于另一侧所致；坐骨神经痛所致；脊髓灰质炎后遗症等。脊柱器质性侧凸的特点是改变体位不能使侧凸得到纠正。其原因有先天性特发性及胸廓或肩部的畸形等。

二、脊柱活动度

1. 正常活动度

正常人脊柱有一定活动度，但各部位活动范围明显不同。颈椎段和腰椎段的活动范围最大；胸椎段的活动范围最小；骶椎各节已融合成骨块状，几乎无活动性；尾椎各节融合固定，亦无活动性。检查脊柱的活动性时，应让患者作前屈、后伸、侧弯、旋转等动作，以观察脊柱的活动情况及有无变形。但是，若已有外伤性骨折或关节脱位时，应避免脊柱活动，以防止损伤脊髓。

2. 活动受限

脊柱颈椎段活动受限常见于颈部肌纤维组织炎及韧带劳损、颈椎病、结核或肿瘤浸润使颈椎骨破坏、颈椎外伤、骨折或关节脱位。脊柱腰段活动受限常见于腰部肌纤维组织炎及韧带劳损、腰椎椎管狭窄症、椎间盘突出、结核或肿瘤使腰椎骨质破坏、腰椎骨折或脱位。

三、脊柱压痛与叩击痛

1. 压痛

脊柱压痛的检查方法是嘱患者取端坐位，身体稍向前倾。检查者以右手拇指自上而下逐个按压脊椎棘突及椎旁肌肉，正常每个棘突及椎旁肌肉均无压痛。若某一部位有压痛，提示压痛部位的脊椎或肌肉可能有病变或损伤，并以第 7 颈椎棘突骨性标志计数病变椎体位置。常见的病变有脊椎结核、椎间盘突出及脊椎外伤或骨折，若椎旁肌肉有压痛，常为腰背肌纤维组织炎或劳损。

2. 叩击痛

脊柱叩击痛的检查方法有两种。

(1) 直接叩击法：即用中指或叩诊锤直接叩击各椎体的棘突，多用于检查胸椎与腰椎。

(2) 间接叩击法：嘱患者取坐位，检查者将左手掌置于患者头顶部，右手半握拳以小鱼际肌部位叩击左手背，了解患者脊柱部位有无疼痛。叩击痛阳性见于脊柱结核、脊椎骨折及椎间盘突出等。叩击痛的部位多示病变所在。

第三节 四肢与关节的检查

四肢及其关节的检查常运用视诊与触诊，两者相互配合，观察四肢及其关节的形态、肢体位置、活动度或运动情况等。正常人四肢与关节左右对称，形态正常，无肿胀及压痛，活动不受限。

一、四肢

1. 形态异常

(1) 匙状甲：匙状甲又称反甲，其特点为指甲中央凹陷，边缘翘起，指甲变薄，表面粗糙有条纹。常为缺铁或某些氨基酸代谢紊乱所致营养障碍，多见于缺铁性贫血、高原疾病等。

(2) 杵状指（趾）：手指或足趾末端增生、肥厚，呈杵状膨大，称为杵状指（趾）。其特点为末端指节明显增宽、增厚，指甲从根部到末端呈拱形隆起，使指（趾）端背面的皮肤与指（趾）甲所构成的基底角等于或大于 180°。杵状指（趾）发生机制一般认为与肢体末端慢性缺氧、代谢障碍及中毒性损害有关，因为以上因素可使肺及肝破坏还原型铁蛋白的能力减弱，加之缺氧使末梢毛细血管增生、扩张，致使指（趾）端血流丰富，造成末端软组织增生膨大。

(3) 肢端肥大症：在青春期发育成熟后发生腺垂体功能亢进，如腺垂体嗜酸细胞瘤或腺垂体嗜酸细胞增生等使生长激素分泌增多，因骨骺已愈合躯体不能变得异常高大，而造成骨末端及其韧带等软组织增生、肥大，使肢体末端异常增大。

(4) 膝内、外翻：正常人双脚并拢直立时，两膝及双踝均能靠拢。如果双脚的内踝部靠拢时两膝因双侧胫骨向外侧弯曲而呈“O”形，称为膝内翻或“O”形腿畸形。当两膝关节靠近时，两小腿斜向外方呈“X”形弯曲，使两脚的内踝分离，称为膝外翻或“X”形腿畸形。膝内、外翻畸形见于佝偻病和大骨节病。

(5) 足内、外翻：正常人当膝关节固定时，足掌可向内翻、外翻达 35°。若足掌部活动呈固定性内翻、内收畸形，称为足内翻。足掌部呈固定性外翻、外展，称为足外翻。足外翻或足内翻多见于先天性畸形及脊髓灰质炎后遗症。

(6) 骨折与关节脱位：骨折可使肢体缩短或变形，局部可有肿胀、压痛、假关节活动，有时可触到骨擦感或听到骨擦音。关节脱位后可有关节畸形，如肩关节脱位后呈方肩畸形，并有疼痛、肿胀、关节功能丧失等。

(7) 平跖足：正常人直立时足跟与足掌前部及足趾部位平稳着地，而足底中部内侧稍微离开地面。若足底变平，直立时足底中部内侧也能着地，称为平跖足或平板脚，多为先天性异常。平跖足者不能持久站立，并影响长途行走及行进速度。

(8) 肌肉萎缩：肢体的部分或全部肌肉体积缩小、松弛无力，为肌肉萎缩现象。一侧肢体肌肉萎缩常见于脊髓灰质炎后遗症、偏瘫、周围神经损伤；双侧肢体的部分或全部肌肉萎缩多为多发性神经炎、横贯性脊髓炎、外伤性截瘫、进行性肌营养不良症等。

(9) 水肿：全身性水肿时双侧下肢水肿较上肢明显，常为凹陷性水肿，特别是右心衰竭体循环瘀血时。双下肢非凹陷性水肿由慢性肾功能不全、低蛋白血症等。单侧肢体水肿多由静脉血或淋巴回流受阻所致。静脉回流受阻多见于血栓性静脉炎或静脉外部受压，也可由于肢体瘫痪或神经营养不良所致。淋巴液回流受阻常见于丝虫病或其他原因所致的淋巴管阻塞，使淋巴管扩张、破裂，淋巴液外溢致纤维组织大量增生，皮肤增厚，指压无凹陷称淋巴性水肿或象皮肿。运动功能障碍与异常四肢的运动功能是在神经的协调下，由肌肉、肌腱带动关节的活动来完成，其中任何一个环节受损害，都会引起运动功能障碍或异常活动。

二、关节

关节是骨骼的间接连接。典型的关节应包括关节面及其关节软骨、关节囊、关节腔等。关节腔内有少量滑液，以利于关节的活动。在正常情况下，各关节保持其特有的形态及一定范围的运动功能。某些病变可使关节发生不同程度的肿胀、变形、运动受限等。如外伤或急性炎症时可出现红、肿、热、痛，关节明显膨大、变形，触之有波动感，表示关节腔内有较多积液。

1. 形态异常

(1) 腕关节：腕关节形态异常常见于以下疾病。腱鞘滑膜炎，多发生在腕关节背面和掌面，关节部位呈结节状隆起，触之柔软，可有压痛，多影响关节活动，常由类风湿性关节炎引起。腱鞘囊肿，多发生在腕关节背面和桡侧，为圆形无痛性隆起，触之坚韧，推之可沿肌腱的垂直方向稍微移动，可因肌腱过度活动所致。腱鞘纤维脂肪瘤，多在腕关节背面，为圆形无痛性包块，触之柔软或柔韧，推动肌腱时可随之移动。其他如腕关节及其附近的软组织炎症、外伤与骨折等，均可使关节外形发生改变。

(2) 指关节：梭形关节为指间关节增生、肿胀呈梭形畸形，为双侧对称病变，早期局部有红肿及疼痛，晚期明显强直、活动受限，手腕及手指向尺侧偏斜，见于类风湿性关节炎。爪形手是指手关节呈鸟爪样变形，见于进行性肌萎缩、脊髓空洞症及麻风等，第 4、5 指爪形手见于尺神经损伤。老年性骨关节炎多发生于远端的指间关节，病变部位常有坚硬的结节，可使患指屈向一侧，同时常有其他关节病变。

(3) 膝关节：膝关节如有两侧形态不对称，红、肿、热、痛或影响运动多为炎症所致，多见于风湿性关节炎活动期。若受伤后即引起关节腔或皮下出血，关节增生、肿胀见于血友病。关节腔内有过多液体积聚，称关节腔积液，其特点为关节周围明显肿胀。当膝关节屈曲成 90° 时，髌骨两侧的凹陷消失，触诊有浮动感并出现浮髌现象。检查方法为患者平卧位，患肢伸直放松，检查者左手拇指和其他手指分别固定在膝关节上方两侧并加压，使关节腔内的积液不能上、下流动，然后用右手食指将髌骨连续向后方按压数次，当按压时有髌骨与关节面的触碰感，松开时有髌骨随手浮动感，称为浮髌试验阳性。若为结核性膝关节积液时，由于结核病变破坏关节软骨，且滑膜有肉芽增生，髌骨与关节面相碰时，有一种如同触及绒垫的柔软感。

(4) 其他：痛风时尿酸盐在关节附近的骨骼或滑膜腔、腱鞘中沉积，并能侵蚀、破坏骨质，使关节僵硬、肥大或畸形，亦可在关节周围形成痛风结石，致使局部溃破形成瘘管经久不愈。最常累及手指末节及跖趾关节，其次为踝、腕、膝、肘等关节。

2. 关节活动和关节活动范围

可引起关节疼痛、肌肉痉挛、关节失稳，以及关节囊、肌肉、肌腱的挛缩、粘连，从而影响关节的主动或被动活动范围。另外，关节周围或邻近组织受损，也可因牵涉痛、放射痛或反应性关节积液等影响关节活动。

第四节 运动功能检查

运动包括随意和不随意运动，随意运动由锥体束司理，不随意运动（不自主运动）由锥体外系和小脑司理。

一、肌力

肌力指肌肉运动时的最大收缩力。检查时令患者作肢体屈伸展运动，检查者从相反方向测试被检查者对阻力的克服力量，并注意两侧对比。肌力的记录采用 0 ～ 5 级的六级分级法：

0级 完全瘫痪。

1级 肌肉可收缩，但不能产生动作。

2级 肢体在床面上能移动，但不能抬离床面。

3级 肢体能抬离床面，但不能抗阻力。

4级 能作抗阻力动作，但较正常差。

5级 正常肌力。

临床意义：不同程度的肌力减退可分别称为完全性瘫痪和不完全性瘫痪。不同部位或不同组合的瘫痪可分别命名。单瘫为单一肢体瘫痪，多见于脊髓灰质炎。一侧肢体(上、下肢)瘫痪，常伴有同侧脑神经损害为偏瘫，多见于颅内病变或脑卒中。一侧偏瘫及对侧脑神经损害为交叉性瘫痪。双侧下肢瘫痪，是脊髓横贯性损伤的结果，称为截瘫，见于脊髓外伤炎症等。

二、肌张力

肌张力指静息状态下的肌肉紧张度。以触摸肌肉的硬度及伸屈肢体时感知的阻力作判断。

1. 肌张力增高

肌肉坚实，伸屈其肢体时阻力增加。可分为以下两种，痉挛性：在被动伸屈其肢体时，起始阻力大，终末突然阻力减弱，称折刀现象，为锥体束损害现象。强直性：伸屈肢体时始终阻力增加，称铅管样强直，为锥体外系损害现象。

2. 肌张力降低

肌肉松软，伸屈其肢体时阻力低，关节运动范围扩大。见于周围神经炎、前角灰质炎和小脑病变等。

三、不随意运动

系随意肌不自主收缩所产生的一些无目的的异常动作，多数为锥体外系损害的表现。

1. 震颤

为两组拮抗肌交替收缩引起的不自主动作。可以有以下几种类型，静止性震颤：静止时表现明显，而在作意向性动作时则减轻或消失，常伴肌张力增高，见于震颤麻痹。动作性震颤：做动作时发生，愈近目的物愈明显，见于小脑疾患。老年性震颤：与震颤麻痹类似，发生于老年人，常表现为点头或手抖，通常肌张力不高。

2. 舞蹈样运动

为肢体大关节的快速、无目的、不对称的运动，类似舞蹈，睡眠时可消失或减轻。该运动也可发生在面部，犹如做鬼脸。多见于儿童期脑风湿病变。

3. 其他

尚有手足徐动，见于脑性瘫痪、肝豆状核变性和脑基底节变性。手足抽搐见于低血钙等。

四、共济运动

机体任一动作的完成均依赖于某组肌群协调一致的运动，称共济运动，这种协调主要靠小脑的功能来实现。前庭神经、视神经、深感觉及锥体外系均参与作用。

1. 指鼻试验

被检查者手臂外展伸直，再以食指尖触自己的鼻尖，由慢到快，先睁眼后闭眼重复进行。小脑半球病变时’同侧指鼻不准；如睁眼时指鼻准确，闭眼时出现障碍则为感觉性共济失调。

2. 跟－膝－胫试验

被检查者仰卧，上抬一侧下肢，用足跟碰对侧膝盖，再沿胫骨前缘向下移动。小脑损害时，动作不准；感觉性共济失调者则闭眼时出现该动作障碍。

3. 其他

快复轮替动作，被检查者以前臂作快速旋前旋后动作。闭目难立征，被检查者足跟并拢站立，闭目，双手向前平伸，若出现身体摇晃或倾斜则为阳性，提示小脑病变；如睁眼时能站稳而闭眼时站立不稳，则为感觉性共济失调。

第五节 感觉功能检查

首先让被检者了解检查的目的与方法，以取得充分合作。检查时要注意左右侧和远近端部位的差别，从感觉缺失区向正常部位逐步移行检查。检查时被检者宜闭目，以避免主观或暗示的作用。

一、浅感觉检查

1. 痛觉

用大头针的针尖轻刺被检者皮肤以检查痛觉，两侧对比并记录感觉障碍类型（过敏、减退或消失）与范围。

2. 触觉

用棉签或软纸片轻轻触被检查者的皮肤或黏膜，触觉障碍见于后索病损。

3. 温度觉

用盛有热水 (40℃～50℃) 或冷水 (5℃～10℃) 的试管测试皮肤温度觉，温度觉障碍见于脊髓丘脑束损害。

二、深感觉检查

1. 运动觉

被检查者闭目，检查者轻轻夹住被检查者的手指或足趾两侧上下移动，由被查者说出“向上”或“向下”，运动觉障碍见于后索病损。

2. 位置觉

被检者闭目，检查者将其肢体放于某一位置，以检测位置觉。

3. 震动觉

用震动着的音叉柄置于骨突起处（如内外踝、手指、尺桡骨茎突、胫骨等），询问有无震动感觉，判断两侧有无差别。

三、复合感觉检查

指皮肤定位感觉、两点辨别觉和形体觉等，这些感觉是大脑综合分析的结果，也称皮质感觉。

1. 皮肤定位觉

被检查者闭目，检查者以手指或棉签轻触被检者皮肤某处，让被检者指出被触部位，该功能障碍见于皮质病变。

2. 两点辨别觉

以钝脚分规刺激皮肤上的两点，检测被检者有无能力辨别，再逐渐缩小双脚间距，直到被检者感觉为一点时，测其实际间距，与健侧对比。正常身体各部位两点辨别觉灵敏度不同，可两侧比较。当触觉正常而两点辨别觉障碍时则为额叶病变。

3. 形体觉

被检者闭目，在其皮肤上画图形（方、圆、三角形等）或写简单的字（一、二、十等），观察其能否识别。如有障碍，常为丘脑水平以上病变。

第六节 神经反射检查

神经反射是由反射弧的形式而体现的。反射弧包括感受器、传入神经元、中枢、传出神经元和效应器等。反射弧中任一环节有病变都可影响反射，使其减弱或消失。反射又受高级神经中枢控制，如锥体束以上病变，可使反射活动失去抑制而出现反射亢进。

一、浅反射

浅反射系刺激皮肤或黏膜引起的反应。包括以下几种：

1. 角膜反射

嘱被检者向内上注视，以细棉签纤维由角膜外缘向内轻触被检者角膜，正常时该眼睑迅速闭合，称直接角膜反射。反射弧为三叉神经眼支至脑桥，再由面神经核支配眼轮匝肌，引起眼睑闭合。若刺激一侧引起对侧眼睑闭合，则称为间接角膜反射。凡直接与间接角膜反射均消失者为三叉神经病变(传入障碍)；如直接角膜反射消失，间接角膜反射存在，为病侧面神经瘫痪(传出障碍)。深昏迷患者角膜反射消失。

2. 腹壁反射

被检者仰卧，下肢稍屈曲，使腹壁松弛，检查者用钝头竹签分别沿肋缘下(胸7～8)、脐平(胸9～10)及腹股沟上(胸11～12)的平行方向，由外向内轻划腹壁皮肤。正常反应是局部腹肌收缩，上、中或下部反射分别见于上述不同平面的胸髓病损。双侧上、中、下部反射均消失见于昏迷和急性腹膜炎患者。一侧上、中、下部腹壁反射消失见于同侧锥体束病损。肥胖者、老年人及经产妇由于腹壁过于松弛也会出现腹壁反射减弱或消失，应予以注意。

3. 提睾反射

与检查腹壁反射相同，竹签由下而上轻划股内侧上方皮肤，可引起同侧提睾肌收缩，睾丸上提。双侧反射消失为腰髓 1 ～ 2 节病损，一侧反射减弱或消失见于锥体束损害。局部病变如腹股沟疝、阴囊水肿等也可影响提睾反射。

4. 跖反射

被检者仰卧、下肢伸直，检查者手持被检者踝部，用钝头竹签划足底外侧，由后向前至小趾跖关节处转向趾侧，正常反射是足跖屈（即 Babinski 征阴性）。

5. 肛门反射

用大头针轻划肛门周围的皮肤，可引起肛门外括约肌收缩。反射障碍为骶 4 ～ 5 节，肛尾神经病损。

二、深反射

刺激骨膜、肌腱经深部感受器完成的反射称深反射，又称腱反射。检查时被检查者要合作，肢体应放松。检查者叩击力量要均等，两侧要对比，腱反射不对称是神经损害的重要定位体征。

1. 肱二头肌反射

被检者前臂屈曲 90°，检查者以左拇指置于被检者肘部肱二头肌腱上，然后右手持叩诊锤叩左拇指指甲，可使肱二头肌收缩，引出屈肘动作。反射中枢为颈髓 5 ～ 6 节。

2. 肱三头肌反射

被检者外展上臂，半屈肘关节，检查者用左手托住其上臂，右手用叩诊锤直接叩击鹰嘴上方的肱三头肌腱，可使肱三头肌收缩，引起前臂伸展。反射中枢为颈髓 7 ～ 8 节。

3. 桡骨骨膜反射

被检者前臂置于半屈半旋前位，检查者以左手托住其腕部，并使腕关节自然下垂，随即以叩诊锤叩桡骨茎突，可引起肱桡肌收缩，发生屈肘和前臂旋前动作。反射中枢在颈髓 5 ～ 6 节。

4. 膝反射

坐位检查时被检者小腿完全松弛下垂，卧位检查则被检者仰卧，检查者以左手托起其膝关节使之屈曲约 120°，用右手持叩诊锤叩击髌骨下方股四头肌腱，可引起小腿伸展，反射中枢在腰髓 2 ～ 4 节。

5. 踝反射

踝反射又称跟腱反射。被检者仰卧，髋及膝关节稍屈曲，下肢取外旋外展位，检查者左手将被检者足部背屈成直角，以叩诊锤叩击跟腱，反应为腓肠肌收缩，足向跖面屈曲，反射中枢为骶髓 1 ～ 2 节。

三、病理反射

指锥体病损时，大脑失去了对脑干和脊髓的抑制作用而出现的异常反射。1 岁半以内的婴幼儿由于神经系统发育未完善，也可出现这种反射，不属于病理性。

1.Babinski 征

取位与检查跖反射一样，用竹签沿被检者足底外侧缘，由后向前至小趾跟部并转向内侧。阳性反应为㧊趾背伸，余趾呈扇形展开。

2.Chaddock 征

用竹签在外踝下方足背外缘，由后向前划至趾跖关节处。阳性表现同 Babinski 征。

3.Oppenheim 征

检查者用拇指及食指沿被检查胫骨前缘用力由上向下滑压。阳性表现同 Babinski 征。

4.Gordon 征

检查时用手以一定力量捏压腓肠肌。阳性表现同 Babinski 征。

5.Gonda 征

将手置于被检者足外侧两趾背面，向跖按压后突然放松。阳性表现同 Babinski 征。

以上 5 种体征临床意义相同，以 Babinski 征价值最大。

6.Hoffmann 征

为上肢锥体束征。检查者左手持被检者腕部，然后以右手中指与示指夹住被检者中指并稍上提，使腕处于轻度过伸位，以拇指迅速弹刮被检者的中指指甲，引起其余四指轻度弯屈反应则为阳性，较多见于颈髓病变。

7. 阵挛

在有深反射亢进时，用力使相关肌肉处于持续性紧张状态，该组肌肉发生节律性收缩，称为阵挛。常见的有以下两种，踝阵挛：被检者仰卧，髋与膝关节稍屈，检查者一手持被检者腘窝部，一手持被检者足底前端，用力使踝关节过伸。阳性表现为腓肠肌与比目鱼肌发生连续性节律性收缩，临床意义同深反射亢进。髌阵挛：被检者下肢伸直，检查者以拇指与食指捏住其髌骨上缘，用力向远端快速连续推动数次后维持推力。阳性反应为股四头肌发生节律性收缩使髌骨上下移动，意义同上。

四、脑膜刺激征

为脑膜受激惹的体征，见于脑膜炎、蛛网膜下腔出血和颅内压增高等情况。

1. 颈强直

被检者仰卧，颈部放松，检查者左手托起被检者枕部，右手置于胸前作屈颈动作检查。被动屈颈时如抵抗力增强，即为颈部阻力增高或颈强直。在除外颈椎或颈部肌肉局部病变后即可认为有脑膜刺激征。

2.Kernig 征

被检者仰卧，一侧髋关节屈成直角后，膝关节也在近乎直角状态时，检查者将被检者小腿抬高伸膝。正常人膝关节可伸达 135° 以上，如伸膝受阻且伴疼痛与屈肌痉挛，则为阳性。

3.Brudzinski 征

被检者仰卧，下肢伸直，检查者一手托起被检者枕部，另手按于其胸前。当头部前屈时，双髋及膝关节同时屈曲则为阳性。

五、Lasegue 征

被检者仰卧，双下肢伸直，检查者将被检者伸直的下肢在髋关节处屈曲，又称直腿抬高试验。正常人下肢可抬高 70° 以上，如不到 30° 即出现由上而下的疼痛即为阳性。见于神经根受刺激的情况，如坐骨神经痛、腰椎间盘突出或腰骶神经根炎等。

（王敬涛 韩文冬 邢 倩）

第三章 周围神经卡压综合征

第一节 胸廓出口综合征

胸廓出口综合征是指在左右第1肋骨所包围的胸廓出口处，臂丛和锁骨下血管遭受压迫而引起的症候群。可在胸廓出口处引起压迫的结构有颈肋、第1肋骨和锁骨，有时第2肋骨也可构成骨性压迫，前斜角肌、中斜角肌、锁骨下肌、胸小肌等可构成肌性压迫。根据本综合征发生的原因，可分为五类：颈肋综合征、前斜角肌综合征、肋锁综合征、第1肋综合征和过度外展综合征。

一、解剖

颈部前斜角肌起自第3、4、5、6颈椎横突前结节，止于第1肋骨前内侧缘。中斜角肌起于第2、3、4、5颈椎横突后结节，止于第1肋骨后缘。前、中斜角肌与第1肋骨形成一个三角形间隙称颈三角。臂丛神经与锁骨下动脉穿过此三角间隙，跨越第1肋骨上缘，经锁骨下及小圆肌深面进入上肢。

二、病因

第7颈椎横突过长，或从该处长出异常肋骨称颈肋，有时从颈肋上有纤维索条连向第1肋骨，都可将锁骨下动脉和臂丛神经向上顶起，产生血管、神经压迫症状。前斜角肌变异、肥大、痉挛等原因使颈三角狭窄，压迫臂丛或锁骨下动脉；锁骨骨折畸形愈合，第1肋骨畸形等致肋锁间隙变窄，挤压神经血管；局部肿物也可直接压迫神经血管；职业性长期使颈后伸，上肢高举，可使肋锁间隙变窄，反复挤压神经血管，也可产生胸廓出口综合征。

三、临床表现

颈肋与前斜角肌综合征，主要是臂丛和锁骨下动脉受压而表现出的症状。

1. 神经受压表现

自觉患侧颈肩部疼痛、酸困无力、刺痛，或有烧灼感和麻木感，疼痛和麻木向肘部、前臂及手的尺侧放射。主要表现为骨间肌、小鱼际肌瘫痪，并有不同程度的肌肉萎缩，少数病例有大鱼际肌或前臂肌力减退。前臂及手部尺侧感觉障碍。大部分病例前斜角肌紧张试验阳性，头转向健侧，颈部过伸，同时将患侧手臂向下牵拉，患肢疼痛加重并向远侧放射即为阳性。

2. 血管受压表现

患者平时一般无患肢严重循环障碍，仅部分病例自觉患手发凉。当高举两手时患手变白，温度下降，桡动脉搏动细弱或摸不到。两手放下时，患手可明显充血，约70%的患者，上述上肢高举试验阳性。Adson试验是查明血管是否受压的一种检查方法，患者端坐，两手置于膝上，头转向患侧，下颌抬起使颈伸直。嘱患者深吸气后屏气，此时检查患肢桡动脉搏动。如桡动脉搏动减弱或消失，则Adson试验为阳性。

3. 局部表现

患侧锁骨上区饱满，大部分患者可触及前斜角肌紧张肥厚，有颈肋者可触及骨性隆起，并有局部压痛和放射痛。

4.X 线检查

颈椎正位 X 线片，可显示有无颈肋为一侧或两侧、完全或不完全颈肋。

四、治疗

诊断明确后，症状明显者应手术治疗，根据不同原因采取不同手术。如因前斜角肌问题压迫神经血管者，应从第 1 肋骨止点切断前斜角肌，必要时切除部分肌肉，以缓解压迫；如因颈肋及纤维索条压迫，应切除纤维索条，颈肋若无妨碍可不必切除；若由于锁骨或肋骨挤压神经血管，应切除部分锁骨或肋骨以去除压迫；若因胸小肌与喙突间隙狭窄导致压迫，应切断胸小肌以减压；因局部肿物产生压迫症状者，应切除肿物。

第二节 肩部四边孔综合征

四边孔综合征，是腋神经通过肩后部的特殊解剖部位处受压引起的三角肌麻痹，临床上较少见。

一、解剖

在肩关节后部有一个由骨、关节与肌肉组成的四边形间隙。上边为肩胛骨颈、肩肱关节及肱骨颈，下边为大圆肌，内侧为肱三头肌长头，外侧为肱骨干。腋神经自臂丛神经后束发出后与旋肱后动脉伴行，穿经四边孔，分出肌支至三角肌及小圆肌，皮支分布到覆盖三角肌的皮肤上。桡神经的肱三头肌支也靠近四边孔。

二、病因

四边孔间隙约有指端大小，四周为坚韧组织，腋神经从四边孔穿出，活动性较小。肩部受撞击伤，肩胛骨、肱骨近端骨折等，可导致腋神经损伤。

三、临床表现

主要表现为三角肌及肱三头肌麻痹，肩不能上抬，肘不能主动伸直，肩部皮肤感觉减退或消失。四边孔综合征多并发于肩部损伤，如不注意检查容易漏诊。

四、治疗

闭合性损伤所致的四边孔综合征，应采取非手术治疗观察，如神经损伤较轻，多可自行恢复。如 3 个月仍无恢复迹象，应手术探查，根据损伤情况作神经松解、神经吻合或神经移植术。因腋神经在四边孔处位置较深，如肩后侧切口显露不充分，可作肩前、后切口暴露，以便操作。

第三节 桡管综合征

桡神经在上臂经过狭窄的间隙时受压，产生完全或不完全性神经麻痹。

一、解剖

桡神经自腋内后方绕至肱骨外侧桡神经沟，出桡神经沟后走行于肱肌和肱桡肌之间，再沿肱桡肌与桡侧腕长伸肌之间下行进入旋后肌腱弓。在桡神经沟下方，肱三头肌有纤维腱性组织覆盖桡神经。桡神经在上臂远端处其外侧为肱桡肌、桡侧腕伸肌，内侧为肱二头肌、肱肌，前面为上臂深筋膜，后面为肱骨、肱桡关节，形成一个骨、纤维、肌肉管形结构，称为桡管。

二、病因

桡神经在狭窄硬韧的桡管内移动性小，容易遭受牵拉磨损，骨折片或骨痂压迫，局部肿物挤压等，致桡神经麻痹。

三、临床表现

患者自觉肘上部酸痛，压迫患处时更明显。主要运动障碍是前臂伸肌瘫痪，表现为抬前臂时呈“垂腕”状态，拇指不能背伸。感觉障碍以第 1、2 掌骨间隙背面“虎口区”皮肤最为明显。

四、治疗

多需手术治疗，松解桡管。

第四节 前臂骨间背侧神经卡压综合征

前臂骨间背侧神经在进入旋后肌处被卡压，产生部分桡神经支配肌麻痹。临床上常见，又称旋后肌综合征。

一、解剖

旋后肌起自肱骨外髁、环状韧带及尺骨旋后肌嵴，从后、外至前侧包绕桡骨近端 1/3。肌分浅、深二层，浅层近侧缘为腱性组织呈弓状，称旋后肌腱弓，又称 Frohse 腱弓。桡神经在肘上约 3 cm 处，分为浅、深二支，浅支沿旋后肌表面下行，有肌支支配桡侧腕短伸肌，皮支分布于手背桡侧半和桡侧两个半手指近节背面的皮肤。深支进入旋后肌腱弓，即骨间背侧神经，均为肌支，支配指总伸肌、小指固有伸肌、桡侧腕伸肌、拇长展肌、拇长伸肌、拇短伸肌及食指固有伸肌。

二、病因

肘部慢性损伤致使旋后肌腱弓卡压桡神经深支，局部肿物压迫，肘关节类风湿病等，均可致神经麻痹。

三、临床表现

因神经卡压程度不同，可使伸指、伸拇力减弱或丧失。因支配伸腕肌支在桡神经进入腱弓前发出，故伸腕功能不受影响。肘部可有疼痛不适，局部压迫或前臂抗阻力旋后时，症状可加重。因桡神经深支不含感觉纤维，故无感觉障碍。

四、治疗

诊断明确后切开或切除腱弓，仔细检查其他卡压神经的原因以松解神经。如诊断明确，早期治疗效果良好。

第五节　肱骨髁上骨突综合征

是指在肱骨髁上有骨性隆起，压迫正中神经、肱动脉、尺神经所产生的症状。

一、解剖

在肱骨下端前内方生有先天性骨突，欧洲人多见，常有遗传性。

二、病因

正中神经、尺神经、肱动脉从骨突附近经过，可产生压迫症状。

三、临床表现

压迫神经时，可产生所支配肌肉的麻痹、感觉支分布区的皮肤麻痛。压迫肱动脉时，可产生前臂缺血性疼痛，称前臂间歇痛。前臂用力旋前时，可使神经血管症状加重。局部可触及异常骨性隆起。X 线片可明确骨突位置及大小。

四、治疗

切除骨突及与骨突相连的纤维索条。探查旋前圆肌的肱骨头起点，若有压迫神经血管原因应一并解除，力求松解彻底以免复发。

第六节　旋前圆肌综合征

正中神经穿过旋前圆肌时受压，产生运动及感觉障碍。

一、解剖

正中神经由分别发自内、外侧束的内、外侧两根合成，两根夹持着腋动脉，向下呈锐角汇合成正中神经干。在上臂正中神经沿肱二头肌内侧沟下行，由外侧向内侧跨过肱动脉下降至肘窝。从肘窝向下穿旋前圆肌浅头与深头之间，继而在前臂正中下行于指浅、深屈肌之间达腕部。然后自桡侧腕屈肌腱和掌长肌腱之间进入腕管，在掌腱膜深面达手掌。正中神经在臂部一般无分支，在肘部、前臂发出许多肌支，支配除肱桡肌、尺侧腕屈肌和指深屈肌尺侧半以外的所有前臂屈肌。

二、病因

旋前圆肌浅、深头之间，常有腱性组织及异常纤维索条，可压迫正中神经产生症状。局部肿物、肘关节附近骨折也可压迫神经。

三、临床表现

正中神经在旋前圆肌处受压，其所支配的肌肉均可有不同程度的肌力减弱或麻痹。手部桡侧感觉也有不同程度障碍。旋前圆肌处可有压痛，前臂极度旋后时，由于旋前圆肌张力加大，可使症状加重。

四、治疗

手术探查旋前圆肌，切除腱性组织或异常纤维索条，解除其他压迫神经的原因，如肿物、疤痕等，以松解神经。

第七节 前臂骨间掌侧神经卡压综合征

前臂骨间掌侧神经在指浅屈肌起始部受压，致使其所支配肌肉麻痹。

一、解剖

正中神经穿过旋前圆肌后，进入指浅屈肌内侧头及外侧头之间的腱弓，正中神经从主干背侧发出一肌支即骨间掌侧神经，支配指深屈肌桡侧半、拇长屈肌和旋前方肌。该分支无感觉支。

二、病因

骨间前神经直接受损伤的机会较少，多为间接因素造成。骨间掌侧神经在指浅屈肌起始处被硬韧的腱弓、异常纤维条或局部肿物所压。

三、临床表现

患者主诉前臂掌侧疼痛，拇、食、中指屈曲对捏无力，突然或逐渐发生症状。前臂近掌侧钝痛，食指指深屈肌、拇长屈肌和旋前方肌肌力减弱或瘫痪，拇指与食指对捏时指间关节过伸，呈捏－握征 (Pinch−Grip 征) 阳性。手部感觉及手内在肌肌力基本正常。

四、治疗

探查指浅屈肌起始部，切除压迫神经的腱性组织、异常纤维索条、肿物等以松解神经。

第八节 腕管综合征

正中神经通过由腕骨及腕横韧带构成的骨纤维管道处受压，引起神经功能障碍。1863 年 Jaem 首先报道，多见于 30 ～ 60 岁女性，男女之比为 1:(2 ～ 5)。

一、解剖

腕管为一桡尺侧宽、掌背侧窄的椭圆形管道。有四壁，桡侧为腕舟骨、大多角骨，尺侧为豌豆骨、三角骨及钩骨，背侧为月骨及头状骨，掌侧为硬韧的腕掌横韧带，构成一骨性纤维管道。有拇长屈肌腱，指浅、深屈肌腱各四条及正中神经，经过腕管至手部。

二、病因

构成腕管的组织坚韧无弹性，通过的肌腱及神经在其中排列十分紧密无空余之处。任何原因引起腕管内压力增高时，如肌腱滑膜增厚、腕骨脱位、关节炎性病变、指浅屈肌肌腹过低、蚓状肌肌腹过高、腱鞘囊肿以及其他肿物等，都可使正中神经受压产生功能障碍。腕管综合征临床常见，但多数原因不明。女性较男性发病率高，多发生在停经期、妊娠期或哺乳期，可能与内分泌有关。

三、临床表现

正常神经在腕部受压后，拇、食、中指产生麻痛，有时向肩或肘部放射。症状常在夜间明显，麻痛醒后经健手挤压患手或甩动患手后症状可缓解。有时出现拇短展肌、拇对掌肌麻痹，大鱼际凹陷。用手指压患腕 1 ～ 2 分钟后，症状可加重。双腕被动极度屈曲，利用腕掌横韧带近侧缘压迫正中神经，患侧麻痛感加重。根据典型病史及检查不难确立诊断。需注意与颈椎病鉴别。

四、超声声像图表现

高频超声横切面显示腕管近似椭圆形，前壁腕横韧带呈线性平行稍强回声，其余壁为强回声，骨皮质内层覆以筋膜，呈线性稍强回声。腕管内可见管状强回声的肌腱影及回声类似但较低的正中神经声像图。正中神经可以因为各种原因受到压迫，表现为神经走行弯曲，但神经外膜清晰可见或受压区线性回声部分消失、中断，受累神经可表现为压迫点近端水肿。豌豆骨平面正中神经横切面积增大，最有意义。

五、超声检查的意义

腕管综合征常见的原因是囊肿、肌腱炎及腱鞘炎、新生物、骨折等，超声不但能明确腕管综合征的诊断即观察到正中神经的形态学改变，还能明确病因，是此病诊断的首选影像检查方法，超声引导针刺治疗对于部分患者可达到与手术相媲美之疗效。

六、治疗

早期可用泼尼松 0.25 ml 加 1% 利多卡因 1.5 ml 作腕管内注射，每周 1 次，3 次为一疗程，多可见效。反复发作或有大鱼际肌萎缩者应手术治疗，切除腕掌横吻带以减缓腕管内压力。腕横韧带下受压的正中神经若变硬变细，需在手术显微镜下做神经内松解。手术中还应探查肌腱及腕关节掌面，看有无腱鞘囊肿、骨性隆起或其他异常，以免遗漏诊断。

第九节 肘管综合征

尺神经经过肘部绕经肱骨内上髁与尺骨鹰嘴之间时，受卡压磨损产生神经功能障碍，临床上较为常见。

一、解剖

肱骨内上髁与尺骨鹰嘴之间形成一沟，即尺神经沟，沟上有深筋膜覆盖，形成一骨性纤维管道称肘管。尺神经从臂内侧至肘后内侧，穿经肘管进入尺侧腕屈肌，继续下行至手部。肌支支配尺侧腕屈肌、指深屈肌尺侧半、小鱼际肌、骨间肌、拇短屈肌深头及第三、四蚓状肌。感觉支分布到手的尺侧及尺侧半手指。

二、病因

肘管的长短宽窄因人而异，屈肘时覆盖肘管的筋膜被拉紧，进一步使尺神经沟变窄，同时尺神经也被牵拉，反复挤压摩擦致使神经受损。尺神经沟较浅，覆盖的纤维组织又较松弛，屈伸肘时尺神经可在肱骨内上髁处滑前滑后，以致磨损神经。肘部骨折、肘外翻畸形、肿物、关节炎等致尺神经沟不平时也可发生尺神经卡压综合征。

三、临床表现

发病缓慢，开始时觉前臂及手尺侧麻木疼痛，手做精细动作时不协调，捏握无力。症状加重时小鱼际肌及骨间肌萎缩，可出现“爪形手”畸形。手的尺侧及环、小指感觉减退或消失。肘管处可触到尺神经粗硬，局部压痛明显并放射至手部尺侧。注意与颈椎病鉴别。拍摄肘部正位、侧位及尺神经沟切线位X线片，了解骨、关节情况以助诊断及明确病因。超声可以观察尺神经受损情况，显示神经增粗，回声减低或增强，还能发现部分卡压原因，如滑膜囊肿等。

四、治疗

明确诊断后及早做尺神经前移术。如病变处神经粗硬，需做束间松解，以利神经功能恢复。病程短、病变轻者手术效果较好。病期长、手内在肌萎缩明显者，神经松解减压后，麻痛症状可有所改善，但手内在肌功能较难恢复。

第十节 腕尺管综合征

尺神经在穿经由豌豆骨及钩骨所形成的管沟处受压，产生运动及感觉功能障碍。

一、解剖

豌豆骨与钩骨之间有一间隙，其背侧为豆钩韧带，掌侧为腕掌横韧带及腕尺侧屈肌腱扩展部纤维所覆盖，形成一骨纤维管道，即腕尺神经管，又称Guyon管。尺神经在腕部分浅、深两支，穿经尺神经管后，浅支有肌支至掌短肌，感觉支分配到小指及环指掌侧皮肤；深支为肌支，支配小指展肌，小指短屈肌，小指对掌肌，第三、四蚓状肌，骨间肌，拇收肌及拇短屈肌深头。

二、病因

腕尺神经管狭窄而固定，管内压力稍有增高，即可压迫尺神经而产生症状。慢性或职业性损伤如韧带增厚为常见原因，囊肿压迫、腕部骨折、肿瘤以及创伤性关节炎等均可引起腕尺管综合征。

三、临床表现

发病时患手麻痛，久之，握、捏力减弱，骨间肌萎缩。压迫腕尺管时症状加重。单独卡压浅支时，表现为小指及环指感觉障碍；单独卡压深支时，则表现为骨间肌力弱或萎缩。此病较少见，患者有低位尺神经障碍时，应考虑到此症，依靠仔细临床检查，不难做出诊断。

四、治疗

1. 非手术治疗

如症状较轻，注意局部休息，用夹板固定，常有效果。

2. 手术治疗

如局部休息无效或症状较重，尤其是有骨间肌瘫痪者，应及早手术探查，为尺神经减压，效果大多良好。

第十一节 梨状肌综合征

坐骨神经在通过梨状肌出口处受卡压而产生下肢运动及感觉障碍。

一、解剖

梨状肌起自骶骨前面，经坐骨大孔向外，止于股骨大粗隆。坐骨神经起自腰 $_{4\sim5}$ 和骶 $_{1\sim3}$ 神经的前股与骶 1 ～ 2 神经后股。从梨状肌下缘出骨盆下行至大腿后面，分为胫神经及腓总神经，感觉支及运动支主要分到小腿及足部皮肤和支配小腿及足部肌肉。坐骨神经经过梨状肌处，因二者均常有变异而产生卡压症状。

二、病因

梨状肌与坐骨神经变异，梨状肌创伤后瘢痕化，周围筋膜炎症、水肿、局部肿物等，均可磨损、压迫坐骨神经产生感觉及运动功能障碍。

三、临床表现

坐骨神经症状主要为放射性疼痛至大腿后侧、小腿外侧及足底，重者可出现足下垂，跟腱反射减弱或消失，直腿抬高试验阳性。臀中肌可触到横硬韧索条或隆起的梨状肌，局部压痛明显并向下肢放射痛。注意与腰椎间盘突出症、椎管狭窄症和椎管内肿物鉴别。

四、超声声像图表现

正常梨状肌轮廓清楚，肌外膜平滑，肌腹横断面呈半圆形或三角形，内部呈细小均匀点状回声，上缘或外上方与臀中肌相邻，浅层为臀大肌。梨状肌下孔为不整形低回声带，其间可见坐骨神经呈束状强回声。梨状肌综合征时，声像图表现患侧梨状肌较对侧增大、增厚，肿大的梨状肌内部呈低回声，或虽不肿大但包膜增厚不光滑，内部回声不均或呈弥漫性稍强回声。部分患者因梨状肌肿大，梨状肌下孔相应变窄，坐骨神经受压呈凹弧状或坐骨神经走行较对侧明显变异。梨状肌有滑囊形成压迫坐骨神经。

五、治疗

诊断明确后，症状轻者采取非手术疗法，包括物理治疗、梨状肌封闭等，如无效应考虑手术探查，找出卡压原因予以解除。

第十二节 股神经卡压综合征

股神经经过腹股沟韧带深层髂腰筋膜鞘管处受压，产生感觉及运动功能障碍。

一、解剖

股神经来自腰$_{2\sim4}$，是腰丛中最大的神经，发出后先在腰大肌与髂肌之间下行，在腹股沟中点稍外侧，经腹股沟韧带深面、股动脉外侧到达股三角，随即分为数支。肌支支配耻骨髂、股四头肌和缝匠肌。皮支有数条较短的前皮支，分布于大腿和膝关节前面的皮肤。最长的皮支称隐神经，是股神经的终支，伴随股动脉入收肌管下行，至膝关节内侧浅出至皮下后，伴随大隐静脉沿小腿内侧面下降达足内侧缘，分布于髌下、小腿内侧面和足内侧缘的皮肤。在腹股沟部，神经外侧及后侧为髂骨，内侧为髂耻骨梳韧带，前侧为腹股沟韧带，是一个硬韧的间隙。

二、病因

任何原因引起的髂腰肌筋膜间隙和纤维鞘管内压力增加，如髂腰肌过度牵拉或强烈收缩所致肌肉损伤、肿胀、血肿、局部肿物或血友病局部形成血肿等，均可产生神经卡压症状。

三、临床表现

多先出现感觉障碍，大腿前侧及小腿、足内侧皮肤感觉减弱或消失；伸膝无力，股四头肌萎缩，膝反射减弱或消失。下腹部或腹股沟部深压痛，有时可触及肿物。

四、治疗

明确诊断后应早手术，切开髂腰肌筋膜减压，探明并去除病因。术前需详查有无血友病，若有，需经适当治疗后才能手术。

第十三节 腓总神经卡压综合征

腓总神经在绕经腓骨颈处受卡压而引起的症状。

一、解剖

腓总神经自坐骨神经发出后沿股二头肌内侧走向外下，绕腓骨颈外侧向前，穿腓骨长肌分为腓浅和腓深神经。腓总神经的分布范围是小腿前、外侧群肌和小腿外侧、足背和趾背的皮肤。腓浅神经在腓骨长、短肌与趾伸肌之间下行，分出肌支支配腓骨长、短肌；在小腿下 1/3 处浅出为皮支，分布于小腿外侧、足背和第 2 ～ 5 趾背侧皮肤。腓深神经与胫前动脉相伴而行，先在胫骨前肌和趾长伸肌间，后在胫骨前肌与蹲长伸肌之间下行至足背。分布于小腿肌前群、足背肌及第 1、2 趾背面的相对缘皮肤。

二、病因

腓总神经绕经腓骨颈处较为固定，又浅在皮下，深部为腓骨，腓骨长肌起始处常有纤维束带形成，来自内部或外部的压迫常损伤神经。内部压迫如腓骨颈骨折、胫骨近端骨折、纤维束带、局部肿物等。外部压迫如石膏管形、夹板、蹲位或盘腿坐时间过久、患者侧卧或仰卧膝下垫枕时间过长等。

三、临床表现

来自内部的神经卡压多起病缓慢，小腿酸胀，足背伸、伸趾无力，小腿及足背感觉减退。严重者发生足下垂，并且内翻，趾不能伸，形成“马蹄”内翻足畸形，行走呈“跨阈步态”。根据症状、检查，诊断多无困难。外因性压迫、病史对诊断很重要。肌电图检查、X 线片等有助于明确诊断。

四、治疗

外因性压迫所致神经麻痹，及早发现，去除病因，保守治疗，常可自行恢复。如严重压迫或时间过久，受压处神经已形成瘢痕，需行神经移植术。内因性压迫，需手术治疗，根据不同原因解除压迫。

第十四节　附管综合征

胫后神经在跗管内受卡压引起的感觉及运动功能障碍。跗管因在踝部又称踝管。又因经过管沟的神经、血管、肌腱均到足跖侧，故又称跖管。

一、解剖

踝关节内侧有屈肌支持带，起自内踝后下方，止于跟骨内侧，形成一骨性纤维管沟即跗管。胫后神经、胫后肌肌腱、趾长屈肌腱及胫后动、静脉由小腿下行经跗管到足部。胫后神经感觉支分布至跟内侧及跖侧皮肤。神经出跗管后分为足底内侧神经和足底外侧神经。前者有感觉支分布到胫侧足趾，肌支支配蹲展肌、趾短屈肌、蹲短屈肌、第一蚓状肌；后者，皮支分布到腓侧足趾，肌支支配第二、三、四蚓状肌，踇收肌，骨间肌。

二、病因

胫后神经从小腿内侧下行，经硬韧狭窄的纤维骨性跗管弯向前方至足部。跗管内又有数条肌腱通过，走路时管壁与肌腱对神经的磨损，管内滑膜肥厚对神经的挤压，局部骨折或肿物使管骨不平或压力增高，均可致神经损伤。

三、临床表现

神经症状早期可出现跖侧灼性疼痛，症状加重则感觉神经分布区麻木，所支配肌肉萎缩。血管症状可出现踝、足部水肿和静脉曲张，局部皮肤色苍白或发绀，皮温发凉或发热，出汗或干燥等。压迫跗管时症状可加重。肌电图及 X 线片有助于诊断。

四、治疗

先采用非手术治疗，减少足部活动，穿宽松鞋子，局部注射类固醇药物等。如效果不显或反复发作需手术治疗，根据卡压原因彻底减压以松解神经及血管。

（韩文冬　王敬涛　赵云峰）

第四章 骨肿瘤

第一节 概论

一、定义

凡发生在骨内或起源于骨各种组织成分的肿瘤，不论是原发性，还是继发性或转移性肿瘤，均统称为骨肿瘤。

二、分类

骨肿瘤分类皆基于细胞来源，特别是根据肿瘤细胞所显示的分化类型及所产生的细胞间物质类型进行的。根据我国对骨肿瘤的研究情况，参照 1972 年世界卫生组织的骨肿瘤分类和世界各国的分类，我国于 1983 年拟订了自己的骨肿瘤分类标准，主要特点为：把骨肿瘤分为良性、中间性和恶性三类；将骨巨细胞瘤归纳于组织细胞来源；国分类按照临床、病理和 X 线相结合的原则。

三、发病情况

男性比女性稍多，原发性良性肿瘤比恶性多见。良性肿瘤中以骨软骨瘤、软骨瘤多见。恶性肿瘤以骨肉瘤、软骨肉瘤和纤维肉瘤多见。骨肿瘤的发病年龄是很有意义的，如骨肉瘤多发生于儿童和青少年，而骨巨细胞瘤主要发生于成人。解剖部位对肿瘤的发生也有重要意义，许多肿瘤多见于长骨的干骺端，也是生长最活跃的部位，如股骨下端、胫骨上端、肱骨上端，而骨骺通常很少受影响。

四、临床表现

骨肿瘤的症状和体征主要是肿胀、肿块、功能障碍、疼痛与压痛等，以及由于瘤体所产生的压迫与梗阻症状。损伤常常引起肿瘤的早期发现，但不会引起肿瘤。

1. 疼痛与压痛

疼痛是生长迅速的肿瘤最显著的症状。良性肿瘤多无疼痛，但有些良性肿瘤，如骨样骨瘤，可因反应骨的生长而产生剧痛。恶性肿瘤几乎均有局部疼痛，开始时为间歇性、轻度疼痛，以后发展为持续性剧痛，并可有压痛。良性肿瘤恶变或合并病理骨折，疼痛可突然加重。

2. 局部肿块与肿胀

良性肿瘤常表现为质硬而无压痛，肿胀迅速多见于恶性肿瘤。局部血管怒张反映肿瘤的血管丰富，多属恶性。

3. 功能障碍与压迫症状

脊髓肿瘤不论是良性、恶性，都可能引起截瘫。邻近关节的肿瘤，由于疼痛和肿胀而使关节功能障碍。

五、影像学检查

1.X 线检查

骨与软组织的 X 线表现往往反映了骨肿瘤的基本病变。有些肿瘤表现为骨的沉积，统称为反应骨。有些肿瘤表现为骨破坏或骨吸收。也有肿瘤两种表现兼而有之。在骨内生长缓慢的病损也可侵蚀骨皮质，同时刺激骨膜产生新骨，骨膜增生呈袖口样或三角形沉积，形成膨胀性骨病损。若骨膜被瘤顶起，可在骨膜下产生新骨，这种骨膜反应称 Codman 三角，多见于骨肉瘤。若骨膜的掀起呈阶段性，这样就形成同心圆或成层排列状骨沉积，X 线表现为“葱皮”现象，多见于尤文肉瘤。

若恶性肿瘤生长迅速，超出骨皮质范围，同时血管随之长入，从骨皮质向外放射，肿瘤骨与反应骨乃沿放射血管方向沉积，表现为“日光射线”形态。有些生长迅速的恶性肿瘤很少有反应骨，X 线片表现为溶骨性缺损，常多见下溶骨性骨转移。有时骨因破骨性吸收而破坏，很容易发生骨折，X 线片可见病理性骨折。X 线检查方法除常规拍摄正、侧位平片外，有时需加拍斜位、切线位片。必要时做断层摄片、血管造影。怀疑为恶性骨肿瘤者、应拍摄胸片，以确定有无肺部转移。

2.CT 检查

CT 检查现已普遍应用于骨肿瘤的诊断中，对肿瘤检查应先做体表标志定位，如检查肢体应做两侧同时扫描，扫描起始或终止层面应包括一端关节。CT 检查可提供病变的横断面图像，显示肿瘤的形状、大小、与周围组织或脏器的解剖关系。软组织、液体、脂肪、空气和骨的 CT 值不同，借 CT 值可区别前述不同组织。CT 检查可准确地了解肿瘤侵及周围软组织的范围和程度，肿瘤与周围重要脏器、主要血管、神经的关系，特别对解剖结构复杂、组织间相互重叠的部位更有重要意义。CT 检查不仅可发现普通 X 线片阴性的较小病变，而且有助于制定手术方案，追踪、判断治疗结果。

3.MRI 检查

MRI 检查在脊髓、脊柱、骨、关节均可显示准确而清晰的图像。骨骼肌肉系统在 MRI 有良好的固有对比。脂肪、纤维、软骨、韧带、肌肉、肌腱和骨髓各有不同成参数与质子密度，故能显示不同组织的类型。MRI 对骨肿瘤的检查有如下作用：

(1) 明确区分软组织结构，将肿瘤与相邻软组织分开。

(2) 可做冠状面、矢状面、横断面图像，有利于多角度观察肿瘤本身与周围组织的关系，观察或判断肿瘤对邻近的重要神经、血管之间关系，便于制定手术计划。

(3) 如肿瘤侵及椎管压迫脊髓，可观察压迫脊髓的程度和脊髓受压后产生的缺血、水肿等后果。

(4) 对近骨骺端的肿瘤可观察肿瘤是否侵及骨骺。

4. 放射性核素扫描

一般采用锝 (^{99m}TC) 标记的磷酸胺进行骨代谢扫描。因肿瘤血运丰富程度、局部代谢旺盛程度不同，而使放射性标记物浓聚多少不同。放射性核素扫描检查因其反应病变部位功能代谢改变，故常早于解剖形态改变，因此放射性核素扫描的诊断早于普通 X 线片的诊断 2 ～ 3 个月。对疑有多发病变或远处转移者，放射性核素扫描较准确地反应全身病变存在情况。放射性核素扫描的不足之处是特异性差，图像分辨率较低，故常需其他检查辅助才能做出正确的诊断。

5. 血管造影

血管造影有普通血管造影和数字减影血管造影 (DSA)。普通血管造影对了解肿瘤与血管之间关系十分重要，特别是临床积极开展保肢手术时尤为重要。DSA 检查可利用计算机将骨骼影像减薄或消除，便血管造影更加清晰，能显示肿瘤周围的主要供应血管和肿瘤血液供应的丰富程度，可据此估计术中出血量，以便做好术前准备。而且可做血管栓塞，从而减少术中出血或作用于肿瘤的终极治疗。

6. 超声检查

在病理条件下，骨组织的物理性质发生改变，超声波可以透入其中。因其是一种无创伤检查手段，在骨肿瘤诊断时可做一些初步检查。

六、生化测定

凡患有恶性肿瘤的患者，除化验检查血、尿、便常规及肝、肾功能外，还必须对血钙、血磷、碱性磷酸酶和酸性磷酸酶进行测定。凡骨有迅速破坏时，如广泛溶特性转移，血钙往往升高；血清碱性磷酸酶反映成骨活动，故成骨性肿瘤有明显升高；男性酸性磷酸酶的升高提示转移瘤来自晚期的前列腺癌。尿 Bence–Jones 蛋白阳性可能为浆细胞骨髓瘤。

七、病理检查

为确诊肿瘤唯一可靠的检查方法，分为切开活检和穿刺活检两种。

1. 切开活检

分为切取式和切除式两种。软组织的肿瘤可在术中做冰冻切片，立即得出病理报告；带骨的硬标本需经脱钙后石蜡包埋再做切片。

2. 穿刺活检

此法简单、安全、损伤小，用于脊柱及四肢的溶骨性病损。

八、外科分期

外科分期是将外科分级 (G)、外科区域 (T) 和区域性或远处转移 (M) 结合起来，制定手术案。

1.G 分良性 (Go)、低度恶性 (G_1) 和高度恶性 (G_2)。

Go(良性)：组织学为良性细胞学表现，分化良好，细胞 / 基质之比为低度到中度；X 线表现肿瘤为边界清楚或穿破囊壁或向软组织侵蚀；临床显示包囊完整，无卫星病灶，无跳跃转移，极少远隔转移。

G_1(低度恶性)：组织学显示细胞分化中等；X 线表现为肿瘤穿越瘤囊，骨密质破坏；临床表现为生长较慢，活动性区域可向囊外生长，无跳跃转移，偶有远隔转移。

G_2(高度恶性)：组织学显示核分裂多见，分化极差，细胞 / 基质之比高；X 线表现为边缘模糊，肿瘤扩散，波及软组织；临床表现生长快，症状明显，有跳跃转移现象，常发生局部及远隔转移。

2.T 是指肿瘤侵袭范围，以肿瘤囊和间室为界。T0：囊内；T_1：间室内；T_2：间室外。

3.M 是转移。M0：无转移；M_1：转移。

按 G、T、M 所组成的外科分期系统，可以分出良、恶性骨肿瘤的不同程度，指导治疗。

九、治疗

对骨肿瘤的治疗，良性的采用手术治疗；恶性的采用以手术为主的综合治疗方法，结合术前与术后的化疗、放疗、免疫疗法、中药等。肿瘤的灭活治疗中，热疗（包括微波和超声治疗）有一定疗效，尚属实验阶段。采用手术治疗应按外科分期来选择手术界限和方法，尽量做到既切除肿瘤，又保全肢体。

1. 手术治疗

目前对骨肿瘤的治疗常用的手术方法有刮除术、切除术、节段截除术、肿瘤段肢体截除和远端肢体再植术、截肢术和关节离断术。

(1) 刮除术：切开肿瘤的骨壁，彻底刮除肿瘤组织，以松质骨碎块充填刮除后的空腔。其优点是操作简单，效果良好，但有复发可能。适用于治疗良性骨肿瘤和瘤样病变，如内生软骨瘤、骨囊肿、动脉瘤样骨囊肿、骨纤维异样增殖症和范围较小的Ⅰ级骨巨细胞瘤等。

(2) 切除术：是将骨外突出的骨肿瘤，自其基底部切除的手术。优点是切除彻底，复发少。主要适用于骨软骨瘤、骨瘤、骨样骨瘤等。

(3) 节段截除术：是将肿瘤所在的一段骨包括骨膜整段切除，截除术后遗留的骨缺损可行大块骨移植融合关节，用人工关节代替或异体骨半关节移植。桡骨远端和肱骨上端肿瘤截除后，应用自体腓骨上端移植，可获得良好效果。腓骨近段、尺骨远端及肋骨等部位的肿瘤段截除后，并不影响肢体功能，则不需修补。此法可将肿瘤完整切除，适用于局部破坏力强、病变范围广泛、不适于刮除术或刮除术后复发的肿瘤，如骨巨细胞瘤等。

(4) 肿瘤段肢体截除和远端再植术：是将肿瘤所在的一段肢体，包括皮肤、肌肉、神经、血管和骨骼整段截除，再将远端肢体移植到近端肢体上。此手术操作复杂，适用范围小，仅用于上肢恶性程度较低的肿瘤，如某些纤维肉瘤、软骨肉瘤和复发的骨巨细胞瘤。

(5) 截肢术和关节离断术：对诊断明确，尚无有效控制方法的恶性骨肿瘤及复发的低度恶性骨肿瘤，在目前仍是常用的手术方法。手术宜早期进行，手术前后配合化疗或放疗可提高疗效。晚期伴有转移的骨肿瘤，为了解除局部疼痛及严重感染，也可做姑息性截肢术。

2. 化学治疗

化学治疗是骨肿瘤综合治疗的手段之一，目前仅有部分骨肿瘤对化学治疗敏感，如未分化网织细胞肉瘤、骨原发性网织细胞瘤、多发性骨髓瘤及一部分骨转移瘤。但随着对肿瘤细胞增殖动力学的认识、用药方法的改进、支持疗法的研究，化学治疗的范围会扩大，疗效进一步提高。

(1) 化疗的指征

①对化疗敏感的肿瘤行根治治疗，这类肿瘤包括网织细胞肉瘤、多发性骨髓瘤等。早期可与手术或放疗综合应用，晚期病变广泛者可单独用药物治疗。

②对化疗中度敏感的肿瘤，可作为综合治疗的一部分或对病变广泛者行单独的药物治疗，如尤文肉瘤。

③对化疗有一定敏感性的中、晚期患者的姑息性治疗，能减轻症状和减少癌细胞的数目，使患者可以长期带病生存。

④对化疗不敏感的肿瘤，用不同给药途径提高疗效，如骨肉瘤可用区域灌注疗法。对晚期患者缺乏有效治疗方法时，采用化疗可暂缓病情。

(2) 化疗的禁忌证

①绝对禁忌：一般情况差或恶病质，肝、肾和心血管功能障碍，造血功能低下者。

②相对禁忌：曾行多个疗程的化疗、大面积的放疗、年老体弱或 1 岁以内、营养障碍、骨髓移植、严重感染、肾上腺皮质功能不全、心肌病变及肺功能不全者。

(3) 停药指征

①用药时间或剂量超过一般的显效时间或剂量，仍无明显疗效者。

②呕吐频繁，电解质平衡失调。

③严重的口腔溃疡。

腹泻每日超过 5 次，或有血性腹泻。

④血常规示白细胞降至 (2 ～ 3)×10^9/L 以下，血小板降至 (50 ～ 80)×10^9/L 以下。

⑤持续发热超过 38℃以上者。

出现重要脏器的中毒，如心脏损害、中毒性肾炎或膀胱炎、肺纤维化等。

3. 放射治疗

放射治疗是根据电离辐射对各种组织器官所产生的影响、损伤及恢复能力与对肿瘤细胞的作用不同而起到治疗作用，是治疗肿瘤的重要方法之一。放射治疗的效应主要是局部作用，疗效缓慢。

(1) 放射治疗的指征

①根治性放射治疗：对放射治疗敏感性高的肿瘤，放射治疗可达到根治的目的，如未分化网织细胞肉瘤、骨原发性网织细胞肉瘤、骨髓瘤的孤立性病灶等。

②放射治疗作为综合治疗的一部分：手术前的放射治疗可减少手术中释放入血液循环的活肿瘤细胞数、降低局部复发率和远处转移率。术前放疗能使肿瘤缩小、瘤组织周围血管闭塞，易于手术。术后放疗，可以消灭残余的肿瘤细胞。

③姑息性放射治疗：对于晚期或无法根治的肿瘤，可用姑息性放射治疗来减轻痛苦，延长寿命。

(2) 放射治疗的禁忌证

①晚期肿瘤患者处于恶病质的情况下。

②放疗中度敏感的肿瘤，已有多处远隔转移；或行足够量的放疗后，局部复发，而皮肤已不能耐受再次照射者。

③对放射线有抗拒性的肿瘤。

④局部有炎症者

(3) 放射治疗的不良反应

①皮肤：数日后即变红，以后又呈棕色，毛发脱落，脱屑。重者可有溃疡和皮下组织坏死，晚期可产生皮肤和皮下组织硬化、溃疡、皮肤恶性肿瘤。在照射中应避免刺激及摩擦，保持干燥，防止感染。

②黏膜：口腔、咽部、阴道是常见的反应部位，可出现充血、水肿、溃疡、黏膜出血等变化，可用温水、过氧化氢或其他消毒液冲洗，保持清洁，应用抗生素预防感染。

③骨骼：骨骼的反应出现较慢，生长期的骨、软骨可出现生长抑制，亦可出现骨坏死。放

射治疗后骨肉瘤的发生率约为万分之一，常在 3 年后发生。

④神经组织：在晚期可出现放射性脊髓炎，发生率与个体耐受性有关。脑组织可出现水肿、萎缩等变化。

⑤内脏：肺可出现放射性肺炎、肺纤维化；消化道可发生出血、溃疡、坏死，梗阻、穿孔及功能紊乱等变化；肝、肾、胆、胰等实质器官可出现功能障碍。

(4) 放射治疗的全身反应及护理：放疗使正常组织受到一定的损害，瘤细胞的破坏及毒素吸收使患者在照射后数小时或 1 ～ 2 日后，常出现虚弱、乏力、头晕、头痛、厌食、恶心、呕吐等反应，反应程度与照射野及照射量有关。劝导患者加强营养，设法促进患者食欲，补充大量维生素，特别是 B 族维生素和维生素 C。鼓励患者多饮水、果汁、牛奶，必要时补液，以促进毒素排泄。

十、护理

恶性肿瘤是一种全身慢性消耗性疾病，患者在较长时间内承受疾病的折磨，加之各种治疗措施的打击，乃至器官功能的丧失。形体的破坏，使患者在精神上备受摧残。肿瘤患者就医检查明确诊断之前，普遍焦虑不安，怀疑诊断不可靠。直至确诊，心理上又难以承受强烈的刺激，表现为悲观失望、消极乃至绝望。因此，医护人员应当具有高度的同情心与责任感，耐心地倾听患者陈诉，关怀、尊重患者，消除不良刺激。根据患者不同疾病时期的心态，注意开展心理护理，使其逐步面对现实。让患者情绪稳定，在医护人员的鼓励下配合治疗。

第二节 骨巨细胞瘤

骨巨细胞瘤是常见的原发性骨肿瘤之一，可能起源于骨髓结缔组织间充质细胞，以基质细胞和多核巨细胞为主要结构。是一种潜在恶性或介于良恶之间的溶骨性肿瘤。好发年龄为 20 ～ 40 岁，性别差异不大。好发部位为股骨下端和胫骨上端。

一、临床表现

主要的症状是疼痛，常感关节疼痛，肿瘤邻近关节腔常可引起关节功能受限和关节内渗出，在浅表和直径较小的骨骼如胫骨近端、尺桡骨远端、腓骨头、掌骨和指骨等，当骨的病变扩展时，常出现明显的肿胀。由于骨皮质变薄，容易出现病理骨折，尤以下肢多见，并使疼痛加剧和功能丧失。如果肿瘤极度扩展并穿破骨皮质进入软组织，会出现软组织肿胀，肿瘤周围水肿，以及显著的浅静脉充盈等体征。躯干骨发生肿瘤，可产生相应的症状，如骶前肿块可压迫骶丛引起剧痛，压迫直肠造成排便困难等。

二、影像学检查

1.X 线片

X 线改变对骨巨细胞瘤的诊断提供重要依据。主要 X 线表现为侵及骨骺的溶骨性病灶而无反应性新骨生成，病变处骨皮质膨胀变薄，呈肥皂泡样改变，常有病理性骨折，系溶骨破坏引起，一般无移位。

2.CT

CT 在肢体骨巨细胞瘤的主要作用，一方面是为了解肿瘤内部情况即实性成分与液性成分相混杂，其 CT 值接近肌肉，增强后强化明显，肿瘤区无残存骨，X 线片上看到的皂泡是包壳上骨嵴的投影。另一方面是为了解骨包壳的厚薄和完整性、关节软骨下骨的情况以及软组织包块和与血管神经的关系。在脊柱病变，CT 的优势更加明显，肿瘤的侵及范围、椎管内脊髓及神经根的受压情况以及骶骨肿瘤的软组织包块及与盆腔脏器的关系均可很好显示。CT 的另一个重要作用就是在其引导下行肿瘤穿刺活检，主要应用在脊柱、病灶较小的骶骨、骨盆肿瘤。

3.MRI

在 MRI 的影像中，T_1 加权像呈低或中度加强信号，T_2 加权像呈高信号。MRI 除能三维地显示肿瘤及相邻结构的关系外，还在显示髓腔病变范围以及脊髓受压情况方面有独到之处。

4. 血管造影

对于肢体的血管神经严重受压的巨大肿瘤、骨盆Ⅱ区的较大肿瘤、骶前包块较大的骶骨肿瘤、范围较广的脊柱特别是上颈椎肿瘤，术前的血管造影及必要时的血管栓塞，无论对术前增加认识，还是对术中减少出血，都有重要意义。骨扫描对局部的骨巨细胞瘤来说没有明显的特异性，其意义在于除外多发病灶的可能。

三、超声声像图表现

骨巨细胞瘤好发于股骨远端、胫骨近端和桡骨远端。肿瘤在骨端呈局限性膨胀，多为偏心性生长。肿瘤区呈较均匀低回声或中等回声；肿瘤坏死、出血时，内部回声不均匀，可见液性暗区。骨皮质破坏、变薄或连续性中断。肿瘤与正常骨质之间界限清楚，接近肿瘤的一侧骨皮质明显变薄。肿瘤透声性良好，其对侧边缘回声不减弱或增强。肿瘤穿破骨皮质后形成软组织肿块，边界清楚，内部回声均匀，包膜完整。除了继发病理性骨折，一般巨细胞瘤不产生反应性骨膜增厚。彩色多普勒显示肿瘤内可见较丰富血流信号。

四、鉴别诊断

骨巨细胞瘤高发，影像学表现也有其自己的特点，所以典型病例诊断并不困难，但实际工作中仍有大量不典型病例需与多种肿瘤相鉴别。动脉瘤样骨囊肿常见于干骺端，但当其发生于或侵犯到骨端时，偏心和膨胀的情况易与骨巨细胞瘤相混淆。CT 显示出的液平面会对鉴别有所帮助。另外，动脉瘤样骨囊肿伴发于骨巨细胞瘤之中也是一种常见的现象。

非骨化性纤维瘤虽然是皮质性疾病，但当其向骨内膨胀较大，达到对侧皮质时，就与骨端静止或部分活动性的骨巨细胞瘤易混淆。但相对症状较轻，年龄较小。软骨母细胞瘤和骨巨细胞瘤虽都发生在骨骺端，但因发病年龄、肿瘤大小和关节症状的差别，区分不清的情况很少见。当甲旁亢全身症状和骨质疏松还不明显时，骨端单发的棕色瘤易与骨巨细胞瘤、转移瘤、骨囊肿等相混淆，血钙和碱性磷酸酶的升高有助于诊断。

发生于股骨颈和粗隆部的骨囊肿或有囊性变的纤维结构不良，在临床上与骨巨细胞瘤相混淆最为常见，还经常是以病理性骨折为首发症状前来就诊。高度侵袭性的或恶性的骨巨细胞瘤，同侵犯到骨端的毛细血管扩张型骨肉瘤、恶性纤维组织细胞瘤很易相混，即便病理学界也认为过去诊断的恶性骨巨细胞瘤可能大部分是恶性纤维组织细胞瘤。骨端的转移瘤和与其有相同影像表现的骨髓瘤、骨淋巴瘤与骨壳和硬化不明显的侵袭性骨巨细胞瘤相混的情况并不少见，全身骨扫描有时会有帮助，因为多发骨巨细胞瘤终究是少数。

以上为几种比较常见的混淆情况，任何一种肿瘤当其表现为不典型时，都有很大的可能性会出现误诊，经验并不能完全避免这种误诊发生，而骨肿瘤又是客观指标相对很少的肿瘤，所以，活检就变得至关重要，不仅是骨巨细胞瘤，几乎所有的骨肿瘤均是如此。

五、病理

骨巨细胞瘤的瘤组织十分松软脆弱，血供丰富，瘤组织呈红褐色，肉眼可见黄色的含铁血黄素物质沉积。囊样变多见，近边缘部位有时可刮出较硬韧组织，是由于反应性纤维组织成分较多的缘故。

1. 骨巨细胞瘤镜下特征

多核巨细胞均匀散布于大量圆形、椭圆形或肥大的短梭形单核间质细胞中，两者的胞核无论在体积、形状及染色方面均十分相像。肿瘤富有血管，常伴有出血，出血区的间质细胞中有时可见含铁血黄素颗粒，多核巨细胞绝无吞噬现象。多核巨细胞的核数从数个到数百个不等，核可发生固缩、深染，显示衰老退变现象。大多数多核巨细胞显示正常结构。

2. 骨巨细胞瘤按分化程度分为三级

Ⅰ级，基质细胞颇稀疏，核分裂少，多核巨细胞基多；Ⅱ级，基质细胞多而密集，核分裂较多，多核巨细胞数日减少；Ⅲ级，以基质细胞为主，核异形性明显，分裂极多，多核细胞很少。因此，Ⅰ级偏良性，Ⅱ级为侵袭性，Ⅲ级为恶性。虽然肿瘤的生物学行为、良恶性并不完全与病理分级一致，但分级对肿瘤属性和程度的确定及治疗方案的制订有较大的参考价值。

六、治疗

1. 刮除植骨术应用于Ⅰ级肿瘤，范围较小者。

2. 节段截除术应用于Ⅰ、Ⅱ级肿瘤，范围较大或刮除后复发者。截除后的骨缺损可行植骨融合、人工关节或异体关节替代。桡骨下端和肱骨上端肿瘤截除后，用自体腓骨近端移植，效果较好。

3. 截肢或关节离断术用于Ⅲ级骨巨细胞瘤，Ⅲ级肿瘤若范围不广泛，也可行节段截除术，术后加以放疗。

4. 放射治疗对骨巨细胞瘤疗效较好，但放疗后易肉瘤变。多用于手术前后的辅助治疗，或手术难以治疗的部位如脊椎部病变。

七、预后

大多数病例经过及时的综合治疗，可以得到治愈，且可以保留满意的关节功能。复发者是因原发灶肿瘤细胞去除不彻底的缘故，肺部转移多发生于局部反复发作者。有明显恶变者，截肢后的存活率大大高于其他种类恶性肿瘤。

第三节　骨样骨瘤

骨样骨瘤是一个孤立性、小圆形的痛性病变，属少见良性肿瘤。好发年龄为 15 ～ 25 岁，男多于女。好发部位为下肢长骨、股骨和胫骨，其次是腓骨、肱骨、距骨、脊椎骨等。多发在骨干，也可以在干骺端。

一、临床表现

疼痛为其主要症状，恒定而持久，并几乎为其唯一的症状。疼痛的性质为钝痛或刺痛，夜间持续存在且较白天为重。疼痛多数可经服用阿司匹林而缓解或全部消除，并以此作为诊断依据。当骨样骨瘤局限在骨干时，可触及一呈梭形的骨组织肿块，并有正常皮肤覆盖。骨样骨瘤的其他临床表现与患者发病年龄、所侵犯骨的部位有关。在骨未成熟时，可以出现肌肉萎缩、骨骼畸形。位于脊柱骨则可出现斜颈、脊柱僵硬、脊柱侧弯。而位于关节内的骨样骨瘤则可出现关节局部压痛、滑膜肿胀、活动受限等症状。

二、影像学检查

1.X 线片

典型的 X 线表现为一椭圆或圆形的骨质溶解区，其直径很少超过 1 cm，并为一层规则的骨质硬化带所包绕。而实际上并非完全如此典型，依肿瘤的部位及其病变的不同时期而有所不同。

(1) 长管状骨：位于长管状骨的骨样骨瘤常发生在骨干，在骨皮质内有～放射性的透明阴影，这一阴影称为巢穴，巢穴内可以有不同程度的钙化灶。巢穴周围是由硬化骨质形成的梭形增厚，表面光滑区规则。

(2) 腕、跗骨及骨骺：在腕、跗骨以及长管状骨骨骺部位的骨样骨瘤，常发生在骨松质中，X 线表现为部分或全部钙化的圆形病变。周围缺少反应性骨硬化，这种表现与骨皮质上骨样骨瘤完全不同。如发生在儿童尚未成熟骨骼，骨骺部位骨样骨瘤可造成骨骼发育畸形。

(3) 脊柱：由于脊柱的解剖结构复杂，利用普通 X 线片诊断脊柱部位的骨样骨瘤十分困难，常需行核素扫描和 CT。应用核素扫描可使骨样骨瘤出现双密度征，即在骨样骨瘤的巢穴闪烁活性增强，而在周围硬化区放射性核素集聚得较少。

2.CT

CT 对于发现及确定瘤巢的形态及位置极有帮助，由于瘤巢血运丰富，造影后增强明显。但松质骨型的骨样骨瘤即使在 CT 下有时也难找到瘤巢。

3.MRI

在 MRI 上，低信号的瘤巢很容易与高信号的松质骨和骨髓区别，所以对于松质骨的骨样骨瘤，MRI 要比 CT 优越。

三、病理

1. 大体病理学特征

骨样骨瘤为一小而圆和充血的肿瘤。其本身较其周围组织的质地软，而且有些类似粗砂粒状，其质地随中，部位钙化程度的增高而变硬。当骨样组织占优势时，核心呈棕红色，间或夹杂黄色或白色斑点，质地为颗粒状，X 线检查为一透明区。当核心为密集的骨小梁构成时，则呈红白色，质地坚硬而致密，X 线检查为一密度增高区。肿瘤与周围骨组织有一狭窄的环状充血带分隔，周围骨组织一般有反应性骨质硬化现象。覆盖肿瘤的软组织或关节内肿瘤的滑膜常有增厚、充血和水肿，这与慢性炎症病灶周围组织的表现相似。

2. 组织病理学特征

骨样骨瘤巢穴中可有不同成熟阶段的骨质，有不同比例的骨样组织和新生骨小梁，其中含有成纤维细胞、成骨细胞、破骨细胞和大量充血而扩张的毛细血管。有时，可见稀疏的巨大细胞及形状奇特的核。骨样组织在中心部位更为成熟，在此处骨小梁成片出现，且更为致密。肿瘤周边与周围骨组织之间的界限分明，在骨样骨瘤周围骨组织中呈现骨硬化、塑形改造和髓内纤维化等现象，还有轻度和散在性的淋巴浸润变化。在邻近肿瘤的软组织内，可见到明显充血和假性滤泡样淋巴细胞浸润的增生反应性炎症。

四、治疗

属 $G_0T_0M_0$，一旦明确诊断，应手术治疗。手术治疗的原则是准确定位，彻底切除，包括骨样骨瘤的巢穴及周围的反应性硬化骨。如果手术中未能完全将骨样骨瘤切净，术后病理检查时没有发现巢穴，在这种情况下临床症状也可以消失，但术后易于复发。

第四节 骨软骨瘤

骨软骨瘤是发生在骨表面的骨性突起，其顶端有一软骨帽覆盖。骨软骨瘤可分为单发性与多发性两种。

一、单发性骨软骨瘤

单发性骨软骨瘤也称外生骨疣，是临床常见的骨肿瘤之一。骨软骨瘤多发生于青少年，凡内生软骨骨化的骨骼均可产生骨软骨瘤。在长管状骨，特别是肱骨、股骨和胫骨是最常见的发病部位，而在桡、尺骨则不常见，下肢多于上肢。在长管状骨典型发病部位是在干骺端，很少发生在骨干或骨骺，如股骨远侧干骺端、肱骨和胫骨近侧于骺端。

1. 临床表现

骨软骨瘤可长期无症状，只是因为无意中发现骨性包块而就诊。稍大的肿瘤可见皮下有一突起，当肿瘤过大时或由于解剖部位特殊，可产生相应的临床表现。若肿瘤表面的滑囊发生炎症，或肿瘤基底部骨折时，则可引起疼痛。

2.X 线表现

骨软骨瘤的 X 线特点是在长管状骨的骨表面有一骨性突起，与干骺端相连，并由骨皮质和骨松质组成。由于肿瘤基底部形状不同，可分为有蒂和无蒂两种。骨软骨瘤常发生在干骺端肌腱韧带附着处，其生长常沿肌腱及韧带所产生的力的方向。在肿瘤的顶端有软骨帽覆盖，厚薄不一，薄者仅呈线状透明区，不易看到，厚者则呈菜花样透明阴影。

3. 超声声像图表现

表现为自干骺端向外突出的骨性突起。肿瘤的基底部为正常骨组织，可以有长蒂或基底较宽。骨皮质与正常骨皮质相连续，后方伴声影。骨软骨瘤表面的骨软骨帽声像图表现为低回声，覆盖于肿瘤表面，边界清楚。骨软骨瘤表面与软组织摩擦形成滑囊。当滑囊积液扩张时，声像图上在软骨帽周围出现无回声暗区，使软骨帽的表面界限更清楚。彩色多普勒显示肿瘤本身无血流信号。骨软骨瘤的 X 线图像很典型，结合 X 线平片可以确诊。

4. 病理

(1) 大体病理学特征：骨软骨瘤的大小可有很大的差异。带蒂的骨软骨瘤呈管状或圆锥形，表面光滑或呈结节状，其顶端外形不一，无蒂骨软骨瘤呈碟状、半球形或菜花状。肿瘤在切面上呈现三层典型结构：表层为血管稀少的胶原结缔组织，与周围骨膜衔接，并紧密附着于其下方组织；中层为灰蓝色的透明软骨，即软骨帽，类似于正常的软骨，一般为几毫米厚，其厚度与患者年龄有关；基层为肿瘤的主体，含有黄骨髓的骨松质，与患骨相连。

(2) 组织病理学特征：主要是检查骨软骨瘤的软骨帽，软骨帽的组织学检查类似于骨骺软骨。可见有如下情况：在年轻患者肿瘤生长活跃，可见多数的双核软骨细胞；当肿瘤生长停止时，软骨细胞停止增殖，并出现退行性变；当软骨层生长紊乱时，软骨中可有钙质碎屑沉积；当肿瘤恶变为软骨肉瘤时，亦有显著的钙化和骨化，且软骨细胞具有不典型的细胞核。

5. 骨软骨瘤的并发症

(1) 骨折：少见，常发生在大而有蒂的骨软骨瘤中，由损伤所致。然而很少出现延迟愈合或不愈合现象。

(2) 骨畸形骨软骨瘤造成的骨畸形有三种情况：骨管状化不佳；干骺端变宽；造成周围骨骼畸形。后者常发生在骨软骨瘤位于解剖关系密切的相邻两骨之一，如胫骨骨软骨瘤对腓骨产生压力，造成腓骨畸形。

(3) 血管损伤：位于膝关节附近的骨软骨瘤可造成血管移位，严重时嵌压动、静脉或形成假性动脉瘤。

(4) 神经损伤：很少见，发病部位不同而产生相应临床症状。

(5) 滑囊囊肿形成：在骨软骨瘤顶端的周围形成滑囊囊肿。一般为骨软骨痛较大，且患骨活动度大者，如肩胛骨、股骨远端。

(6) 恶变约有 1% 的患者发生恶性变，骨软骨瘤发生恶性变，出现疼痛、肿胀、软组织包块等症状。X 线片显示原稳定的骨软骨瘤再度生长，骨质破坏，钙化不规则。

6. 治疗

属 $G_0\ T_0\ M_0$，一般不需治疗。若肿瘤生长过快，影响活动功能，或压迫神经、血管，以及肿瘤自身发生骨折时，应做切除术。切除应从肿瘤基底四周部分正常组织开始，包括纤维膜或滑囊、软骨帽，以及肿瘤本身一并切除，切除应彻底，以免复发。

二、遗传性多发性骨软骨瘤

遗传性多发性骨软骨瘤也称多发性外生骨疣。男性多于女性，多见于儿童至 20 岁左右者，大多数患者有阳性家族史。典型发病部位是股骨、胫骨、腓骨的远近侧端及肱骨近端。

1. 临床表现

一般临床表现多为可触及的骨性肿块。由于骨骼短缩及弯曲而造成骨骼畸形。关节附近的肿块可造成关节活动受限。病变的数量不一，常呈对称性分布。本病的很大特点在于有骨形成的缺陷和骨骼畸形。特别是在髋部可呈双侧髋外翻及股骨近端变宽。腕关节出现尺偏、尺骨相对短缩等。遗传性多发性骨软骨瘤的并发症较单发性者常见，包括骨骼畸形、骨折、血管及神经损伤、滑囊囊肿形成等。其恶性变发生率较高，约为 5%。

2. 治疗

无症状者不需治疗。如有疼痛、肢体功能障碍、骨骼发育畸形，或有并发症时，可行局部肿瘤切除。矫正骨骼畸形应在骨骼发育成熟之后进行，以免畸形复发。如发生恶变可转化为软骨肉瘤、恶性纤维组织细胞瘤、骨肉瘤。一旦恶变，应采取相应的治疗措施。

第五节 骨肉瘤

骨肉瘤是一种最常见的恶性骨肿瘤，其特点是恶性瘤细胞直接形成骨样组织，故也称为成骨肉瘤，但肿瘤的成骨过程不明显者也不能排除骨肉瘤。

一、一般型骨肉瘤

好发于 10 ～ 20 岁青少年，男性多于女性。骨肉瘤易于侵及生长迅速的干骺端，可延伸到骨骺。典型位置是在长管状骨的干骺端，如股骨远端，肱骨、胫骨近端。发生在腓骨、髂骨、下颌骨、上颌骨和脊柱的骨肉瘤较少。发生在颅骨、肋骨、肩胛骨、锁骨、胸骨、桡骨、尺骨的骨肉瘤者属罕见。

1. 临床表现

主要症状为局部疼痛，多为持续性，逐渐加剧，夜间尤重。患部出现肿块，当肿块明显增大时可出现临近关节的反应性积液，关节活动受限。肿块局部伴有压痛，其硬度根据肿瘤组织内所含的骨组织多少而不同，局部皮肤表面可出现静脉怒张现象。疾病后期可出现发热、体重减轻、贫血及肺部转移症状。

2. 实验室检查

骨肉瘤患者应做全面化验检查，包括血、尿、大便及肝、肾功能等。

(1) 血沉：骨肉瘤的早期及分化较好的骨肉瘤血沉可在正常范围内。瘤体过大、分化差、有转移者血沉加快。血沉可作为骨肉瘤发展过程中动态观察指标，但不敏感。

(2) 碱性磷酸酶：碱性磷酸酶几乎存在于机体各个组织，特别是骨骼与牙齿中。该酶主要由成骨细胞产生，在骨肉瘤中有新骨形成时，血液内血清碱性磷酸酶活力增高。骨肉瘤早期、分化较好的骨肉瘤、骨皮质旁肉瘤，碱性磷酸酶可以正常。瘤体较大，或出现转移则碱性磷酸酶可以显升高。采用化疗或手术后，碱性磷酸酶下降，如果肿瘤复发则碱性磷酸酶可再度升高。

(3) 血清铜、锌和铜锌比：铜、锌元素是机体生长、发育的重要物质。对血清内铜锌含量的测定，有助于成骨肉瘤的诊断、疗效观察和预后估计。

3.X 线表现

近年来随着影像学的发展，可采用很多方法对骨肉瘤进行辅助诊断，但 X 线片仍然是诊断骨肉瘤的重要手段。在长管状骨的干骺端可见有偏心性溶骨破坏，界限不清。溶骨区有瘤骨形成后，骨质密度增加。骨皮质破坏后，出现软组织肿块阴影及不规则骨化区。骨膜反应可见 Codman 三角或呈“日光射线”现象。

4. 其他影像学检查

放射性核素扫描可发现原发性骨肉瘤的部位及骨与骨外转移的部位，为临床上常用的骨肉瘤检查手段。血管造影可提供骨外肿瘤部分的轮廓，以及肿瘤周围血管浸润、受压情况。通过导管只选择供应肿瘤的血管造影，并通过数字减影将周围骨组织减去，因而可将肿瘤局部血液供应情况显示清楚。同时可行暂时性或永久性血管栓塞，暂时性栓塞可减少术中出血，永久性栓塞对抑制肿瘤的发展有一定作用。CT 和 MRI 检查可提供骨肉瘤更为详细的资料，但对骨肉瘤的定性诊断多无帮助。

5. 超声声像图表现

(1) 骨质破坏：病变骨表面粗糙不平整，回声增强，连续性中断，不同程度的骨缺损，导致骨表面凹凸不平呈虫蚀状，并向髓腔内发展。骨破坏的基础上有不同程度肿瘤骨形成，表现为斑块状或斑点状强回声。骨破坏与肿瘤骨一起恰似“珊瑚”状。

(2) 骨膜反应：常见的有骨膜增厚，回声增强。在肿瘤骨与正常骨交界处可见骨膜抬高，且向肿瘤包绕，形成三角形结构，与放射影休学描述的 Codman 三角一致。在沿骨长轴做横切扫查时，可见与骨皮质表面垂直的放射状强回声排列成栅状，基底部骨皮质中断，与 X 线描述的日光样骨膜反应相符。

(3) 骨破坏周围的软组织肿物：多表现为包绕强回声肿瘤骨及新生肿瘤骨的软组织肿物，好像“珊瑚”在水中之感，范围较大，边界不清，无包膜。软组织肿块中常有环状、斑片状或斑点状新生肿瘤骨。软组织肿物范围无论肿瘤近、远端均远远大于病变骨，常呈浸润性生长。较大的肿瘤内发生出血和坏死时，可出现无回声区，使肿瘤内部回声更加不均匀。

(4) 彩色多普勒表现：骨肉瘤肿瘤血管较粗大，互相交通，分布密集，血流极丰富，内部或边缘均可探及动、静脉血流，以动脉血流为主。在骨皮质中断处常常见到小动脉穿行进入髓腔内。肿瘤血管多为浅层优势，即肿瘤浅层或肿瘤边缘处血管多见，而肿瘤深层或中心部血管相对减少或消失。

6. 病理

(1) 大体病理学特征：由于出现新生的骨样组织和骨骼，而使肿瘤的质地较为坚硬。由于骨化增加，血液供应减少，所以在硬化区域呈现较白的颜色。肉眼直视下常可见到起源于肿瘤骨的小梁结构呈现带状、束状或致密的网状。肿瘤组织常可穿透骨皮质，浸润肌肉，有时肿瘤组织也可被骨膜很好地包容。在骨肉瘤中，常可见到出血区、黄色干燥坏死区及囊腔，有时由于含有软骨肉瘤成分而见到白色透明区或黏液区。

(2) 组织病理学特征：骨肉瘤的组织学诊断涉及治疗方案及对预后的估计，然而常常由于瘤体较大，不同部分取得标本其结果可能有差异。骨肉瘤的主要诊断依据是要有肉瘤性的基质组织，以及由它直接转变而形成的骨样组织及骨小梁。骨肉瘤含有多形性基质成分，如梭形成纤维细胞、大量的圆形或卵圆形的带有不规则的、深染的细胞核的骨母细胞，以及奇特形状的多核肿瘤细胞。由于基质细胞的多形性，有些细胞可以有上皮样表现或是在异常核分裂基础上有坏死病灶、出血及囊状血管间隙，可以造成误诊。

在骨肉瘤中恶性骨样组织的类型也有很大差异。典型的表现是在恶性基质细胞中产生嗜酸性透明状物质，成为一薄带状。这种骨样组织难以与胶原纤维相鉴别诊断。在不脱钙的切片中，在所见的透明薄带中如有钙化存在，则表明这种组织是骨样组织。在某些骨肉瘤，尤其是在生长很快的肿瘤可有多少不等的软骨形成。当软骨形成特别多而成骨较少时，可误诊为软骨肉瘤。其鉴别诊断要点是骨肉瘤可直接自肿瘤的基质组织产生肿瘤性骨样组织或骨小梁，这在软骨肉瘤中并不存在。

7. 预后与转归

骨肉瘤的预后差，5 年生存率不超过 20%。典型的骨肉瘤有三个阶段：原发在干骺端的病变常侵及周围软组织，偶尔可发现在同一骨或邻近骨的“跳跃”现象；回血源性肺转移，骨肉瘤的肺转移常出现在诊断治疗后的 8 ～ 10 个月内；全身弥漫性转移至死亡，通常在诊断后 2 年内。大剂量化疗及新的化疗方案，使骨肉瘤 5 年生存率大为提高。

二、骨皮质旁肉瘤

骨皮质骨肉瘤常地下 20 ～ 50 岁的成年人。大部分发生在长管状骨，股骨是最好发部位，其次为肱骨、胫骨、腓骨、桡骨和尺骨，躯干骨发病极为罕见。好发部位在股骨远端、胫骨近端、腓骨和肱骨近端的后侧面，主要侵及干骺端。

1. 临床表现

骨皮质旁肉瘤病程较长，发展缓慢，疼痛出现较晚，且不太剧烈，呈中等程度。多数患者的首发症状是发现较大肿块而不伴有疼痛。在深部如腘窝，可能出现轻微的、间歇性的疼痛。当肿瘤邻近关节时，可引起关节功能受限。

2.X 线表现

骨皮质旁肉瘤的 X 线表现有明显特点，一个大的高密度卵圆形或球形肿块，具有光滑的分叶或不规则的边缘，肿瘤无蒂附着在骨皮质上，病变处骨皮质可以增厚，并常有一较细的透光线，肿瘤围绕在骨表面进行性生长增大。肿瘤内骨化的特点是从基底向其周围发展，骨化可以是均匀的，也可以含有透光区、囊性区。

3. 病理

(1) 大体病理学特征：骨皮质旁肉瘤大体病理与 X 线表现一致。这些肿瘤来源于骨旁软组织，形成分叶的宽基底肿块，从骨皮质向外突出，骨皮质增厚而无骨膜反应。一般不侵及髓内，如果向骨髓内侵入，表明肿瘤已存在较长时间，或手术后复发。通常与周围组织界限清楚，但周围软组织如肌肉、脂肪也可进入其周缘生长带。由于肿瘤内纤维组织、骨组织及软骨组织存在的比例不一致，肿瘤的坚硬程度不同。病理检查中应注意肿瘤内的软的鱼肉样组织的区域，这是最容易显示恶性组织细胞学表现的部位。

(2) 组织病理学特征：骨皮质旁肉瘤的基本细胞是由纤维基质所组成的，其中有不规则的骨样组织和骨小梁。这些基质可能胶原丰富而细胞少，或是在其边缘有较多的细胞。细胞呈梭形，核仁丰富、不典型，不常有核分裂。骨小梁常由一层丰富的骨母细胞所包绕。肿瘤的边缘有正常的肌肉、脂肪组织嵌入。

4. 治疗

属 $G_2T_{1\sim2}M_0$，采取综合治疗。术前大剂量化疗，然后根据肿瘤浸润范围做根治性切除瘤段、灭活再植或置入假体的保肢手术，或截肢术，术后继续大剂量化疗。骨肉瘤肺转移的发生率极高，属 $G_2T_{1\sim2}M_1$，除上述治疗外，还可手术切除转移灶。近年来，由于早期诊断和化疗的迅速发展，骨肉瘤的 5 年存活率提高到 50% 以上。

第六节 软骨肉瘤

软骨肉瘤是发生在软骨细胞的恶性骨肿瘤。在软骨肉瘤内可有内生软骨骨化，但无真正的肿瘤骨样组织。分为原发性和继发性两类，后者继发于良性软骨来源的肿瘤。好发年龄为 30 岁以上的成年人，男性多于女性。长管状骨是软骨肉瘤的好发部位，其中股骨又是最常见的部位。其余常见部位是髂骨和肋骨。发病较少的部位是脊柱、肩胛骨和胸骨。罕见的部位是颅骨、下颌骨、上颌骨、腓骨、桡骨、尺骨等。在长管状骨的软骨肉瘤，大多数位于干骺端，但当骨骺闭合后肿瘤可侵及骨骺。

一、临床表现

软骨肉瘤一般发病缓慢，最常见的症状是疼痛，开始为隐痛，间歇性，逐渐加重，肿块增长缓慢。检查时可发现一个有压痛的肿块，关节活动受限，肿块局部可触及发热。肿块较大时，可产生相应部位的压迫症状。

二、X 线表现

原发性软骨肉瘤的 X 线表现为在长管状骨干骺端有不规则的骨质破坏区，界限不清，病灶内有散在的钙化斑点或絮状斑片，并可见有三角形或放射状骨膜反应，常见软组织肿块阴影。骨软骨瘤的软骨帽增厚，界限不清，出现絮状钙化或软骨瘤的骨区破坏区逐渐扩大，出现不规则钙化、骨膜反应和软组织肿块等，常是恶性变的表现。

三、其他影像学检查

1. 放射性核素扫描

对确定软骨肉瘤的边缘和隐藏的病变及反映其代谢活跃程度是一种可靠的方法。对于骨软骨瘤，检查中如果没有放射性核素的核浓集现象，实际上可以除外骨软骨瘤恶性转化的可能性。

2.CT 检查

CT 检查用于软骨肉瘤可区分其恶性程度，如肿瘤表现为偏心性生长，软组织肿块为分叶型，多表明为低度恶性；如果软骨肉瘤在软组织中向各个方向生长，不受解剖界限的限制，则表明为高度恶性。骨软骨瘤恶变后 CT 检查可显示软骨帽的厚度。

四、超声声像图表现

中央型软骨肉瘤发生于骨的干骺端；边缘型软骨肉瘤多继发于骨软骨瘤或软骨瘤，发生于干骺端骨皮质外。局部骨皮质破坏被肿瘤所代替，肿瘤内部呈不均匀低回声。肿瘤的主要成分是分化程度不同的瘤软骨细胞，其中常有钙化和瘤骨，故钙化是突出的征象，表现为肿瘤中心可见大量不规则强回声，后方伴声影。肿瘤穿破骨皮质，使肿瘤边缘回声不清楚，在软组织内形成不均匀低回声肿块。软骨肉瘤一般无骨膜反应，有病理性骨折或侵犯骨膜时，可出现局限性骨膜增厚。软骨肉瘤合并黏液变性和坏死时，肿瘤内出现大小不等的液性暗区。彩色多普勒显示肿瘤内可见散在血流信号，脉冲多普勒取样为高阻动脉血流频谱。

五、病理

1. 大体病理学特征

软骨肉瘤多数瘤体较大，有的直径可达 20 cm。大多数体积较大的肿瘤发生在扁平骨或不规则骨上，特别是髂骨、肋骨和肩胛骨。在切面上，肿瘤呈分叶状，呈灰白色或灰蓝色具有光泽的透明软骨反光面的表现。肿瘤质地坚硬，但在没有钙化的区域易于用刀切开。肿瘤内可有出血、黏液样变和囊性变。在分化较好的软骨肉瘤中，常有斑点状的黄白色的钙化灶。

2. 组织病理学特征

软骨肉瘤含有丰富的圆形或卵圆形的有肥硕核的细胞，细胞核染色质显著增深，有大量的双核细胞，有单核或多核的巨大肿瘤细胞。在高度恶性肿瘤中，这些细胞具有多形性。有时可见到有丝分裂。软骨肉瘤通常由软骨小叶组成，这些小叶与在良性内生软骨瘤中所见不同，没有由板层骨组成的周围边界。这些小叶是融合的，中间无能内成分。由骨软骨瘤恶变而成的软骨肉瘤和良性骨软骨瘤的组织学鉴别，主要是根据细胞的排列。在软骨肉瘤中细胞排列杂乱无章，而在骨软骨瘤中软骨细胞呈粒状排列，并且前者较后者更富有细胞。

六、治疗

属 $G_2T_{1\sim2}M_0$，以手术治疗为主。由于软骨肉瘤的分级不同，其自然转归和预后各不相同。手术方案应结合具体患者而定，如肿瘤位于肢体骨骼，病变较小，且局限于骨内，或组织学表现恶性程度低，可行截除及大块植骨术。在合适部位可行人工关节置换手术。如病变广泛且侵及周围软组织多，与病变周围的重要神经血管粘连，组织学表现恶性程度高，可行截肢术或关节离断术。软骨肉瘤对化疗和放疗均不敏感。

第七节 尤文肉瘤

尤文肉瘤是起源于骨髓的间充质细胞，以小圆细胞含糖原为特征的原发性恶性骨肿瘤。好发年龄为儿童，男多于女。长骨好发于股骨、胫骨、肱骨、腓骨，可侵犯干骺端及骨干；扁骨好发于髂骨、肩胛骨、肋骨、骶骨。

一、临床表现

最早出现的症状为疼痛，最初疼痛轻微，呈间歇性，活动时加剧，并逐渐加剧，变为持续性疼痛。有时，特别是在脊柱或骨盆发病时，可出现放射性疼痛。其他常见症状为发热、贫血、血沉增快、中性粒细胞增高、体重下降等。通常在发病后不久即出现局部肿胀，肿胀部位有一定张力和弹性，局部压痛明显。可很快穿破骨皮质，并在软组织中形成较大的肿块。尤文肉瘤早期即可发生广泛转移，累及全身骨骼、内脏，但发生病理骨折者较少见。

二、X 线表现

基本 X 线表现为发生骨干较广泛的溶骨性浸润性骨破坏，发生于长骨者早期受侵的干骺端骨松质内有小斑点状密度减低区，骨小梁不清晰，骨皮质呈虫蛀样改变。骨膜增生，有新骨形成，呈板层状或“葱皮状”，并可出现梭形软组织肿胀或肿块。发生于扁骨者 X 线表现可呈现出溶骨型、硬化型及混合型骨破坏三类。

三、其他影像学检查

放射性核素扫描可在病变部位出现核素浓集。CT 检查可确定尤文肉瘤在骨外的范围，特别是颅骨、脊柱和骨盆处。MRI 检查与 CT 检查作用基本相同。

四、病理

1. 大体病理学特征

肿瘤起自长管状骨的髓腔，并向周围浸润。初期为髓腔灰白色的肿瘤结节病灶，以后结节病灶逐渐融合成片，剖面如鱼肉状，其间有出血、坏死灶，有的形成囊腔，腔内充满液化坏死组织。以后随着髓腔扩大，侵蚀骨皮质，穿破骨皮质并侵及软组织而形成巨大脚块，包绕患骨，肿瘤周围可有不完整的假膜。

2. 组织病理学特征

瘤组织由大小形态较一致的密集成索或巢状的小圆细胞所组成，细胞的大小约为淋巴细胞的 2 ～ 3 倍，胞质色淡呈颗粒状，量少，核大，核仁不明显，核膜分明，可见核分裂。肿瘤细胞内有丰富的糖原，PAS 多为阳性。电镜下可见糖原颗粒，即证实诊断。

五、治疗

属 G_2 $T_{1\sim2}$ M_0，对放疗极为敏感，经小剂量照射后，能使肿瘤迅速缩小，局部疼痛明显减轻，但由于尤文肉瘤易早期转移，单独应用放疗远期疗效差。化疗也很有效，但预后仍很差。现采用放疗加化疗和手术的综合治疗，生存率已显著提高。

六、预后

尤文肉瘤的预后与下列因素有关：

1. 发病越急，发热、贫血、体重减轻等全身情况越重，预后越差。
2. 血沉越快，中性粒细胞计数越高，预后越差。
3. 肿瘤位于躯干者比位于肢体者预后差。
4. 肿瘤直径大于 8 cm 者比小于 8 cm 者预后差。
5. 单一治疗方法治疗者比综合治疗方法治疗者预后差。

第八节 骨囊肿

骨囊肿是一种囊肿样的局限性的骨的瘤样病损，并非真正的囊肿。骨囊肿可发病于任何年龄，常见于儿童和青少年。好发于长管状骨的干骺端，依次为肱骨上段、股骨上段、胫骨上端和桡骨下端。囊肿腔内含有浆液或血清样液体。骨囊肿在骨生长过程中，病损可逐渐移向骨干。

一、临床表现

多数无明显症状，有时局部有隐痛或肢体局部肿胀。少数表现为局部肿块或骨增粗，关节活动多正常，肌肉可轻度萎缩。发生在下肢者，偶有跛行。绝大多数患者在发生病理性骨折后来就诊。

二、X 线表现

病变多位于长管状骨的干骺端。髓腔呈现出中心性、单房性、椭圆形透亮区，边缘清晰而硬化，骨皮质有不同程度的膨胀变薄，且骨干皮质越接近囊肿中心越菲薄。有的因囊壁上形成骨嵴，X 线片上显示为多房性影。病理性骨折时，可显示为裂纹或完全骨折，时有移位。骨折后局部出现骨膜反应。囊腔内可出现不规则骨化阴影。非长管状骨骨囊肿则不具备长管状骨骨囊肿的 X 线特征，表现为具有圆形或椭圆形的边缘硬化的透亮区。

三、其他影像学检查

CT 检查只用于解剖结构较复杂的部位，如脊柱、骨盆等，以确定病变的范围。CT 检查中，偶然可以发现骨囊肿中有气体或液气面。MRI 检查在肾囊肿的应用与 CT 相同，更有利于从矢状面和冠状面观察病变。

四、超声声像图表现

孤立性骨囊肿显示为局限性骨质破坏，骨皮质变薄，在骨内可探及一圆形或椭圆形无回声区。肿瘤壁光滑完整，透声性好，后壁回声无衰减，无骨膜反应性增厚及软组织肿块。发生病理性骨折时，可见骨折端移位、重叠。彩色多普勒肿瘤内未见血流信号。

五、病理

1. 大体病理学特征

骨囊肿的骨膜保持完整，仅在病理骨折有移位时，可能被骨断端刺破。骨膜切开后，容易剥离，从而可充分显露病灶外的骨皮质表面。可见病变区骨质膨胀，骨皮质明显变薄，在其表面遍布微孔，并有腔内的液体向外溢渗。在骨囊肿内壁，均衬贴一层薄而平滑的结缔组织膜，此膜容易从内壁上剥离，膜的质地软而脆。囊内为透明或半透明的黄色液体或血性液体，可有骨嵴向囊腔内突出，但不形成多房。

2. 组织病理学特征

显微镜下壁的骨质为正常骨结构，纤维囊壁为疏松结缔组织或为粗厚而富有血管的结缔组织，主要为成纤维细胞及多核巨细胞，这种巨细胞较小，可成堆出现或弥散分布于囊内壁。在曾发生病理性骨折或已行骨囊肿手术者，囊腔内的结缔组织非常丰富，并有含铁血黄素沉淀结晶束、巨噬细胞、巨细胞、骨屑和少量新形成的骨小梁。

六、治疗

骨囊肿虽是一种良性瘤样病损，但由于正常骨被病损所占据，造成较大量骨缺损，大大降低了骨骼的坚固性，因此治疗的目的在于彻底清除病灶，消灭囊腔，防止病理性骨折及畸形的发生，恢复骨的坚固性。分为非手术治疗和手术治疗。

1. 非手术治疗

骨囊肿可以自愈，特别在骨折后，囊肿可被新骨填塞。近年来有学者用甲泼尼龙注入囊腔取得良好效果。注射剂量按患者的年龄和囊腔的大小而定，年轻患者可注入 80 ～ 200 mg，每 2 个月可重复注射 1 次，最多可注射 7 次，一般 2 ～ 3 次即可。注射后多数可恢复正常、骨结构。其机制尚不清楚，很可能是由于微结晶破坏囊壁的结缔组织内衬，形成了继发性成骨性恢复。

2. 手术治疗

保守治疗无效，可行刮除植骨术。刮除应彻底，防止复发，病灶清除后可用碘酊、酒精烧灼骨壁。植骨要充分，不存留无效腔，用自体骨或异体骨移植，以自体骨愈合率为高。对于有大块骨缺损者可用带血管的髂骨或腓骨游离移植，减少复发，提高治愈率。

第九节 动脉瘤性骨囊肿

动脉瘤性骨囊肿是一种从骨内向骨外膨胀性生长的骨性血性囊肿，其内充满血液和骨样组织。可发病于任何年龄，以 10 ～ 20 岁最多见。好发部位为长骨的干骺端，主要是股骨、胫骨、肱骨和尺骨等。发生在脊柱者也不少见，尤其是发生在骶骨的比较常见。该病由于局部破坏性病损，同时外周有骨膜反应性骨沉积，类似动脉瘤样膨胀而得名。

一、临床表现

疼痛和肿胀为其主要症状。由于病灶表浅，往往表现为向外突出的肿块。在脊柱发病时，可能出现脊髓或脊神经根受压的症状、体征，且逐渐加重。有时，当发生椎体病理压缩骨折或突然出血时，其症状也可突然加重。当病变膨胀扩展累及关节面时，表现为关节活动受限并出现关节积液。对动脉瘤性骨囊肿作局部穿刺，不仅可抽吸出血性液体，而且其内压力常很高。

二、X 线表现

动脉瘤性骨囊肿有典型的 X 线表现，位于长骨的表现为病变在骨干与干骺端，但不侵及骨骺。其偏心性者向骨外突出如“气球状”膨胀，囊肿表面为一薄层骨壳。病变呈局限性透亮区，境界清晰，边缘有狭窄的硬化带，内有骨性间隔，将囊腔分隔成蜂窝状或泡沫状。位于骨中心者，向周围扩张膨胀，呈卵圆形，与骨的纵轴一致。位于脊柱的病变多在棘突、椎板、横突上、亦膨出于骨外。

三、其他影像学检查

CT 检查可以帮助确定动脉瘤性骨囊肿的大小、骨内外侵及部位与范围，尤其对解剖部位复杂的脊柱、骨盆和颅骨等处最有价值。病变中可发现液 - 气平面。增强扫描可使囊性变显示更加清楚。MRI 检查动脉瘤性骨囊肿的边缘常为低密度信号，界限清楚，显示出病变的小叶状轮廓。MRI 比 CT 更容易观察到液 - 气平面，特别是在 T_1 相中。放射性核素扫描显示病变部位放射性核素浓集，中心部分浓集较弱。

四、超声声像图表现

病骨表现为囊状膨胀性破坏，骨皮质变薄，正常骨组织被破坏，呈蜂窝状无回声，可见液一液分层现象。肿瘤与正常骨组织间界限较清楚，但不规则，其内透声性良好，后方回声不衰减。一般无骨膜反应和软组织肿块。发生病理性骨折时，可见断端重叠、移位，局部骨膜可有反应性增厚。 彩色多普勒显示肿瘤周边可见条状血流信号，囊内未见明显血流信号，脉冲多普勒显示动脉瘤样骨囊肿周边可见动脉血流频谱。

五、病理

1. 大体病理学检查

无论在动脉瘤性骨囊肿周围是否有一层骨壳，都会有保持连续的“气球状”掀起的骨膜。

有时囊壁由骨膜单独构成，而有时则由一薄层骨质构成，该层骨质因显示囊内的血性内容物而呈浅蓝色。在切面上，其结构非常典型，囊腔大且呈圆球形，充满血液，骨分隔可很厚，质软而呈暗红色，其中的一些骨分隔由于含有骨小梁而呈颗粒状。

2. 组织病理学特征

囊腔的大小不一，其形体可以从微小到巨大不等。病灶除含液态的凝血及血清外，还含有细胞及钙化的碎屑。囊腔既无血管壁，也无上皮细胞覆盖。在动脉瘤性骨囊肿的实质性组织中，出血性囊腔的壁和分隔为成纤维组织含有毛细血管及多核巨细胞，其内散在分布有红细胞及一些白细胞。

六、治疗

1. 刮除植骨术

较常用，但复发率高，手术应尽可能彻底。

2. 切除术

用于肋骨、腓骨、肩胛骨等处的病变。

3. 放射治疗

对位于脊椎等处不易切除部位可行放射治疗，效果较好。但对儿童放疗有破坏骨骺和恶变的危险。

4. 假体置换术

对上肢关节破坏严重者，可考虑做假体置换术。

5. 栓塞治疗

经选择性造影显示肿瘤的主要供应血管，给予永久性栓塞可治疗动脉瘤性骨囊肿，但有时需经几次栓塞方可治愈。

第十节　骨纤维异样增殖症

也称为骨纤维结构不良，是以骨纤维变性为特征的骨病，比较多见。好发于青少年和中年，女性多于男性。在骨的髓腔内有纤维骨，它可以是单骨性，也可以是多骨性。单骨性病损多位于股骨、胫骨、肋骨或颌面骨。病变多局限在肋骨的一段或长骨的干骺端，也可广泛侵及。多骨性病损常偏一侧肢体，发病部位以股骨、胫骨、腓骨和骨盆较多，双侧受损者并不对称。

一、病因

原因不明。有人认为可能是骨骼的一种错构，骨小梁被纤维组织代替。也有人认为是骨骼中骨小梁停留在编织状阶段，不形成正常的骨小梁。还有人认为与内分泌有关。一般认为无遗传史或家族史。

二、临床表现

骨病损症状的轻重与年龄、病程及受损部位有关。年龄越轻，症状越重。大多数早期无症状，继而出现疼痛、功能障碍、畸形或病理性骨折。皮肤色素沉着是较多见的体征，其特点为散在腰、臀、大腿等处，偏患侧且以中线为界。呈点状或片状深黄色或黄棕色皮斑，表浅，不隆起，边缘呈齿状，不规则，大小不等。性早熟仅发生在少数骨骼病损严重者，绝大多数为女性。表现为阴道出血，但不是出血。第二性征出现早，外阴变大，乳房发育较早，过早出现腋毛和阴毛。偶有智力减低和其他内分泌症状。半侧多骨广泛病损，皮肤色素沉着并性早熟者，称为 Albright 综合征。

三、X 线表现

病变骨骼膨胀变粗，骨皮质变薄，髓腔扩大，呈磨砂玻璃状，界限清楚，有时伴囊状阴影，可见不规则的钙化，可弯曲变形，无骨膜反应。股骨上端的病损可使股骨颈弯曲，酷似“牧羊人手杖”。

四、超声声像图表现

病变骨有不同程度的粗大变形，正常骨结构消失，回声模糊不清。病变所含病理组织的不同，可有不同的超声表现。病灶内有较多的骨小梁组织者，则病变区回声较强，在不规则回声增强区内出现散在的虫蚀样较低回声。病灶以纤维组织增生为主，骨小梁成分少，又有囊性变者，声像图表现为边缘较清楚，形态不规则，较均匀的低回声区，后方回声不衰减。一般无骨膜反应，可出现病理性骨折，表现为局部骨皮质回声缺损中断、重叠移位等改变。

五、病理

1. 大体病理学特征

病损一般呈膨胀性，骨膜无改变而骨皮质变薄，有时骨皮质变软。病损内有白色致密组织，富有弹性并为均匀颗粒状。这些颗粒是由脆弱的类骨质及含骨小梁的纤维组织构成，并可随骨小梁的质地及成熟程度不同而各异。常见继发于水肿或出血的囊腔，其内含有血性的或清液体。

2. 组织病理学特征

病损内的基本改变为正常的骨髓组织被增生的纤维组织替代，在纤维结缔组织内有化生的骨组织。骨小梁呈纤维骨或编织骨，其基质内的纤维排列紊乱而无定向。一般病损外缘无成骨细胞包绕，仅在发展快的病损内，编织骨周边有排列成行的成骨细胞。有的病损内可见黏液变性、多核巨细胞或软骨岛。有的部位有破骨细胞活动。

六、治疗

1. 单骨性病损可采用刮除植骨术。
2. 对有些长骨，如腓骨、肋骨，可作节段性切除。
3. 肢体畸形严重伴有功能障碍者，可行截骨矫形术。
4. 对多骨性病损以保护患肢、预防畸形发展、避免病理骨折为主。
5. 发生病理性骨折时的治疗有两种方法：按一般骨折处理，患肢牵引或外固定，绝大多数可愈合，待骨折愈合后再行病灶刮除、植骨；病灶刮除、骨折复位内固定、矫正畸形、植骨同期完成。
6. 骨纤维异样增殖症不适用放疗，有时可引起恶变，转化为肉瘤。
7. 皮肤色素沉着和性早熟无须特殊治疗。

第十一节 骨嗜酸性肉芽肿

骨嗜酸性肉芽肿一般是指局限于骨的组织细胞增殖症，属于组织细胞增多症的一种类型。溶骨病损内有组织细胞和嗜酸性粒细胞累积。好发年龄为青少年。好发部位为颅骨、肋骨、脊柱、肩胛骨等，长骨病损多见于干骺端和骨干。多为单发性，也可为多发。

一、临床表现

主要症状为局部疼痛、肿块和压痛。位于表浅部位各骨可触及骨质变化，长骨隆起肥厚，大范围的颅骨破坏，可触及骨质缺损。脊柱部位病变可引起脊柱侧弯或后突畸形，活动受限。发生病理性骨折后，可产生脊髓压迫症状。下肢病变可引起跛行。有多发性病灶或软组织累及时，可有发热、乏力、食欲不振、体重减轻等症状。

二、X 线表现

为界限分明的溶骨性改变，因发病部位而异，在颅骨的病变为局限性骨质破坏，可为单发或多发，颅骨内外板均受破坏，边缘锐利而弯曲，肩胛骨之病变为边缘界限分明的骨质破坏。椎体病变可因骨质破坏而呈前后一致的压缩，椎间隙保持正常。长骨的病变多位于骨干或干骺端而不累及骨骺，表现为髓腔内溶骨性破坏，但无死骨和钙化，边缘清楚，骨皮质变薄而略膨胀，骨膜可呈层状增生。

三、病理

1. 大体病理学特征

病变位于髓腔，为肉芽样组织，切面呈灰色、灰红色或黄色，质软而脆，局限性骨质破坏的边缘有骨硬化，穿破骨皮质后可侵入软组织。

2. 组织病理学特征

镜下观察主要以良性组织细胞为基底，内含有数量不等的嗜酸性粒细胞，在组织致密呈实性团块的分布区，嗜酸性粒细胞较少；而在嗜酸性粒细胞较多的分布区，除嗜酸性粒细胞外，并常见数量不等的淋巴细胞、浆细胞和泡沫细胞等。

四、超声声像图表现

嗜酸性肉芽肿多为单骨发生病变，表现为病变区骨质破坏，呈实质性低回声区，边缘较清楚，内部回声不均匀，病灶内残留骨质或死骨呈散在强回声，部分可向骨外生长，无骨膜反应。慢性特发性黄色瘤病常为多骨发生病变，声像图表现为骨质破坏缺损，呈较均匀低回声，边缘较清楚，边界不规则。

五、治疗

1. 治疗指征

骨嗜酸性肉芽肿属于良性病变，且有自愈倾向，一般说年龄越小，这种可能性也越大，故对无症状的骨嗜酸性肉芽肿，可暂不治疗，密切追踪观察。如存在以下情况可酌情采取治疗措施：患处持续性疼痛，不能缓解；功能活动受限；X 线表现为病变进行性发展；病变侵及邻近的骨骺板；发生病理性骨折者。

2. 手术治疗

对单发性局限且较小的病变，在行活体组织采取的同时可做局部病灶刮除，病灶较大且在负重部位者可行刮除植骨术。

3. 放射治疗

骨嗜酸性肉芽肿对放射治疗较敏感，不适宜手术的部位可行放射治疗，或作为术后的辅助性治疗。

4. 肾上腺皮质激素治疗

将甲泼尼龙直接注射到骨嗜酸性肉芽肿病变内进行治疗，部分患者可治愈。

5. 发生病理性骨折按骨折处理原则进行。

第十二节 转移性骨肿瘤

转移性骨肿瘤是指原发于骨外器官或组织的恶性肿瘤，通过血液循环或淋巴系统转移至骨骼，并继续生长，形成子瘤。好发年龄为 40 ～ 60 岁，多来自远处的癌转移；儿童则多来自成神经细胞瘤，好发部位为躯干骨骼，常发生骨内转移的肿瘤依次为乳腺癌、前列腺癌、肺癌、肾癌等。

一、临床表现

1. 疼痛

是最常见的症状，疼痛的程度不一，在早期，疼痛较轻，呈间歇性，逐渐变为持续性。位于脊柱者可表现为腰部、胸背部、颈部疼痛。在腰椎者可以表现为腹痛。疼痛的特点是常有变化，制动多无效工程度越来越重，进展迅速。

2. 肿胀和肿块

位于深部的骨转移肿瘤常不易触到肿块，表浅者可见到局部肿胀和肿块、压痛。

3. 压迫症状

脊柱转移肿瘤常很快出现脊髓或神经根的压迫症状，出现根性神经痛，感觉减退，肌力减弱，常伴括约肌功能障碍。位于肢体者亦可引起血管和神经干的压迫症状。

4. 病理性骨折

有轻微外伤或无任何诱因，即可发生骨折。在下肢发生率最高，一旦发生病理性骨折，疼痛加重，肿胀明显。

5. 全身症状有原发癌症状者，全身情况差，常有贫血、消瘦、低热、乏力、食欲减退等。

二、实验室检查

血红蛋白降低，血红细胞减少，血白细胞计数可增高，血沉增快，血浆蛋白下降，A/G 比值倒置。乳腺癌、肺癌、肾癌和肝癌骨转移时血钙可升高，血磷降低。成骨性癌骨转移时，碱性磷酸酶可增高，前列腺癌骨转移时酸性磷酸酶增高。免疫学检查有时可发现血清抗体滴度的变化。

三、X线表现

骨转移性肿瘤可有溶骨性、成骨性或兼有溶骨和成骨等不同表现，而以溶骨性表现为多见。肾癌、结肠癌、神经母细胞瘤等骨转移多为溶骨性。前列腺癌、肺癌、胃癌等骨转移则多为成骨性。溶骨性转移骨肿瘤表现为不规则的溶骨破坏，边界模糊不清，很少出现骨膨胀、骨膜反应及软组织肿块。常发生病理性骨折，病变可为单发或多发。椎体转移肿瘤可使椎体变扁或呈楔形，但相邻的椎间隙保持正常。成骨性转移骨肿瘤表现为类圆形或不规则致密阴影，边界不清，其间骨小梁紊乱、增厚、粗糙。

四、其他影像学检查

1. 放射性核素扫描

对骨转移瘤有较大的诊断价值，可作为发现骨转移的首选初筛方法，可早期发现骨转移灶，敏感性比X线高，且二次能进行整个骨骼系统的检查，与X线检查相结合可提高诊断的准确率。

2.CT

是在普通X线片未能检出病变或放射性核素检查后发现了阳性结果后进一步确定转移瘤存在的检查手段。CT扫描能很好地显示病变的横断面结构及其与周围组织的关系，对一些解剖复杂的部位，如脊柱、骨盆、椎旁和椎管内等有其特殊的诊断价值。在长管状骨借助病变与正常组织CT值差别可发现髓内微小病灶、邻近组织播散、与周围神经血管的关系。

3.MRI

具有三维成像、敏感性高、检查范围较广等特点，对于早期发现和准确诊断四肢、骨盆，特别是脊柱的转移瘤有独到的优点。它可检测出X线、核素、CT等检查不易检出的病变，并能显示出转移灶的大小、数目、分布和与相邻组织的关系，特别是当肿瘤尚在髓内时，MRI即能清晰地检出。大多数骨的转移瘤，在T_1加权像为低或等信号，T_2加权为高信号。但由于骨转移瘤的表现不同，MRI的信号特点亦不同。

五、超声声像图表现

转移性骨肿瘤表现为局限性骨破坏，骨皮连续性中断。来源于肾癌、甲状腺癌、神经母细胞瘤、结肠癌、肺癌者，肿瘤内部回声多为较均匀低回声；来源于前列腺癌、乳腺癌、子宫癌、胃癌者，肿瘤内部回声不均匀较强回声。晚期肿瘤穿破骨皮质后，在软组织内出现局限性肿块，多无完整包膜。转移性骨肿瘤一般无骨膜反应。病理性骨折时，可见骨端移位。彩色多普勒可见异常肿瘤血管迂曲扩张，互相交通成片状或树枝状血流信号。

六、超声检查的临床意义

对于确诊患有原发器官肿瘤患者发生骨转移，诊断较容易，对于无原发肿瘤病史及体征，首发症状即为转移病灶的患者，诊断转移性骨肿瘤较困难。但超声可对病灶进行动态观察，确定转移病灶的部位、大小、形态及与周围神经血管的关系。超声引导下穿刺活检，可确定其原发肿瘤。

七、病理

1. 大体病理学特征

转移性骨肿瘤组织与原发肿瘤有密切关系，大多数为灰白色或暗红色，可有出血或坏死。溶骨型者质脆，易于切取，成骨型者质硬。一般无明显界限，可穿破骨皮质侵及软组织。

2. 组织病理学特征

转移性骨肿瘤多系腺癌，鳞癌很少。癌细胞有时分化较好，有时分化差，单独根据转移肿瘤细胞很难判断来源，只有少数分化较好的转移瘤，可以识别其组织来源，如甲状腺癌、肝细胞癌及神经母细胞瘤等。在溶骨型骨转移肿瘤中，骨质大块破坏，骨小梁减少或消失。在成骨型骨转移瘤中、骨质呈小灶性破坏，并有新骨形成。

八、治疗

为延长寿命，解除症状，需治疗原发癌和转移瘤。可采用化疗、放疗和内分泌治疗，如睾丸摘除术、肾上腺皮质切除术和垂体切除术等。手术治疗以姑息性手术为主。对于脊椎的转移性肿瘤可做固定手术，防止截瘫发生。为减少患者的痛苦，可采用“三步阶梯给药方案”，对极难耐受的疼痛，可做姑息性截肢。

（韩文冬　王敬涛　赵云峰）

第五章 软组织肿瘤

第一节 纤维瘤

纤维瘤是由成熟的纤维结缔组织形成的良性肿瘤，其单发者称纤维瘤，多发者则称为纤维瘤病。其组织来源为间质组织和实质组织。

一、临床表现

软组织中的纤维瘤多在表浅软组织中，系硬性纤维结构，在青年期即出现，开始生长活跃，以后则静止，多无任何症状，多由触摸发现。X 线片显示软组织阴影，无钙化。

二、病理

1. 大体病理学特征

术中见纤维瘤为硬性包膜良好的结节或肿块，容易从正常组织中钝性剥离。其周围软组织无反应带，肿瘤切面呈白色带旋转纹，与瘢痕组织很相似。因此，复发病例，在原手术创面切除肿瘤时，肿瘤与周围瘢痕组织难以区别。在日久静止病变中，可以有退变区，呈软的褐色物质。

2. 组织病理学特征

纤维瘤由有规律排列的成熟纤维细胞和纤维组成。新生血管很少，偶见脂肪组织。有时肿瘤有黏液退变灶存在，周围有吞噬细胞浸润。肿物周围边界清晰，成纤维细胞边界不清楚，胞质少，胞核较大，呈枣核状，颗粒中等粗细，核仁及核膜不太清楚。纤维细胞的胞核较小，亦呈梭形。纤维主要为胶原纤维，而网状和弹力纤维很少，呈平行、错综和漩涡状排列。

三、治疗

囊外边缘切除，较少复发。虽然复发的肿瘤一般不超过原来肿瘤的大小，但在瘢痕组织中，难以区分肿瘤边缘和瘢痕，使再切除更困难。所以在第一次手术时，应在肿瘤包膜之外连同一层健康组织切除，以减少复发。

第二节 纤维肉瘤

纤维肉瘤是由成纤维细胞和胶原纤维形成的肿瘤，是结缔组织中较少见的肿瘤。可在任何性别和年龄中发病，但一般在 30 ～ 70 岁间的发病率较高，平均发病年龄为 45 岁左右，部分为先天性发病者。纤维肉瘤的好发部位为大腿，其次为躯干。肢体的远端，包括手部和足部可能是儿童纤维肉瘤的好发部位，但在成人罕见。

一、临床表现

大部分无明显疼痛症状，表现为局部单一的球形肿块，有时呈分叶状。通常生长较快，有时，肿瘤在几周内倍增。质地较硬，边缘清楚。在晚期，可能与骨骼粘连，也可使皮肤溃烂向外呈蘑菇状生长。有时可压迫神经干，引起相应的临床表现。

二、影像学检查

1.X 线片

在软组织中，纤维肉瘤表现为一个深部肿块，与周围正常组织具有相同的 X 线密度，大约 10% 的患者肿块内有散在的钙化。在骨组织中，纤维肉瘤表现为 X 线密度减低的破坏区，病变通常位于主要长骨的髓腔中央，X 线上鲜有特点可资诊断纤维肉瘤。骨纤维肉瘤分化较好者，髓腔内呈囊状骨破坏，境界清楚，骨皮质膨胀变薄但无断裂；分化不良者可见虫蚀状骨破坏，境界不清，肿瘤穿破皮质骨侵入软组织，形成软组织包块。有时可见狭窄的 Codman 三角骨膜反应。破坏区内偶尔可见絮状瘤骨和钙化斑点。病理骨折较常见。如果在陈旧性骨梗死附近或在纤维结构不良内或在过去进行放疗处，发现有破坏性 X 线透亮病损，应考虑纤维肉瘤可能。

2. 其他影像学检查

对于软组织内的纤维肉瘤，同位素扫描早期相显示中等量的摄取增加。纤维肉瘤的血管造影图像与所有的肉瘤一样，表现为高血运状态，没有显的特征可以提示病变的发病机制。CT 图像显示病变为密度均匀的肿块，其密度与邻近的肌肉组织相似。像其他的检查方法一样，纤维肉瘤的 MRI 图像也呈现软组织肉瘤的一般特征，即 T_1 加权像上为低信号，而 T2 加权像上为较高信号。

三、超声声像图表现

肿瘤边界清楚，内部回声呈较均匀的低回声，有时侵犯骨骼，可见骨质破坏，彩色多普勒显示肿瘤内有点状血流信号。

四、病理

1. 大体病理学特征

肿瘤位于深层软组织，为一具有分叶的球形肿块，有时具有假囊。在肿瘤切面上的外观和质地均依其胶原含量不同而各异。在富含细胞的区域内，质地松软。在胶原型的纤维肉瘤中，组织的质地较硬且富含纤维。同时，还可能有黏液区。

2. 组织病理学特征

肿瘤全部由梭形成纤维细胞组成。细胞具有一带尖端的核，并产生网状和胶原纤维。电镜检查显示，胞质内存在胶原丝。在分化较差时，胶原被限制为一薄的网状纤维，围绕每一个细胞，并可被银染色。在分化较好时，胶原含量丰富，细胞和纤维可形成平行排列的束。

五、亚型

1. 婴儿型

婴儿型纤维肉瘤发生于婴儿和低龄儿童。病理上，此型与传统的成人纤维肉瘤非常相似，但是其行为却与之截然不同，因此，被认为是一种单独的类型。X 线及其他影像学检查可以显示软组织肿块，偶尔可以涉及邻近骨。肿瘤的肉眼所见和镜下特征与成人型相同。婴儿型和传统型纤维肉瘤的不同在于前者的预后明显好于后者，此型纤维肉瘤经广泛性手术切除后 80% 以上可以治愈。那些因切除边界不足而致的复发，经过第二次广泛性切除通常也可治愈。由于患儿年龄小，因此有关放、化疗作为手术的辅助疗法方面的数据几乎没有。

2. 隆突性纤维肉瘤

隆突性纤维肉瘤是一种罕见的纤维肉瘤亚型，起源于皮肤真皮层的纤维成分，肿瘤逐渐增大穿透皮肤突出体外，表现为极具特征的质脆的菜花样肿块，呈紫罗兰色。由于其无痛性生长并且位置表浅经常被低估为瘢痕疙瘩或非典型性瘢痕形成。组织形态表现为Ⅰ级纤维肉瘤，胶原呈明显的轮辐样排列。行病变内切除或边缘性切除之后，肿瘤迅速复发，但经广泛切除则可以治愈，几乎无一例外。局部复发的病灶若经广泛切除之后，既不影响生存也不促进转移。

六、治疗

治疗以早期手术大块广泛切除为主。在成年期，当行边缘切除或切除范围不够广泛时，常可局部复发。当局部复发后，其转移的发生率也相应增高。一般多转移至肺、骨骼和肝脏。放疗和化疗的治疗效果不恒定，所以只能作为辅助性治疗。纤维肉瘤的预后取决于其组织学的分级和年龄，10 岁以下儿童的预后明显较好。

第三节 滑膜瘤

滑膜瘤大都来自腱鞘、滑囊的滑膜，也称为腱鞘巨细胞瘤或滑膜纤维黄色瘤等。好发于青壮年，儿童及40岁以上者少见。女性略多于男性，好发部位为手指和足趾小关节附近，其次为腕、踝、膝、肘等关节附近。常为单发，也可多发。

一、临床表现

主要表现为关节附近的软组织肿块，无压痛，呈圆形，表面光滑，质坚韧。除非生长在大关节附近者，不伴有关节积液，常无功能障碍。邻近骨骼者，可产生对骨的压迹。

二、病理

1. 大体病理学特征

肿瘤呈圆形或椭圆形，质地硬实，直径多在 3 cm 以内，易从周围组织中分离。此瘤可附着于关节囊或腱鞘，切除时不必切开关节囊或腱鞘。肿瘤切面呈分叶状，色灰白或棕黄，表面无包膜。

2. 组织病理学特征

镜下组织细胞呈双向分化，可分为上皮样细胞和梭形细胞。前者呈小多边形、扁平形或椭圆形，组成裂隙状，梭形细胞分布于裂隙之间。此外，可见多核巨细胞、泡沫细胞和含铁血黄素等。

三、治疗

手术切除多可治愈。肿瘤呈浸润性生长者，应行广泛切除术。不彻底的切除，易局部复发，并可发生恶性变。一旦复发，则需更彻底地切除。此肿瘤尚未发现有转移者。

第四节 滑膜肉瘤

滑膜肉瘤为起源于滑膜组织的恶性肿瘤。滑膜肉瘤的发病率相对较高，仅次于恶性纤维组织细胞瘤、脂肪肉瘤和横纹肌肉瘤。好发于男性，多在青壮年时发病，15 ～ 35 岁间为发病高峰，很少在 10 岁以前和 60 岁以后发病。

一、部位

滑膜肉瘤极少数在关节内发病，一般发生在深筋膜下，四肢大关节附近的软组织内。在关节外与关节囊粘连并累及肌腱、筋膜与滑膜囊。有时可在远离正常滑膜的部位，如大腿、小腿、颈部和腹壁处发病。最常见的发病部位为膝部和踝部，其次为发病大致相等的肩部、臀部、肘、前臂、腕和髋部。

二、临床表现

滑膜肉瘤约半数以上的病例有疼痛。有时新发生的肿瘤尚未能触及，即可出现疼痛症状。肿瘤的特点为局限性生长，较慢，从首先症状到诊断的间隔时间多在 1 ～ 4 年不等，有时可更长。当膝关节周围，特别是在腋窝出现肿胀时，常怀疑为滑膜炎、滑囊炎或腘窝囊肿，而忽视滑膜肉瘤的可能性。

三、影像学检查

X 线表现为关节附近的软组织肿块，可有邻近骨质侵蚀、受压及骨膜反应。血管造影可显示滑膜肉瘤为血运丰富的病变，新生血管多。少数病例血运不丰富。CT 检查可显示滑膜肉瘤的软组织肿块并向周围组织浸润，因其血运丰富应做增强扫描。

四、超声声像图表现

肿瘤边界清楚，呈分叶状低回声，内可见散在的强回声斑，后方回声不衰减。有时侵犯骨骼，可见骨质破坏。彩色多普勒可见少量血流信号，频谱多普勒取样为高速高阻血流信号。

五、病理

1. 大体病理学特征

在手、足部小的病变，其包膜完整，易于分离。此瘤虽然起源于滑膜，但并不像腱鞘囊肿一样，不与关节腔或腱鞘相通。肿瘤切面呈软肉样实体，无囊腔，可分泌黏液。在大肢体深部的滑膜肉瘤，恶性程度高，其包膜不完整，周围为水肿的、血管丰富的炎性反应组织所包绕。在肿物外行钝性剥离，常可撕破包膜。

2. 组织病理学特征

手及足部小的滑膜肉瘤的组织片上呈双相表现。一部分为成群滑膜细胞在淡染的黏液物质中，细胞呈腺状，可见无细胞的裂隙，就像被纵行切开的毛细血管，但其覆盖的不是内皮细胞而是肿瘤细胞。肿瘤的另一区是由成纤维细胞所组成，为梭形细胞，偶见分裂象，细胞与基质占同等比例，在嗜伊红染色的基质中有清楚的纤维，滑膜细胞可以像其他细胞一样，产生胶原。大肢体滑膜肉瘤的镜下为多液的高度恶性的滑膜细胞，有许多丝状分裂，腺体很少，裂隙很多，有的成纤维细胞也很突出。

六、治疗

滑膜肉瘤以手术治疗为主。按软组织肉瘤的手术治疗原则进行切除，加区域淋巴结清除术。由于滑膜肉瘤有一层假包膜，切除往往不够彻底，术后易复发。对复发的病例应行截肢术，加区域淋巴结清除术。应用手术辅助放疗和化疗的综合疗法，效果较好。

如果没有辅助治疗或病变对辅助治疗没有反应，要获得可靠的局部控制就需要根治性外科边界。当病变对术前放疗和（或）术前化疗有反应时，则局部切除后局部复发率＜10%。对于位置深在的位于肢体近端和躯干周围的较大病变而言，即使对辅助治疗有满意的反应、施行边缘切除后，局部复发率仍然非常高。与此相比，那些位于肢体远端的小而表浅的病变，对新辅助疗法反应满意者，局部复发风险较低。若触诊发现局部淋巴结异常，往往提示有转移的可能，应在对原发肿瘤施行手术之前进行淋巴结活检，如果区域淋巴结已有转移则病变属Ⅲ期，其预后不良。

新辅助化疗偶尔可产生较好的效果，使本应截肢的患者得以施行保肢手术。由于此方面数据不足，不能得出可靠的满意反应率。术后化疗，作为局部、淋巴和（或）远隔部位转移灶的最终治疗方法，仅对部分患者有部分反应，但不能对该病变达到即刻或长期的控制。大部分滑膜肉瘤对新辅助放疗有满意的反应，当放疗作为最终的或姑息的治疗方法时，通常可使该病获得满意的缓解。虽然滑膜肉瘤生长缓慢，但其5、10年存活率仅分别为50%和25%，病变预后差。在钙化明显的病变中，5年存活率可达80%。患者中局部淋巴结受累的发生率明显高于其他软组织肉瘤，区域淋巴结受累者可达20%，可在局部放疗后切除。远隔部位转移主要到肺（病变通常表现为$Ⅱ_B$期肉瘤。

第五节 脂肪瘤

脂肪瘤为正常脂肪样组织的瘤状物。脂肪瘤很少累及年轻者，最经常发病的年龄为40～60岁的中年人。脂肪瘤浅表者好发于女性，深部及多发者好发于男性。

一、部位

脂肪瘤可分为浅表和深部两种。浅表者位于皮下组织中，并好发于背部、颈部和肢体的近端。深部者少见，主要在肌肉中，也可在肌间隙和其他组织中。多发性脂肪瘤很少见，好发于背部和上肢的近端，对称性分布，并好发于肢体的伸侧。

二、临床表现

脂肪瘤生长缓慢，在肥胖体型者中很普遍，而且随体重增加而增大。但在体重减轻时，也不会缩小。这表明在脂肪瘤中，脂肪的积聚较移除多。通常，在首次生长后，脂肪瘤即处于静止状态，患者常自诉肿块已生长多年而无改变。除压迫神经分支外，一般无疼痛。但某些深部脂肪瘤则可能引起神经压迫的症状，例如，前臂桡神经深支受压，可出现肢体进行性肌肉瘫痪。浅表脂肪瘤的轮廓清楚，呈面团状，无压痛，与皮肤或深层组织无粘连。深部脂肪瘤有相同的特征，但触诊困难。肌肉间脂肪瘤在肌肉收缩时较明显，易触及，而且使其变为圆硬而固定的肿块。

三、影像学检查

X 线片上，脂肪瘤与皮下脂肪相比，为放射性低密度软组织肿块。当位于深部肌间隙时，与周围骨骼肌的放射密度呈鲜明的对比，提示脂肪瘤的可能。较大的深部病变可有坏死区，在其周围可见到薄壳钙化。这种钙化除了需与软骨肉瘤的斑片状、无定形的钙化相鉴别，还需与非创伤性骨化性肌炎样的外周骨的小梁样钙化相鉴别。另外，它与恶性肉瘤如滑膜肉瘤的散在钙化也不同。CT 是显示脂肪瘤最好的方法。断面显示肿瘤呈边界清晰、均匀一致、CT 值为 −80 或更低的低密度肿物，这些特点可确诊为脂肪瘤，且不需做活检。加强 CT 显示肿物无明显增强现象。在透光的低密度区，有时可看到密度增高的区域，使肿物呈不均质的表现。这些区域可能为脂肪瘤内的坏死区，也可能是不同的组织分化区（主要为纤维组织）。在很少的情况下，也可为脂肪瘤恶变为脂肪肉瘤的区域。在加强 CT 上，脂肪瘤无强化。根据这些特点可以诊断脂肪瘤。

在 MRI T_1、T_2 加权像中，与骨髓内的脂肪及皮下脂肪相比，脂肪瘤信号与皮下脂肪的信号相近或稍高，这些特点不像 CT 图像那样有明确的诊断意义：因为液体、出血及坏死均能显示同样的信号强度通过“抑脂技术”可以与其他疾病鉴别。用这种方法将肿物与皮下组织相比，如果在 T_1 加权像呈减低的信号，则为脂肪瘤，否则为其他疾病。

四、超声声像图表现

体表脂肪瘤常是椭圆形，长轴与皮肤平行。多数内部回声可比脂肪回声强，少数回声低，一般有包膜，彩色多普勒显示肿瘤内多无血流信号。肌肉间脂肪瘤位置深，回声同前，若超声难以明确诊断时，尤其彩色血流成像显示病灶内有血流时，则需要借助核磁共振检查。

五、超声检查的临床意义

超声诊断软组织脂肪瘤，明显优于 X 线，比 CT 及核磁共振检查廉价，快速、简便，应作为此病诊断的首选方法。

六、病理

1. 大体病理学特征

浅表脂肪瘤为球形，深部脂肪瘤的形状与其所在周围组织结构的特点有关，所以常呈分叶状。肌肉间的脂肪瘤也呈球形或分叶状，其主要轴线与肌肉平行，还可穿破筋膜扩展到各个肌肉和肌间隙。每个脂肪瘤都有一薄而透亮的包膜，这是脂肪瘤与正常组织的区别。当脂肪瘤发展到包膜外时，可形成一假囊，呈现纤维化并增厚，并与周围组织粘连。肿瘤质地较软，在切面上呈黄白色，典型的分化良好的脂肪外观。在肌肉内脂肪瘤中，脂肪穿插在肌肉纤维中。有出血或坏死现象者，在浅表脂肪瘤中少，在深部脂肪瘤中多。

2. 组织病理学特征

脂肪瘤由成熟的脂肪细胞构成，在形态及大小上有变异，有时较正常的脂肪细胞大。肌肉内脂肪瘤的脂肪细胞浸润肌肉，残余的肌肉细胞萎缩，最后消失。脂肪瘤的血供相对丰富，但由于血管细小且被脂肪瘤压迫而常不明显。在脂肪细胞中可能有水肿和轻度纤维化区。有时，相关组织形成的粗糙胶原组织在脂肪组织中，可纵横交错而富含黏液。

七、其他类型脂肪瘤

1. 不典型脂肪瘤

病灶内的主要成分为脂肪，同时还含有一定量的其他组织，称为不典型脂肪瘤。临床表现类似于脂肪瘤，放射学可见斑片状区域。非脂肪区域为成熟的纤维组织、骨或软骨组织。其治疗同脂肪瘤，可行边缘切除。

2. 血管脂肪瘤

是由成熟的脂肪细胞与内皮细胞增生形成的血管窦混合而成的良性肿瘤。好发于肢体的近端及躯干。病灶部位有明显的疼痛，病灶常表现为弥漫性肿胀。按压时有明显的压痛，由于疼痛可造成残废和功能丧失。在血管造影方面，可见蜂窝状造影剂聚集，提示肿瘤的迂曲血管成分。在治疗方面，囊内切除或分块切除，局部复发率非常高。广泛的切除边缘，可使局部复发率明显降低。

3. 良性间叶瘤

由相对等量的脂肪与两种或两种以上其他组织混合而成的肿瘤，称为良性间叶瘤其临床表现及在治疗、预后等方面，基本上同脂肪瘤。

八、治疗

包膜外边缘切除完整的脂肪瘤，一般不复发。在某些手术困难的部位，例如臂丛处脂肪瘤，整块切除有损伤神经及血管的危险，可行包膜内分块切除。如果是在肿瘤的潜伏期，则留下的肿瘤复发，也不会长到原肿瘤的大小。脂肪瘤不转变为脂肪肉瘤，故不需要预防性切除。

第六节 脂肪肉瘤

脂肪肉瘤为软组织的恶性肿瘤，其细胞可分化为成脂肪细胞和脂肪细胞。脂肪肉瘤分黏液脂肪肉瘤和多形脂肪肉瘤两型，两者性质不同。

一、黏液脂肪肉瘤

黏液脂肪肉瘤多见于年轻的成年人，在躯干与肢体近侧深部，可见于腹腔脏器，为无痛生长肿块。X 线片上为软组织肿块，但无脂肪透亮区，这是因为未成熟的脂肪母细胞质中含脂肪少，故不透亮。有时可见有钙化，但少见。核素扫描显示吸收增加，在软组织肉瘤中是最明显的。动脉造影，早期显出肿瘤周围，活跃的血管反应区，而晚期显示有较多的血管。

1. 病理

(1) 大体病理学特征：黏液脂肪肉瘤有一个活跃的反应层。正常组织从假膜上容易剥离下来，因此，可错误地认为是包膜良好的良性肿瘤。肿瘤呈樱桃红色，肿瘤组织切面柔软，新生血管多。

(2) 组织病理学特征：组织学检查，表现为由分化成不同阶段的成脂肪细胞形成，其中含有大量散在的黏液物质。典型的脂肪肉瘤富含血管，由密集的网状、门径一致的薄毛细血管构成。这些毛细血管具有位于再分支处呈锐角的改变，呈现所谓“丛状”的特征细胞，并很规则地散布于黏液物质中。有丝分裂活动一般较少，黏液成分丰富。

二、多形性脂肪肉瘤

多形性脂肪肉瘤是生长于深部组织的高度恶性低分化的原发肉瘤，具有侵袭性肉瘤的典型行为。多形性脂肪肉瘤见于中、老年，男、女性别无差异，生长较快，是相对无痛、硬而固定的肿块，好发于臀部和大腿近侧。

1. 影像学检查

(1)X 线片：绝大多数脂肪肉瘤的密度与邻近的肌肉相似，X 线上几乎没有特征可以将脂肪肉瘤与其他软组织肉瘤相区别。罕见的骨内脂肪肉瘤具有侵袭性病变的特征，表现为密度减低的穿透样破坏区，但此表现并不能提示病变的组织发生。

(2) 同位素扫描：像所有的软组织肉瘤一样，同位素扫描的早期血管相显示：与邻近正常组织相比病变区有局灶性的摄取量增加。但在晚期骨骼相中，经常可见脂肪肉瘤的同位素摄取量几乎比其他所有的软组织肉瘤都高。据推测，这种摄取量升高是由于脂肪肉瘤中含有大量离子钙。这种同位素摄取增加具有一定的规律性，足以提示其组织发生，但不总是可靠的。

(3) 血管造影：脂肪肉瘤是一种高血运病变，在血管造影的早期动脉相和晚期静脉相中，明显可见高血运状态。但是没有独特的血管造影特征可将脂肪肉瘤与其他软组织肉瘤区别开来。

(4)CT：CT 图像比传统 X 线片能更清楚地显示脂肪肉瘤的边界。病变密度常常比周围肌肉的低，虽然这种低密度不如脂肪瘤那么明显，但也常比其他软组织肉瘤低，足以提示其组织发生。注射造影剂可使病变的 CT 图像强化，反映出病变的高血运状态，同血管造影术所显示的一样。

(5)MRI：脂肪肉瘤的 MRI 图像与所有软组织肉瘤的改变相同：T1 加权像信号相对低，T2 加权信号比较强。T1、 T2 加权均可见肿块呈多分叶状，但不能提示肿块的组织发生。MRI 有助于评价肿块的范围，但在确定肉瘤的组织发生类型上作用有限。

2. 超声声像图表现

多表现为低回声，可呈分叶状，部分边界清晰，由于生长迅速可见完整假包膜，内部回声不均，常可见坏死液化或钙化，肿瘤后方回声可以衰减也可以增强。彩色多普勒可显示较丰富动静脉血流信号，以树枝状和片状多见。多普勒取样为高速高阻血流，有时也可见低速低阻血流。

3. 超声检查的临床意义

大多数脂肪肉瘤仅呈局部浸润生长，局部切除后复发率高。超声不但对术前确定手术方式、切除范围有指导意义，而且可以作为手术后随访的重要手段。

4. 病理

(1) 大体病理学特征：肿瘤周围反应带富有血管，水肿并炎性变硬。假膜薄，肿瘤软，肉样黄白色，肿瘤表面有许多小的星状突起，多处穿破包膜。

(2) 组织病理学特征：组织学检查，其特点为成脂肪细胞中的细胞呈多形性，并具有不规则的和富含染色质的核。在卵圆形或圆形细胞旁边可见具有厚膜的核、粗大的核染色质和非常明显的核仁的细胞。有一些非常嗜伊红的细胞质和所谓“黏液样”改变的巨细胞。这些细胞并非多形脂肪肉瘤所特有，也可能在多形横纹肌肉瘤和恶性纤维组织细胞瘤中发现。另外还可见到成脂肪细胞有空泡，还偶可见到成熟脂肪细胞的核被大的空泡推向周围。多形脂肪肉瘤是一种高度恶性，具有明显有丝分裂活动的肿瘤。

5. 治疗

即使肿瘤的表面形体很小，但其边缘切除术后的局部复发率仍很高，因此，在治疗时应尽可能地减少复发。对于黏液型和分化良好的，以及所有Ⅰ期的脂肪肉瘤，广泛性切除是最合适的治疗方法。对于高度恶性的脂肪肉瘤，施行根治切除。放射治疗有效，特别是对黏液型脂肪肉瘤有效，在临床上与手术同时使用。骨盆和腹膜后脂肪肉瘤的治疗非常困难，当不可能广泛切除时，即使其为单发者，应联合应用放射治疗，化疗的效果不确定。

第七节 神经鞘瘤

神经鞘瘤是发生在神经组织并由向神经膜细胞分化的细胞所构成的肿瘤，其包膜良好并有典型的病理学改变。虽可在任何年龄中发病，但主要发生在成年，无性别差异，主要累及神经根，以及纵隔和腹膜后的神经，几乎全为单个结节型。

脊神经根的神经鞘瘤常发生于神经根出神经孔处，可压迫神经根或脊髓。由于肿瘤生长缓慢并有自限性，症状持续的时间也相应很长，其主要症状为脊椎痛和神经根、脊髓压迫体征。

一、超声声像图表现

外周神经鞘瘤多为低回声，常为椭圆形或梭形，边界清晰，包膜完整，后方回声增强。神经鞘瘤内无纤维结构。若能明确肿物与两端正常神经相连即可确诊为神经源性肿瘤。彩色多普勒显示肿瘤内有少许血流信号。神经源性肿瘤超声特征是肿瘤为低回声，边界清晰，后方回声增强，一旦看到肿瘤两端有明确神经走行即可确诊（表皮神经目前显示仍较困难）。

二、病理

1. 大体病理学特征

为呈梭形的有包膜结节，起于神经干内，神经鞘是形成肿瘤包膜的一部分，周围无反应层，切开包膜可挤出肿瘤，一般无神经束从瘤中通过。切面为灰白色发亮的组织，无独立的俫纤维瘤的纤维结构。

2. 组织病理学检查肿瘤由各自独立的结节组成，每一结节有无细胞嗜伊红纤维状中心，围绕以紧密的嗜铬酸性梭形核细胞组成的薄边，向中心周围呈柱状栅栏排列，围绕着中心如花圈。每一栅栏结节称 Verocay 小体，大小一致。

三、治疗

作为一种良性肿瘤，神经鞘瘤可经包膜内切除治愈。但有时，可因切除不彻底或因未切除的其他肿瘤结节引起复发而再次手术，恶性变者很少。

第八节 神经纤维瘤

神经纤维瘤是复合良性肿瘤，起于皮肤、深部软组织、神经组织和骨。好发于男性。可以单发也可多发，邻近骨者可压迫骨出现压迹。孤立的深部神经纤维瘤生长缓慢，由于不对称或压迫神经而被发现。多发性神经纤维瘤变有很多皮肤结节。生长于腓骨近端可压迫腓总神经而出现足下垂，很少疼痛，但转变为纤维肉瘤者并不少见。

良性神经纤维瘤为活跃的Ⅱ期病变，核素扫描无吸收增加，如压迫骨则有中等增加。动脉造影可见新生血管反应，大血管移位为肿瘤起源于血管神经束部位压迫所致。

一、超声声像图表现

神经纤维瘤内部呈均匀低回声，边界清楚，包膜完整，后方回声增强。高频超声可显示肿瘤与神经之间的连接。彩色多普勒可探及少量血流信号。

二、病理

1. 大体病理学特征

神经纤维瘤并不都与大神经干相连，亦可起于很小的无髓纤维。有疏松透亮的薄包膜，其外无或有轻反应区。侵袭性纤维瘤变可浸润周围正常组织。如肿瘤连于主要神经干上，常侵及神经组织，在包膜外分离时，可见神经纤维穿入及穿出肿瘤，不损伤神经很难整块切除。大肿瘤多为Ⅲ期病变，常见瘤内退变成囊腔，含有黄色液体。

2. 组织病理学特征

镜下主要是疏松的梭形细胞产生细纤维状嗜伊红基质，呈起伏的波浪状，有规律性，有吞噬细胞，含有脂质及含铁血黄素，亦有 Verocay 小体、血管增生成熟脂肪细胞和成熟纤维结节等。

三、治疗

包膜内整块切除不及神经鞘瘤容易，因其包膜不清楚，且很易复发，包膜外边缘切除则复发率降低，而广泛性切除治疗则复发很低。在未生长在大神经干上者，可做广泛或边缘切除；生长在大神经干上者如此切除，将损伤神经导致病变。因可损伤神经，一般不做放疗。

第九节 神经肉瘤

原发性恶性神经肉瘤起源于周围神经鞘，由恶性成纤维细胞组成。亦可由良性神经纤维瘤转变为肉瘤。神经肉瘤多发生在 40 岁以上的成年人，无性别差异。重要的临床症状是出现疼痛及肿瘤体积的增大。神经干受压可出现神经症状，可继发侵及附近骨。

核素扫描显示骨被压区吸收增加。动脉造影可显示出肿瘤的新生血管和瘤内血管，最重要的是显示出附近动脉至肿瘤的供养血管。肉瘤生长扩大至筋膜间隙之外，压迫大血管呈长弧形弯曲；如果肿瘤生长在神经血管束，则压迫该血管呈短扭曲状。

一、病理

1. 大体病理学特征

直视下，神经肉瘤为一与神经相关的肿块，但与神经的关系往往并不规律。主要的肿瘤肿块在神经的近或远侧呈念珠状排列提示肿瘤沿着神经外膜或神经束膜散发。尽管偶尔也在浅表部位发生，但一般在深层。病灶直径常常超过 5 cm。肿瘤切面呈白色，鱼肉样，具有弥漫的出血、坏死区域。

2. 组织病理学特征

呈纤维结缔组织并有高细胞基质比，有很多有丝分裂象，表示是高度恶变。G_1 病变较 G_2 为少，纤维很少呈波浪状，不见 Verocay 小体，在某些区域，细胞核呈栅栏排列。

二、治疗

对神经肉瘤主要以手术切除的方法治疗。由于一般神经肉瘤的恶性程度高，故需行广泛切除或行根治性切除手术，此病常为多中心发病或循神经鞘散发，虽施行彻底的切除也往往无效。

第十节　横纹肌肉瘤

横纹肌肉瘤是起源于横纹肌的恶性肿瘤，是 20 岁以下患者软组织中最常见的肿瘤，其中又以胚胎性横纹肌肉瘤最为常见。好发于男性，见于青春期及青年人。最常发病的部位依次为：头部、颈部、尿道生殖区、胆道、腹膜后及躯干和四肢的软组织。

一、超声声像图表现

横纹肌肉瘤为软组织内椭圆形低回声，边界较清晰，包膜完整，内部回声不均匀，可见斑片状强回声及由出血、坏死和变性所致的不规则无回声区，后方回声不衰减。彩色多普勒显示肿瘤周边及内部有较丰富的血流信号。

二、超声检查的临床意义

超声作为一种低廉、快速的检查技术，已经成为显示软组织肿块大小和内部特征的常规检查方法。超声引导下经皮穿刺活检可以确诊。

三、病理

1. 大体病理学特征

肿瘤边缘有浸润性反应区，可见有星状病变，假膜薄而透亮。无论是单发的还是多叶状的肿瘤，均由于其居优势地位的主要细胞成分而质地较柔软，有时含有黏液或呈囊性。颜色从灰白、粉红到淡棕色不等。常有坏死、出血改变。其边缘由于对周围组织的浸润而显示不清楚。当肿瘤向黏膜生长时，表现为息肉状或黏液样外观。

2. 组织病理学特征

胚胎型横纹肌肉瘤类似于纹状肌在胚胎发育的不同时期，在各个病例之间有较大的差异。其分化现象比较分散和明显，从而呈现类似于胎儿肌肉的外观。未分化细胞形体较小，具有圆或卵圆形的核，染色深。核膜及染色质颗粒明显，有一个或两个非常清晰的核仁。随着分化的进展，细胞体积增加，细胞核亦相应增大，具有空泡和大的核仁，胞质的嗜伊红性强，且呈颗粒状，在细胞核周围有终丝，还可看到横纹。分化差的细胞呈球形，在细胞核的周围有薄的胞质核，随着分化的进展，胞质愈加充实，形状像球拍或蝌蚪，核呈偏心性。

四、治疗

对躯干和四肢的横纹肌肉瘤的治疗不同于头、颈和空腔器官的横纹肌肉瘤的治疗。对于肢体横纹肌肉瘤，术前辅助放疗和或化疗之后，可行手术广泛切除，肿瘤切除未达广泛边界者，术后可对污染组织进行放疗。此后，用 VAC 方案 (长春新碱、阿霉素、环磷酰胺) 化疗，维持 2 年。

手术原则同软组织肉瘤手术的一般原则。要获得可靠的局部控制需要广泛的外科边界，与其他软组织肉瘤不同的是横纹肌肉瘤对术前放、化疗 (VAC 方案) 几乎总有比较满意的反应，因此大多数患者可行保肢手术。对于少数术前辅助治疗效果不满意者或保肢手术后肢体功能反而不如截肢者可行截肢术，从而可以获得根治性外科边界。

只用放疗可以得到很好的缓解，但很少能够治愈，术前辅助放疗经常可以获得满意的反应，使保肢手术得以施行而不必截肢。当外科边界不足时，术后辅助性放疗可以降低局部复发的危险。术前辅助化疗后，经常有机会行保肢手术，特别对于胚胎型横纹肌肉瘤更是如此。术后预防性

化疗可以减少淋巴转移和肺转移，提高生存率。肿瘤分期不同，其预后差别很大。早期诊断和恰当治疗，能够使五年生存率达到 80%。大约 20% 的病例在就诊时就已发生肺、骨骼或脑转移，预后很差。腺泡型横纹肌肉瘤与胚胎型相比，其预后更差。

第十一节 血管瘤

血管瘤 (hemangioma) 是由血管组织错构增生形成的肿瘤。血管瘤不是真正的肿瘤，而是内皮组织的错构增生。通常儿童时期发病，在整个病程中既可持续增长，也可间断生长。血管瘤不会发生恶变。血管瘤可侵及皮肤和皮下组织，常好发于骨骼肌。可分为如下几种类型：孤立的皮肤和皮下血管瘤；单发局限的深部血管瘤；单发扩张的深部血管瘤；同一肢体的多发血管瘤；弥散到单一或多个肢体的血管瘤。

一、临床表现

皮肤血管瘤呈明显的膨胀样蓝色皮肤变性，在儿童时期就可存在，有时有压痛。深部局限的血管瘤，病变常位于肌腹中，并仅在手部和足部的腱膜、肌肉和肌腱之间扩展。表现为肿胀和疼痛，触摸时可感觉到硬的肿块，有压痛。血管瘤可引起肌肉的变性和挛缩，从而引起关节的功能障碍和畸形，例如小腿三头肌的血管瘤可引起马蹄内翻足畸形。在某些情况下，病变刺激邻近的骨骺生长板，肢体可出现过度生长现象，并且较对侧肢体明显变长。如直接侵犯生长板，造成肢体短缩。

二、影像学检查

在X线片上，当软组织肿块足够大时，呈现与肌肉等密度的影像，在肿块内可有数目不等的钙化结节，为高密度的钙化结节影在血管造影影像上，一些病例表现为病灶内血运增加；而在另一些病例，因病灶内血管与体循环无交通，病变呈现无血管现象。因此，缺乏血运丰富的影像特点，不能除外血管瘤的可能。

三、超声声像图表现

多表现为边界不清的混合回声，内部回声不均匀。扩张的血管或血窦为形态、大小不一的液性暗区，典型者呈蜂窝状回声。扩张的血管或血窦内血流缓慢，可见血栓形成及钙化，即静脉石，呈强回声，后方伴声影。肿物大者可有压缩性。彩色多普勒显示肿物内有丰富的动静脉血流。值得注意的是，当压迫肿物时或者当患者体位改变时，肿物的回声可以增强，可以增大，血流信号可以增多。

软组织血管瘤的超声诊断特征是囊泡状无回声或者低回声，有可压缩性；彩色多普勒超声也有可压缩性。软组织血管瘤的影像诊断首选彩色多普勒超声。关于血管瘤的边界一直是临床的难题，实际血管瘤上为何术后容易复发恰恰是肿瘤边界不清，尽管是良性肿瘤，但部分肿瘤的生长为侵袭性。作者认为彩色多普勒超声看到的异常血管区域明显大于二维超声所见，而最近超声造影出现使得人们看到了解决问题的曙光。另外，对软组织血管瘤的超声引导注入平阳霉素治疗取得了可喜疗效。

四、病理

1. 大体病理学特征

在大体病理方面，术中可见肿物呈包膜不完整的、无搏动的血管样组织。肌肉内的肿物呈蓝紫色，代表了肿物的多腔区域。肿物周边无反应区，简单地移行到正常组织中，血管瘤可以轻易地渗入皮质骨、筋膜而不破坏这些组织。由于这个特点，使正确分期及手术治疗变得困难，导致术后经常复发。

2. 组织病理学特征

在镜下，大多数血管瘤由大量单个内皮细胞组成的腔窦及充血的小毛细血管混合而成，有时以多腔为特征，有时则相反。病灶内的静脉石表现为浅蓝色的结节钙化区。血管瘤周边常见有炎细胞聚集，这是造成触痛的原因所在。

五、治疗

手术是血管瘤治疗的重要方法之一。由于血管瘤包膜不完整，浸润生长，且缺乏反应区，对血管瘤的准确分期及切除很困难。有时血管瘤穿过生物屏障进行蔓延，有必要切除大块组织和重要的神经和血管，才能达到足够的外科边界。但是必需考虑到血管瘤是一种非肿瘤疾病，较少引起功能障碍，也不会造成生命危险，因此随诊观察可能也是较好的治疗方法。当出现功能障碍的症状时，采用切除造成症状的肿瘤组织，而不做“根治”性手术，可避免出现术后功能障碍，但复发率很高。放疗仅用于无法用手术切除的、弥漫的血管瘤患者。栓塞和(或)注射硬化剂的效果，根据肿瘤血管组织与体循环之间交通支的范围不同差异很大。大量的滋养血管可能使栓塞无效，并且过少的交通支可能使大部分的肿瘤组织不受硬化剂的影响。

第十二节 血管球瘤

血管球输入的小动脉和输出的静脉吻合处的血管结构构成的内皮样细胞所包绕。血管球瘤是由类似血管球的平滑肌上皮细胞构成的间充质肿瘤。血管球瘤是一种罕见的软组织肿瘤，仅占软组织肿瘤总数少于 2%。多发血管球瘤极其罕见，约占血管球瘤的 10%。恶性血管球瘤更是罕见，少于血管球瘤的 1%。血管球瘤好发于四肢的末端，尤其是指甲下。血管球瘤好发于年轻人，无性别差别。

一、临床表现

甲下血管球瘤一般表现为直径＜ 1 cm 的颜色发蓝的结节。多有较长时间的疼痛病史，触压或冷刺激会诱发疼痛，这也是血管球瘤的临床特点之一。血管球瘤会侵蚀甲床，形成龛状缺损，并会压迫指骨，形成指骨的骨缺损。

二、超声声像图表现

表现为均匀低回声或无回声结节，肿瘤平均大小 6 mm。发生于指尖的血管球瘤表现为甲下间隙内的明显低回声或无回声。而正常甲下间隙厚度仅为 1 ～ 2 mm。若肿瘤位于甲床侧方或掌指软组织中，则形态多为椭圆形或同心圆形。

三、病理表现

血管球瘤细胞是较小的、圆形一致的细胞。根据血管球瘤细胞、血管结构和平滑肌的成分不同，血管球瘤可进一步分为实性血管球瘤、血管球形血管瘤、血管球肌瘤。实性血管球瘤是最常见的病理类型，由围绕毛细血管呈巢状的血管球瘤细胞组成；血管球形血管瘤的病理特点为扩张的静脉周围有大量的簇状血管球瘤细胞；血管球肌瘤的病理特点为其细胞由典型的血管球瘤细胞逐渐向拉长的平滑肌细胞演变。

四、治疗

血管球瘤形体较小、边界清楚，故手术很容易完全切除肿瘤而治愈，鲜有复发者。

第十三节 结节性筋膜炎

结节性筋膜炎 (nooular fasciitis) 是一种结节性的肿瘤样组织，由于其生长很快和细胞存在有丝分裂，因此有可能被误认为是恶性肿瘤，易与恶性肿瘤相混淆，尤其误认为是恶性纤维组织细胞瘤。结节性筋膜炎好发于上肢，其次为胸壁及背部。好发于 20 ～ 40 岁的青壮年，儿童不常见，老年人罕见，但各个年龄段和不同部位均可发生。结节性筋膜炎多位于表浅皮下组织，深筋膜经常受累。

一、临床表现

主要表现为质地硬韧的结节。结节增大很快，通常在 1 ～ 2 个月内增长至最大，直径一般在 2 cm 以下，偶尔也能见到直径＞ 2 cm 的病变。通常表现为疼痛和压痛。

二、病理表现

结节性筋膜炎通常由梭形的成纤维细胞成束状排列。细胞的核分裂象常见，但不典型核分裂象罕见。肿物呈结节性增殖、边界不清，细胞有多形性，在细胞中间可以见到炎性细胞，细胞间有丰富的血管形成，因此要注意与恶性肿瘤相鉴别。

三、治疗

根据临床、影像、病理三结合原则，首先需要做出明确的诊断。应注意与恶性软组织肿瘤相鉴别，例如与恶性纤维组织细胞瘤、侵袭性纤维瘤病等相鉴别。结节性筋膜炎的形成和生长很快，随后生长停止，成熟为纤维结节。其性质为良性病变，治疗上应选择局部切除术，术后常可痊愈。在有些情况下，结节会自行消失。术后复发很罕见，行不完整的切除术时局部复发率小于 2%。当病变很快复发时，要怀疑结节性筋膜炎的诊断是否正确。结节性筋膜炎不会发生远处转移。

第十四节　硬纤维瘤

硬纤维瘤 (desmoid tumor) 是主要来自筋膜鞘和肌腱膜的良性肿瘤，在局部呈侵袭性生长，但从不发生远处转移，在病理方面有时很难与低度恶性的纤维肉瘤相鉴别。其发病率较低，每百万人口年发病率为 2 ～ 4 例。其可发生于任何年龄，但多发于儿童以及 40 岁以下人群。其可进一步分为两大类，一类为腹型硬纤维瘤，另一类为腹外型硬纤维瘤。其中腹型硬纤维瘤好发于分娩后的女性，部分患者可合并有肠息肉病。腹外型硬纤维瘤好发部位是肩部。

一、临床表现

常表现为缓慢生长的无痛包块。深部肿瘤表现为大的、坚硬的无痛性包块，肿瘤边界不清，固定于深部组织。有时可以长到很大，存在很多年。有许多患者经历了多次手术和多次复发。肿物巨大和多次手术均可导致关节功能障碍及多处手术瘢痕。如果肿物压迫神经，则会出现局部疼痛和放射痛。肿物一般沿肌肉的走向生长，沿着肢体向近端发展。肿物一般生长缓慢，也有文献报道一些病例在几年之内肿块不生长，至可部分缩小或自行消退。

二、影像学检查

X 线片表现为由于其密度与周围软组织相同，故除了表现为肿块外，纤维瘤病无特殊的放射学特征与其他软组织肿瘤区别。病灶内无钙化区，并且很少累及邻近骨，或与之发生反应。CT 上，由于该肿瘤的放射学密度与邻近的软组织相近，因此呈现等密度肿块像，常无清晰的外观或与周围组织界限不清。又因肿瘤内部血运不丰富，故在增强 CT 上表现为无增强或呈轻微的增强。由于肿物含水量较少，在 MRI 的 T_1 及 T_2 加权像上呈明显的低信号，或在 T_2 加权像上呈混杂信号。

在同位素扫描方面，肿瘤本身及其邻近的骨骼均无摄取增加浓聚的表现，这是应纤维瘤的特点。当 CT 或 MRI 显示紧贴骨骼的、大的深部肿块时，应高度怀疑是纤维瘤病，而不是软组织肉瘤。在行血管造影检查时，处在不同发病时期的硬纤维瘤，其表现亦不同。在早期的增生期，肿物含较多的成纤维细胞且少量胶原，对造影剂是适量的弥漫摄取；成熟以后，当肿瘤由少量的纤维细胞及大量的胶原组成时，肿瘤表现为对邻近的血管神经束推移，但很少呈血运丰富的表现。

三、病理

1. 大体病理学特征

在大体病理上，肿瘤组织为白色的、坚韧的、编织样的纤维组织，类似瘢痕组织。肿瘤组织均一，出血及坏死区少见。在术中可见肿瘤组织与周围的正常组织之间无明显的界限，肿瘤直接发出纤维组织，侵入邻近组织，因此钝性分离很困难。

2. 组织病理学特征

镜下表现为处于增殖期的肿瘤，其主要特点为可见大量的、不成熟的成纤维细胞，其间混杂有毛细血管及胶原纤维，并可见胶原纤维穿入到邻近的组织。在后期，成熟的硬纤维瘤的瘤体主要由致密的胶原束构成，围绕在梭形细胞周围。细胞无异形性，无核分裂象。

四、治疗

1. 手术

虽然硬纤维瘤是一种良性肿瘤，但是如果采用治疗良性肿瘤的边缘切除，其局部复发率很高，可达到 30% ～ 40%。因为肿物与正常组织之间无明显的界限，在行边缘切除时，可能遗留肿瘤组织，从而造成复发。因此为降低复发率，必须达到广泛的切除边界。当肿瘤复发时，很难区分肿瘤组织与前次手术形成的瘢痕组织，再次手术的难度更大。硬纤维瘤不发生恶变，但当其侵犯周围组织很广泛时，为达到广泛切除边界，有时需采取截肢术，从而造成肢体残废。

2. 放疗

可以作为主要的治疗方法，但目前临床上常作为手术的辅助治疗手段。边缘切除后，配合辅助放疗，能降低硬纤维瘤的局部复发率。

3. 药物治疗

有报道称用大剂量三苯氧胺治疗硬纤维瘤有效。细胞毒药物如环磷酰胺等治疗无效，激素治疗无明显效果。

（王敬涛 韩文冬 宋风荣）

第六章 肌肉骨骼系统超声检查基础及正常声像图

第一节 超声检查基础

一、仪器与方法

1. 仪器

中高档彩色超声仪，具有较好浅表器官分辨率，同时又具有一定的穿透率。使用线阵探头频率 7 ～ 10 MHz，必要时辅以 3.5 MHz 扇扫探头。

2. 检查方法

一般采用直接扫查法，即将探头直接置于涂有耦合剂的探查部位，对于特别表浅者应用间接扫查法（即加用水囊）。对于表浅部位检查时需要一个水囊或者专用分隔衬垫，这可以使浅器官的筋膜和肌肉肌腱连接处显示最佳，否则筋膜的缺陷、肌疝和肌肉表面的撕裂可能会漏诊。目前有两个新技术应用于肌骨超声，三维超声和宽景成像技术。三维超声与三维 MRI 和 CT 无太大的区别。一系列图像堆叠存储，并可以进行立体重建。宽景成像是用超声来显示肌肉肌腱的最好方法，它能更容易地被初学者按受，并且可以与非专业人士交流。

二、超声检查技术

1. 超声触诊

与胸痛和腹痛不同，由于肌肉损伤引起的疼痛常定位明确，所以检查首先应寻找疼痛最明显的部位或有外伤区域，这个技术称超声触诊。患者可以直接指出疼痛最明显部位或提醒医生在皮肤上标记出疼痛区，然后用探头以一般的压力对标记区进行系统检查，检查过程中用力的程度应尽可能一致。

2. 动态检查

肌肉、肌腱是动态结构，所以不能只进行静态显像检查，超声能进行动态条件下的肌肉、肌腱检查。肌肉的辨别是根据位置起点、附着点和功能，这些在超声检查中很容易确定。根据相应肌肉与其相延续的肌腱来判断所属肌腱，如与肱三头肌肌肉相延续的是肱三头肌腱，与股四头肌肌肉相连续的是股四头肌腱等。检查开始时探头放置与肌肉长轴一致进行超声触诊，确定异常区域后，在肌肉放松和等长收缩时分别成像，然后探头转动 90° 横切重复上述过程。

3. 对比检查

初学者或者没经验时，首先观察健侧，然后冻结图像，用另外一幅观察同样部位、同样压力状态下的图像，这种对比观察无症状侧使异常部位的检查更容易。

第二节 关节超声检查手法及声像图

一、肘腕部超声检查手法及正常声像图

1. 手腕部超声检查手法及正常声像图

双手放在检查床上或者检查桌上，对于表浅部位应加用水囊。

(1) 手掌侧扫查：鱼际水平长轴显示第一指骨、屈拇肌、鱼际肌及拇长屈肌腱。第一、一指骨长（短）轴显示第一、二指骨、屈拇肌、鱼际肌、拇长屈肌腱及掌板。

(2) 手背部：依次可见掌骨头、指伸肌腱。

(3) 腕部：腕管结构可见正中神经、肌腱；尺动脉、尺神经、桡神经。

2. 肘部超声检查手法及正常声像图

患者坐位，面对医师将上肢放在检查桌或者检查床上。

(1) 肘前方：长轴扫查，正中前方探查依次可见肱骨、肱肌、肱二头肌、正中神经及肌皮神经。近内侧可见滑车、透明软骨、肱肌、冠状窝及脂肪垫。近外侧可见桡骨结节、肱二头肌腱、旋后肌、旋前肌及桡骨小头。短轴扫查显示尺骨、桡骨、旋后肌、肘肌及尺侧屈腕肌。

(2) 肘后方：患者曲肘平放在检查桌（床）上，探头纵切，长轴扫查依次可见鹰嘴、三头肌及肌腱、肘关节、脂肪垫及鹰嘴窝；短轴可见鹰嘴及肱三头肌腱。

3. 常见异常声图

(1) 关节积液、骨赘及囊肿：关节间隙增宽，内见液体存在并可见强回声骨赘。囊肿具有囊肿特点。

(2) 韧带及关节撕裂：副韧带、关节囊肿胀，回声减低、纤维连续性中断。

(3) 腱鞘炎及肌腱炎：腱鞘周围及积液或者见滑膜增厚，肌腱回声增强或者减低。

(4) 非金属异物：非金属异物特点是强回声，后伴声影。

(5) 腕部常见异常超声：各种原因所致的滑膜炎，如急慢性痛风；各种原因所致的腕管、腕尺管综合征。

(6) 肘部常见异常超声：各种原因导致的肘关节积液、积血、积脓及游离体；伸肌总腱急慢性损伤导致的网球肘、屈肌总腱损伤所致的高尔夫球肘；反复损伤所致的鹰嘴滑囊炎。

二、肩部超声检查手法及正常声像图

1. 肩部超声检查手法及正常声像图

患者坐位，暴露肩部，面向医生，两手自然下垂。肩袖结节间沟处见肱二头肌长头腱及肩胛下肌腱。三角肌与肱骨头之间可探及冈上肌，探头移动并配合肢旋转可显示冈上肌腱、冈下肌腱及小圆肌腱。

2. 常见异常超声表现

(1) 肱二头肌长头腱肌腱炎、腱鞘炎：肱二头肌长头腱回声减低或者增强，腱鞘周围见积液。

(2) 肩袖撕裂：组成肩袖肌腱连续性中断或者缺失 。

三、髋部超声检查手法及正常声像图

1. 髋部超声检查手法及正常声像图

患者平卧，两侧髋关节置于中立位，探头置于髋关节前侧，与股骨颈轴线一。腹股沟区横切面可见髋臼、髂腰肌及肌腱、股动脉及腹股沟韧带。

2. 常见异常超声表现

常见异常超声表现是关节积液及滑膜 (囊) 炎。

四、膝关节超声检查手法及声像图

1. 患者体位

(1) 平卧位或坐位：膝关节屈曲 30° ～60° ，适当曲髋。检查髌上囊、半月板前角及侧副韧带。

(2) 俯卧位：伸膝适宜检查后交叉韧带、后角、腋窝及侧副韧带。

(3) 平卧位或坐位：膝关节屈曲至少 60° 并屈髋，检查前交叉韧带。

2. 检查方法

膝前侧探头首先在膝部从内向外或者从外向内，在髌上囊区股四头肌腱的长轴及横切图像可以显示。髌上囊间隙从一侧到另一侧被显示。在正常情况下，髌上囊间隙前后径一般不超过 2 mm，可有少量生理性液体。关节积液在膝屈曲 30° 时显示最好，另外还应检查各个角度时膝屈曲的情况，它有助于评价内外侧髁间隙的液体。半月超声表现为膝关节内倒置的三角形低回声。三角形尖端指向关节间隙，底部朝向皮肤。另外，膝关节积液使半月板、关节内游离体及滑膜厚度也可清晰显示。在横切位置时可显示股骨近端软骨厚度，软骨表现为低回声带状结构，平行附着于股远端关节面，显示软骨的最佳位置是膝屈曲 90° 。髌腱在屈曲 30° ～45° 时显示最佳，髌内外侧支持带起自髌韧带边缘，两者均表现为带状纤维样结构。

膝屈曲 60° 时，探头置于髌腱外侧矢状斜位，可观察前交叉韧带 (ACL)。患者继续平卧位，膝轻微屈曲，同时屈髋并外旋或者外侧卧位，可观察内侧副韧带 (MCL) 长轴，应注意与对侧相对比。MCL 超声表现为带状束样结构，股骨侧较宽大，胫骨侧变窄，可分为深浅两层，两层间隔以低回声结缔组织。于胫骨下方或后方可见三个肌腱，它们分别是缝匠肌腱、股薄肌腱和半膜肌腱。膝内侧还可观察内侧股胫关节间隙和内侧半月板前角。对膝外侧的评价可使患者平卧位内旋或者外侧卧位，外侧副韧带 (LCL) 和股二头肌腱被直显示，髂胫束位置稍靠前，可完全显示其止于胫骨结节，外侧半月板前角和外侧关节间隙亦可显示。LCL 超声表现与 MCL 类似，但较 MCL 薄，回声稍强。然后患者俯卧位，内外侧半月板后角以及腘窝被显示。低频扇扫或线阵探头常用于此区域的扫查，尤其对于肥胖者。腘血管、腓肠肌内侧头、半膜肌滑囊常可显示。膝伸直位时，常用于评价髁间区和后交叉韧带 (PCL)，评价 PCL 时，探头需置于矢状斜位，斜向内侧约 30° 。

3. 超声解剖

(1) 股骨远端前方距髌骨 15 cm 扫查：首先在股骨干前方看到股内、外侧肌包绕股直肌、股中间肌；向股骨近段扫查，股直肌纤维逐渐显示，形成股四头肌腱，股四头肌止于髌骨。自股骨远端向近端扫查可看到股四头肌腱、髌上囊间隙、股前脂肪垫及股骨。

(2) 髌韧带旁开内、外侧长轴：依次可观察胫骨、胫骨结节，内、外侧支持带，内外侧关节间隙。

(3) 膝外侧：髂胫束长轴，髂胫束与股外侧肌相延续。外侧副韧带长轴，显示腓骨小头，邻近胫腓间隙及外侧副韧带。腓总神经末段长轴可见腓总神经。

(4) 膝内侧：内侧副韧带长轴可见股骨内侧髁，内侧副韧带起点及鹅足腱，膝后内侧长轴可见半腱肌腱及半膜肌腱。

(5) 髌腱长短轴：髌骨开始向远端扫查，可见髌骨、髌腱、髌腱鞘及髌下脂肪垫。

(6) 腘窝后侧探查：可见胫骨、透明软骨、关节囊、半膜肌腱、半腱肌腱、腓肠肌及肌腱、腓肠肌半膜肌滑囊及后交叉韧带。

4. 常见异常声像图

(1) 关节积液及滑膜增生：关节间隙增宽，可见积液；滑膜明显增厚并可见强回声骨赘。

(2) 滑囊炎：各种原因导致滑液增生或者吸收减少均出现滑膜间隙扩张，可以为无回声及低回声。

(3) 半月板撕裂及副韧带撕裂：半月板内出现条状低回声，常伴有关节积液；副韧带损伤表现为韧带增厚、回声减低并可见血肿。

五、足踝部超声检查手法及正常声像图

1. 踝部超声检查手法及正常声像图

患者坐位或者仰(俯)卧位，足踝部放置于检查床。探头在胫距关节处正中长轴扫查见胫骨、距骨、关节软骨及长伸肌腱；外侧至外踝处见腓骨远端、距腓前韧带及外踝、腓骨长短肌腱。内踝处见内踝、胫后肌腱、胫后静脉、胫后神经、屈肌、支持带、屈趾长肌腱，同样可见跗管。踝关节后方探查可见跟腱、胫距后关节。

2. 常见异常超声表现

(1) 踝关节急性损伤：常见的是关节积液，有时见游离体；肌腱、韧撕裂。

(2) 跟腱损伤：跟腱炎常见跟腱增厚，回声减低，可见部分撕裂；跟腱周围炎在跟腱周围见条状低回声，跟腱完全撕裂可见腱纤维完全中断。

第三节 肌肉、肌腱、外周神经正常声像图表现

一、肌肉的正常超声声像图表现

各个骨骼肌的纤维都由肌内膜包裹，肌肉纤维聚集成束装，被肌束膜包裹，肌内膜、肌束膜是由结缔组织血管神经和脂肪组织组成的，整块肌肉周围致密的结缔组织鞘称作肌外膜，室筋膜可以把单块的肌肉或肌肉群分开。这些结构在超声上很容易观察到，肌束表现为低回声，肌束膜纤维脂肪隔看起来像强回声线把肌束分开。肌外膜、神经、筋膜、肌腱和脂肪相对于肌束显示为强回声，这些结构使肌肉的翼状结构更容易辨认。肌肉之间的脂肪层，有助于肌肉的分开，在长轴，翼状结构很易辨认，在横切面上，肌肉表现为斑点状结构。

二、肌腱的正常超声声像图表现

肌腱由大量平行走行的胶原纤维肌束组成，胶原纤维肌束互相交织连接，因而肌腱超声长

轴表现为线样强回声与低回声间杂的束状结构。肌腱周围或者是滑囊鞘，或者是厚厚的一层结缔组织（即腱鞘），腱鞘周围有一层稀薄的液体作为润滑剂，滑囊鞘的厚度通常不超过 2 mm。正常的滑囊鞘内有稀薄的液体超声表现为低回声的暗晕围绕着肌腱，在长轴切面上，表现为肌腱两侧线状无回声。没有滑囊鞘（腱鞘）的肌腱，有一厚的结缔组织层紧紧围绕肌腱，结缔组织纤维透过肌束使腱旁组织附着于肌腱上，血管和神经沿着这些纤维进入肌腱、疏松结缔组织，腱旁组织组成了腱纤维鞘，在声像图上，腱纤维鞘呈围绕肌腱的强反射线。肌腱的横断面是圆形（肱二头肌长头腱）、椭圆形（跟腱）或矩形（髌腱）。肌腱横断面轮廓经运动训练后可以改变，圆形的跟腱见于未训练的人，运动员的跟腱则趋于椭圆形。窄带状的纤维软骨把肌腱与骨连接在一起，即所谓肌腱附着是无血管结构，超声表现为在肌腱远端的易于分辨的低回声区，在长轴观察是三角形的，纤维软骨附着的低回声与体内其他部位软骨的超声表现类似。

三、外周神经的正常超声表现

外周神经超声首先要了解外周神经走行及重要解剖标志。正常神经纵切显示为内有纤维样回声的束样结构，横切表现为圆形或椭圆形低回声，内见点状强回声，低回声可以理解为神经纤维，强回声可以理解为神经束膜及鞘膜。实时超声显示肢体运动时肌腱为主动水平滑动，神经为被动牵拉滚动。

四、骨的超声表现

正常骨超声表现，纵切显示为平直、光滑强回声，后方伴声影，横切表现为弧形或半月形强回声，伴声影。当骨折时，骨皮质连续性中断，可见移位，断端见低回声血肿。

（颜　丽　韩文冬　宋风荣）

第七章 骨骼肌、骨骼和关节疾病超声总论

第一节 常见软组织损伤

一、肌肉内损伤

1. 肌肉断裂

肌肉断裂的原因有挤压（直接损伤）和拉伤（间接损伤）。肌肉被间接外力突然挤压到骨骼上，这种类型的损伤常发生在体育运动及交通事故时，使肌肉纤维和与之相关的血管受挤压或折断，大量静脉窦破裂形成血肿。声像图表现为受累肌肉较健侧局限性或弥漫性肿大，厚度增加，急性期受累的肌纤维回声减低，部分可见连续性中断。若合并血肿则可见边界粗糙的不规则腔，新鲜出血为粗大点状回声，内可见细点状中强回声，在 48 ～ 72 小时变为无回声。追踪观察，可见中低回声组织从外周向中心延续，继而瘢痕组织形成，声像图表现为不规则中强回声，有声影出现者应考虑骨化性肌炎。

2. 肌肉拉伤

肌肉拉伤是由于内在或外在的力量使肌肉突然收缩造成肌纤维撕裂。拉伤分为三种类型：伸长撕裂、部分撕裂和完全撕裂。

(1) 伸长撕裂：伸长撕裂发生在肌肉伸长超过其弹性限度时，但损伤不超过肌肉实质的 5%。声像图表现为在肌腹内由于出血或积液有小的菱形低回声。伸长撕裂在临床上非常常见，各种损伤后均可见到，无明显临床表现，类似于临床常用的软组织损伤诊断，一般不需处理。损伤 2 周后随访，可发现肌肉组织恢复正常。

(2) 部分性撕裂：部分性撕裂是范围更大的撕裂，肌肉伸长超过了它的弹性限度更多，撕裂大于肌肉实质的 5%，但小于肌肉的完全断裂。患者常感到突然的噼啪声，伴随局部的剧痛。急性期，肌肉结构完全消失，与伸长撕裂不同的是局部压痛和肿胀。如果肌肉位置表浅，则可出现瘀斑，特异性表现为肌纤维的连续性中断及纤维膜的断裂，形成低回声腔和强回声回缩的肌肉断端，呈所谓“挂铃征”。

(3) 完全性撕裂：完全性撕裂较伸长撕裂和部分性撕裂都少见，它起初的临床表现与部分撕裂类似，也有报道说可伴昏厥。声像图表现为损伤肌肉完全分离并回缩，回缩的远端聚集成团，类似软组织肿物，血肿充填了回缩肌肉末端。部分撕裂与完全撕裂应该引起临床医师重视，避免部分患者被误诊，对于此类患者尽早超声检查可明确损伤程度与范围，以便下一步治疗。实际上，三种撕裂在同一患者往往同时存在。

3. 肌肉断裂预后

用超声来评价肌肉断裂愈合的目的有三点：一是估计损伤的范围，测量伤口处肌肉分开的距离；二是确定愈合的进展，随着愈合的进展，血肿壁逐渐增厚，直到整个腔都被充满，几周之后，这个部位将进一步重组，可以看到更多的正常的肌肉结构和纤维脂肪组织，连续随访检

查，对确定何时能进行一些有限制的关节活动是非常有用的，损伤已被瘢痕组织填满，但进一步的重建还不明显

时恢复训练，再次发生损伤的概率极高。过早的关节活动会延长愈合时间，增加瘢痕形成，对运动员本身是极大的损害。三是估计瘢痕形成的大小及数目。一种不常见的肌肉撕裂的愈合是肌肉囊肿的形成，小腿是肌肉囊肿常见的部位，其超声表现可能与单纯性囊肿有轻微差别，肌肉囊肿声像图表现为一个很薄的壁伴有结节性增厚区

二、肌肉边缘损伤

1. 肌肉腱膜撕裂

超声显示线性撕裂处充满血液并沿腱膜延伸，肌肉腱膜撕裂的特征是长轴显像时腱膜两侧纤维脂肪垫方位的改变。

2. 肌疝

超声检查可以发现筋膜缺陷及肌疝的范围，肌疝的最常见部位是小腿下 1/3 处。在急性期形成疝的肌肉由于纤维脂肪垫的聚集，表现为强回声。但是，如果肌疝持续存在，则由于受累肌肉水肿至坏死，表现为低回声。当肌肉被修复组织代替后，损害将保持低回声；如果怀疑肌疝，不应用探头施加太大的压力。

3. 跑步膝

是一种外伤性筋膜损害，训练后筋膜肿胀，在声像图上表现为髂胫束回声减低，某些水肿特别明显的病例，表现为含液的囊性改变，没有滑膜增厚改变。

4. 跖筋膜炎及撕裂

这种疾病的肿胀常发生于跖筋膜的起始处，肿胀最明显处在跟骨结节处，因为这种疾病常为双侧对称，所以双侧对比观察无太大意义。正常跖筋膜起始段不会增厚，厚度一致。跖筋膜炎患者筋膜的起始段与其中远段相比，回声减低，并且明显增厚，超声还可以显示与跖筋膜平行的筋膜之间增厚的纺锤状损害或者看到纤维连续性中断。它是年轻女性及肥胖中年女性常见的足底疼痛原因之一。

三、血肿

血肿 (hematoma) 形成是肌肉损伤和 (或) 骨折后的常见并发症，血肿的大小通常可指出损伤的范围。直接损伤将导致富含血管的纤维脂肪层挫伤，声像图表现为纤维脂肪层较健侧增厚。肌外膜的血管断裂形成肌间血肿，表现为肌肉筋膜间的积血，声像图表现为圆形或椭圆形异常回声，常平行于肌束。位于肌腹之间者，多呈纺锤形或包绕肌腹周围。广泛的挫伤将导致肌肉间液体聚集，肌肉体积增大 (包括肌纤维和肌间隔)，回声增强。在完全性断裂时液体的聚集可以达到 100 ml，超过筋膜。大的血肿可以表现出占位效应，尤其下肢血肿可引起筋膜室综合征，进一步影响周围肌肉和神经。

血肿的吸收主要依靠血肿周围软组织增生的新生血管旁细胞分化成大量吞噬细胞吸收血肿。血肿吸收后形成软骨、骨和纤维称为血肿机化。组织学观察，骨折后第 3 天，血肿边缘的软组织内毛细血管，特别是肌纤维束间的毛细血管弯曲扩张，形成血管芽，继续生长形成非常密集的平行血管 (即毛刷状血管) 伸入血肿内。一方面在新生血管的顶端由毛细血管旁细胞分化为大量组织细胞吸收血肿；另一方面在新生血管之间的血管旁细胞分化为大量软骨细胞形成

软骨，而后软骨内成骨形成骨痂，其结果是血肿吸收机化后形成骨痂和骨折周围的骨痂连接起使骨折愈合。

超声可以较为准确地显示血肿的演化过程：新鲜或活动性出血表现为细点状强回声，有流动感，数小时内的出血类似于低回声，而后血液内细胞成分及纤维析出，可出现液性暗区，几天之后积液进一步变成均匀的无回声区，有时可见出血分层现象，浅层为血浆成分，深层为血细胞成分或者骨髓成分。积液在几个星期内可以慢慢地被吸收，吸收过程中，血肿壁回声逐渐增强，边缘由清晰而变模糊。大的血肿如果吸收不良，血肿周边可见骨化的强回声，后方声影逐渐明显。大的血肿可在超声引导下穿刺引流，有诊断和治疗的临床意义。

四、幼儿颈部肌性损伤的超声表现

胸锁乳突肌损伤是幼儿时期的特殊疾病，此病是 一种良性可治愈性疾病，与分娩方式和过程有一定关系。胸锁乳突肌起自胸骨柄和锁骨胸骨端，斜向后上方，止于乳突。正常上下径 4 ～ 5 cm，前后径 0.4 ～ 0.8 cm，低回声，内部为纤细条状的肌纤维光带，结构清晰，其中部的血运由甲状腺上动脉分支的终末血管供给，正常情况下肌内血管走向由内向外延伸，多普勒频谱显示高速低阻型，由于此肌群走向、血供特殊，分娩时受牵拉、旋转、钳夹的影响，容易导致局部肌纤维断裂，肌内血管破裂或血管受压、血流停滞引起片状栓塞，以及损伤肌群的无菌性炎症反应等，从而形成局部的肌性损伤性假瘤。胸锁乳突肌肌性假瘤的病理变化，早期以肌细胞水肿、变性，纤维细胞断裂，炎细胞浸润和血管内皮细胞增生为主。中、后期主要是间质过度增生，其间散在的肌细胞、肌纤维出现不同程度的变性，包括肌细胞横纹消失、空化，肌细胞中间质增生，势必导致胸锁乳突肌纤维化。整个过程超声具有相应的图像表现：损伤早期（＜ 3 个月），局部以肿胀为主，所以其长径变化不大，甚至可以略长于健侧，局部结构模糊，血流丰富但不规则，体表感觉肿块较软。此期能进行干预，完全可以避免手术创伤性治疗。当然，正如一些学者所说，一部分轻征患者有自愈可能。本文早期病例中，就诊时病程均小于 2 个月，局部损伤区前后径＜ 1.2 cm，内部血流丰富，确诊后未经治疗，3 个月后随访肿块消失，但这仅占 5.5%。超声跟踪随访显示，肿块明显缩小，胸锁乳突肌长度与健侧基本相同，前后径＜ 1.0 cm，内部回声略高于健侧，血流减少，结构趋向清晰，外观已无明显差异。中期患者经过 2 ～ 3 个疗程的治疗，也收到良好的效果，纠正了斜颈。早期和中期患者未能得到及时的治疗，随着血块的退缩、机化，肌纤维的挛缩或由纤维结缔组织替代，使肿块发生质的变化，胸锁乳突肌长度越来越短于健侧，因肌肉的牵拉，头部逐渐向患侧歪斜，只能通过手术的方法来松解，以矫正斜颈。有的手术纠正了斜颈，但面颊大小差异却难以完全恢复，这是很遗憾的。此外，斜颈患儿胸锁乳突肌紧张、牵拉，必然导致颈椎生理曲度的改变。所以，早期诊断非常重要。

五、肌腱、韧带损伤

1. 肌腱超声解剖

韧带是连于相邻两骨之间的致密纤维结缔组织束，有稳固关节和限制其过度运动的作用。肌腱主要由平行致密的胶原纤维束构成，无收缩功能，其抗张强度约为肌肉的 112 ～ 233 倍，故骨骼肌受暴力时，通常是肌腹断裂或是肌腹与肌腱移行处撕裂，而不是肌腱断裂。

肌腱的超声长轴表现为线样强回声与低回声间杂的束状结构。肌腱周围是滑囊鞘，或者是厚厚的一层结缔组织，称为腱鞘，滑囊鞘的厚度通常不超过 2 mm。正常滑囊鞘内有稀薄的液体，超声表现为无回声暗晕围绕着肌腱。在长轴切面上，表现为肌腱两侧线状无回声。没有滑囊鞘（腱鞘）的肌腱，有一层厚的结缔组织层紧紧围绕肌腱，结缔组织纤维透过肌束使腱旁组织附着于肌腱上。血管和神经沿着这些纤维进入肌腱，疏松结缔组织和腱旁组织组成了腱纤维鞘，在声像图上，腱纤维鞘看起像围绕肌腱的强反射线。肌腱的横断面轮廓是圆形（肱二头肌长头腱）、椭圆形（跟腱）或矩形（髌腱）。

肌腱断裂是一种间接暴力所致的急性损伤，但往往有肌腱过度使用性受损的病史，局部可见凹陷、压痛，该处肌腱功能丧失。常见的有跟腱断裂、髌腱断裂、肱二头肌腱断裂、伸指肌腱断裂和手指屈肌腱断裂等。

2. 声像图表现

肌腱撕裂声像图表现大同小异，完全性撕裂表现为受累肌腱近端回缩，断端分离，肌腱回声连续性中断，急性期断端之间可见血肿低回声。陈旧性撕裂表现为断端纤维组织增生，中强回声瘢痕形成。部分性撕裂表现为受累肌腱局部增厚，纤维走行紊乱，部分纤维连续性中断，断裂处可见小的梭形低回声区，肌腱周围软组织可见水肿。

六、跟腱损伤

长轴观察肌腱纤维连续性完全（完全断裂）或者部分（部分断裂）中断，撕裂两端中间可见出血或者血肿充填。

1. 急性跟腱撕裂的超声声像图表现

纵切面扫查断裂跟腱明显增粗，前后径为 9 ～ 15 mm。跟腱回声部分性或完全性中断。损伤后 2 ～ 4 小时内断端及腱周可见出血，超声表现为中等强回声液体，内可见点状强回声声飘动；随着时间的推移，在 4 ～ 8 小时后断端出声可见跟腱断端低回声间隙，多呈“Z”字形，断端间距 5 ～ 13 mm；不完全断裂者跟腱纤维部分不连续，由于肌肉回缩，胫后肌群增厚，回声增强。横切扫查正常跟腱呈圆形或椭圆形，内见斑点状低回声与强回声存在。近端断裂时，跟腱增厚，其内出现斑片状低回声或无回声。动态观察，踝关节主动背伸展运动时，断端远端肌腱随背伸而离心运动，断端距离加大；被动跖屈运动时，断端间仍有低回声间隙。跟腱断裂时由于各向异性伪像的存在，可见到断端后方的干净声影。2. 慢性跟腱损伤的超声声像图表现

肌腱纤维连续性尚好，肌腱可增厚和稍变细。回声多增强，内可见钙化。在跟腱止点处多见低回声滑囊增厚且不均匀，Kager 脂肪三角肿大，回声减低或者增强，边界不清，跟骨结节表面不平整。

2. 跟腱断裂治疗后恢复期超声声像图表现

对于跟腱撕裂患者，非手术治疗常采取石膏固定，手术常采用跟腱缝合术。超声可观察跟腱的愈合不同时期表现。早期，即损伤后 1 ～ 2 周，非手术治疗超声表现为肌腱的回声逐渐增强并伴有体积的缩小，手术治疗则常表现为肌腱体积增大，回声减低；中后期，即损伤后 3 ～ 4 周，无论手术治疗还是非手术治疗肌腱愈合时肌腱内出现片状乃至束状强回声，肌腱体积逐渐缩小。但当跟腱延期愈合时，常可见到断端低回声内未见强回声纤维结构，损伤肌腱内出现钙化及骨化，还可见到因缝合线头所致的短棒状强回声，后方可见淡声影。恢复期彩超及能量图显示血流信号明显增多。

七、韧带损伤

1. 侧副韧带损伤

内侧副韧带撕裂超声表现可分为三度。

(1) Ⅰ度损伤：为微小撕裂或者疲劳损伤，没有明显的临床症状及不稳定性。声像图表现为低回声积液与 MCL 平行，这是由于水肿和血肿所致。

(2) Ⅱ度撕裂：为实质内的撕伤，不稳定性增加，低回声积液和韧带增厚可同时显示。

(3) Ⅲ度撕裂: 为完全性撕裂，不仅纤维完全性不连续而且低回声液体或血肿充填于撕裂处，浅、深层均受损。外侧副韧带 (LCL) 损伤较 MCL 损伤少见。完全性撕裂表现韧带连续性中断，伴有低回声血肿；部分性撕裂表现为韧带增厚边界不清，周围有积液或低回声。无论 MCL 撕裂还是 LCL 撕裂，多数患者急性期有明显的探头触痛。急性期或修复期，彩色多普勒显示血流信号增加。

2. 交叉韧带损伤

前、后交叉韧带撕裂时均表现为交叉韧带较对侧增粗，回声减低，纤维不连续，边缘不整，关节腔积液或积血。由于出血和渗出，软组织增厚，间隙增宽，回声减低或增强。

八、肌炎

1. 病理解剖特点

肌炎 (muscle inHammation) 属于软组织炎症的范畴。软组织炎症可因软组织本身各种感染所致，也可因骨、关节感染而引起，也见于结缔组织病 (如皮肌炎、多发性肌炎等)。病理上为组织炎症充血、水肿、渗出，可以呈局限性，也可呈弥漫性。

2. 临床表现

典型的临床表现为高热、寒战，局部受累部位皮肤发红、肿胀、皮温升高、可有压痛，脓肿形成后有波动感。实验室检查中性粒细胞增多，血沉加快。

3. 超声声像图表现

肌肉感染的病原菌类型和脓肿形成的阶段决定了声像图特点，一般脓肿显示为无回声区或混合性回声，通常呈椭圆形，大多数边界不清楚或不规则。当临床征象还不典型时，超声对早期诊断细菌感染是非常有益的，受累肌肉与正常肌肉的超声表现正好相反，受累肌纤维回声增强，纤维脂肪层肿胀、回声减低，可伴有感染性渗出液，与无症状侧对比发现受累肌肉厚度增加，随时间的发展损害将发展为中心坏疽的肿胀，并有脓性物质形成。超声表现为脓性低回声液体积聚并可见有回声的碎片，产气杆菌感染引起的脓肿，可出现液气平面，一个切面可能仅表现出强回声反射，而不能显示脓肿无回声区，在某些病例可以见到液平面。超声引导下脓肿穿刺引流，可明确病原菌类型，并可注射敏感抗生素起到积极的治疗作用。

4. 鉴别诊断

由化脓性肌炎发展而来的脓肿需与骨髓炎鉴别，化脓性肌炎所导致的脓肿位于肌肉中央，而骨髓炎形成的脓肿可见到脓性物质沿骨的轮廓形成窦道，并可见到骨膜抬高和液体使骨膜与骨皮质分离。此外，肌肉脓肿应与横纹肌溶解症、血肿等相鉴别。

九、肌疝

肌疝 (myocele) 是指肌肉突破肌膜或筋膜向外疝出，于皮下出现软组织肿块，大多具有可复性。与肌疝形成有关的筋膜缺陷是不常见原因，但肌痛常可见于外伤和手术后肌疝常常只发生于剧烈运动时并在休息后恢复。所以检查应在剧烈运动引起疼痛之后立即进行。

超声检查可以发现筋膜的缺陷及肌疝的范围，肌疝最常见部位是小腿的下 1/3 处。沿小的神经血管蒂形成的疝在肌疝中也很常见。肌肉疝出时，可见筋膜外椭圆形软组织回声，与筋膜下肌肉相连续，常为体位疝出，改变体位后大多数可复位。在急性期形成疝的肌肉由于纤维脂肪垫的聚集，表现为强回声，但如果肌疝持续存在，由于受累肌肉水肿至坏疽，表现为低回声。当肌肉被修复组织代替后，损害将保持低回声，如果怀疑肌疝，不应该用探头施加太大的压力。

十、骨化性肌炎

骨化性肌炎 (myositisossificans) 为进行性骨质结构于肌肉、结缔组织内沉积所引起的肌肉硬化的一种疾病。病因不清，一部分呈常染色体显性遗传。骨化性肌炎系指肌腱、韧带腱膜及骨骼肌的胶原性支持组织的异常骨化现象而言。骨外伤的一种并发症，又称创伤性骨化性肌炎。常见于儿童或青年。表现为奇特的先天性斜颈、扭转和颈部肌肉肿胀、变硬，但多数不伴疼痛，全身肌肉均可累及。剧烈运动或外伤可引起肌肉破裂、出血和血肿形成，多数患者血肿吸收，但亦可继发肌肉僵硬和骨化形成，最终引起受累肌肉相应关节僵直和残废。

1. 病理解剖特点

典型病例肿块呈灰白色，表面光滑，包膜完整，切缘为放射状较成熟骨小梁，中央区有交错排列的成骨细胞和成纤维细胞，中间区为稀少的骨样组织和新生不规则网状骨小梁，有较丰富的成纤维细胞。

2. 临床表现

常见于运动员和经常锻炼的人，60% 与外伤有关，可发生于肌肉、肌腱及筋膜，好发于肘、肩、大腿和臀部等处。早期局部关节肿胀、关育活动受限。后期关节局部症状消失，但活动范围明显受限，可触及骨性块状物。

3. 超声声像图表现

超声能早期发现病变，较好地显示病变的大小、范围及与邻近组织的关系。用超声很容易追踪骨化性肌炎的进展，而且可以在一定程度上反映病变组织的病理改变。急性期 (损伤 3 周内)，可显示损伤处类似非肿瘤性软组织肿物，内部结构紊乱不均质，与软组织肿瘤很难鉴别，在临床上则把损害当作肌层内可触及的坚硬肿块，软组织周边可见水肿，彩色多普勒显示肿块周边血流信号丰富。亚急性期 (损伤后 3 ～ 4 周)，其周边骨小梁形成并发生钙化，早期的钙化伴随肌肉的羽毛样结构，钙化呈不典型的中强回声，后方伴彗星尾，彩色多普勒显示肿块周边血流信号丰富。钙化主要分布于病变的外周，此为骨化性肌炎的特点。慢性期肿块不再增大，外周可见致密层状钙化强回声，表面凹凸不平，在病变进展过程中，声影逐渐明显。

十一、肌腱病

1. 病理解剖特点

肌腱病 (iendinosis) 是指由于肌肉纤维过度使用，反复强烈牵拉而引起肌腱胶原纤维退行性病变。以往诊断常用肌腱炎 (tendinitis)，但事实上并非单一的炎症，大多数情况下，常合并受累肌腱胶原组织变性，因此现在通称为肌腱病。肌腱病标本外观灰暗、淡棕黄色变性、腱实质变软。腱病胶原连续性中断，胶原结构松散，出现玻璃样变，病变组织中腱基质、成纤维细胞和成肌纤维细胞增加，可见结节钙化等，几乎无炎细胞浸润。

2. 临床表现

肌腱病主要表现为局部疼痛、压痛，肌腱增粗，局部运动功能障碍。

3. 声像图表现

(1) 有滑囊鞘的肌腱：急性期表现为肌腱增厚，回声减低或者增强，腱鞘明显增厚，并伴有滑囊鞘内液体增多，滑囊鞘积液在横切面观察为环绕肌腱的无回声。亚急性期，可见肌腱增厚，最常见的是肱二头肌长头腱，有些患者可以看到肌腱脱位。慢性期在超声最常见的是肌腱本身增厚，通常滑膜内液体不增多，常常伴有纤维化及钙化。与无症状侧对比观察是诊断的基础。但需要与风湿性疾病相鉴别，后者超声可发现滑膜内层不规则增厚，另外由于滑膜内富含淋巴管和毛细血管，彩色多普勒和能量多普勒可显示其内血流信号增多。

(2) 没有滑囊鞘的肌腱：髌腱肌腱病多见于运动员，在声像图上表现为局部或总体的肌腱增厚，增厚肌腱内局部可见低回声或者强回声区。增厚部位在近端接近髌尖处，远端常伴有胫骨表面不平整。

4. 肌腱病的治疗

传统肌腱病的治疗是局部长效激素封闭，但由于穿刺封闭的盲目性及不确定性，疗效不确定。由于可能注射到肌腱内，可加重肌腱的损伤至导致肌腱断裂。超声引导下反复穿刺，捣碎结节及钙化，造成损伤区域的出血及炎症反应，可取得良好疗效。祖国医学的小针刀治疗正是应用了这个原理，如果在超声引导下完成，可收到事半功倍的效果。

十二、跟腱腱病

该病是指跟腱组织变性及跟腱腱周组织的炎症，腱围炎多与跟腱炎同时发生但也可单独出现。在运动员及演员中较多见。是运动创伤中病期长且治疗困难的创伤之一，对训练影响很大。

1. 病因

大部病分是跑跳过多，跟腱局部劳损致伤。在一次激烈运动中出现跟腱疼痛者较少。一次激烈运动后经 1 ～ 3 天出现跟腱疼痛者 (一次练习劳损) 或动作练习过多受伤原因不明者 (逐渐劳损) 较多。运动鞋的局部磨损也可以引起此症。其他易发因素还包括血液循环不良、腓肠肌和比目鱼肌功能不良、体重增加、后足外翻、踝关节不稳等。使用喹诺酮类抗生素如环丙沙星会抑制跟腱内 PGE2 的生成，影响细胞活动的调节作用，引起跟腱腱病。

跟腱的基质是高分子聚合物，劳损以后，基质结合的水分下降，即成此症。长时间跑步后跟腱组织中的黏多糖增加，被认为是疼痛的原因。由于跟腱的血流下降和其“第二腱束”新陈代谢降低 (第二腱束中无血管，其营养是依靠弥散作用)，早期出现跟腱的脂肪沉着。此后，在腱束中出现腱动脉的粥样硬化，进一步因脂肪变及血管硬化形成的局部缺血引起钙质沉着，产生钙化性跟腱炎。

腱围的变化主要是血管受损所致，即反复牵拉撕裂腱围各层与结缔组织之间的血管，液体溢至层间，破坏了各层之间的正常弥散功能，影响黏多糖的吸水与放水作用，致润滑力降低，摩擦力增加。且血管破坏时，血浆与蛋白积聚于各层之间也可增加摩擦力，甚至引起粘连。

腱的变性，营养障碍学说还是有道理的，其发生可能是腱围血管破坏影响跟腱，也可能是血管本身被反复牵扯劳损所引起内膜增厚或局部运动过劳反复不断的长时血流加速加大，小动脉壁负担加重结果引起内膜增厚、管腔狭窄，以至供血不足，弥散供应作用不充分，渐渐继发跟腱纤维变性，特别是玻璃样变性。至于腱围的肥厚及粘连则为不断劳损或外伤撕裂及出血后结缔组织增生或机化的结果。至于跟腱钙化与骨化的发生可能是腱或血管壁的组织细胞或中胚叶细胞，由于外伤后或某些生长因子（如骨形态蛋白等）的作用，加上局部缺氧，使其分化成软骨岛，再进一步钙质沉着），然后再骨化。

特殊因素，如跟骨后上突过度突出，与跟腱形成撞击，造成跟腱局部慢性损伤，引发病理改变也是原因之一。该病可同时合并跟腱下滑囊炎，称为 Haglund 病。

2. 病理

跟腱病可以被认为是细胞基质对创伤适应的失败、细胞基质的合成和降解失衡造成的。

(1) 大体病理学特征：跟腱围肥厚充血，有的呈黄褐色，与腱组织紧密粘连，该部都可见横行血管，有的充血非常明显。跟腱本身也较粗大，硬韧，失去亮白色色泽，变成灰褐色，形态不规则，呈弥漫性、纺锤形和结节形增厚。

(2) 组织病理学特征：腱围组织都有血管增生及管壁肥厚、硬化，纤维结缔组织也增多。腱围组织中及小血管周围有小圆细胞浸润。腱组织缺少炎性细胞浸润，愈合反应很小，有跟腱呈玻璃样变，有的呈纤维变，有的腱纤维之间出现脂肪组织。也有的腱纤维中出现钙质沉着，或出现软骨岛，继发钙化和骨化。除上述变化外，腱组织中还可见到增厚的血管数增加，其中有的是从腱围侵入的。电镜下所见，胶原纤维变细，纤维间存在黏液斑和空泡，纤维内可见脂肪堆积，纤维失去正常的结构层次。

3. 临床表现

患者的疼痛程度可以反映病变的严重程度，早期疼痛于剧烈运动后出现，病变加重后运动时也出现疼痛，严重情况下，日常生活中行走和伸屈踝关节时也会发生疼痛。查体时，急性期跟腱弥漫肿胀，压痛多位于中 1/3，有时可触及捻发音，踝背伸时肿痛位置不随之改变。实际上急性期更多是腱围炎症表现，慢性期肿胀和捻发音明显减轻，跟腱局限压痛，可及结节性局限增生、肿胀，结节有明显压痛，随踝屈伸而位置改变。

关于跟腱炎及腱围炎产生疼痛的原因，认为是腱及腱围组织中的感觉神经被压迫所致。例如，有的病例主动屈或伸踝关节时都痛。背伸痛很容易理解，即由于腱纤维被牵扯压迫神经末梢产生痛，腱与腱围的粘连被牵扯产生疼痛。而跖屈时跟腱痛则很难理解，考虑原因主要是粘连在腱上的腱围被牵扯所致。至于为什么病的早期只引起运动前后痛而运动中不痛，其原因可能与踝屈伸展运动改善了部血液及淋巴循环有关。第二级腱组织中无滋养血管，其营养是依靠淋巴的流动交换而获得，消除了局部肿胀，减少了对感受器的压迫刺激，疼痛即减轻。生物化学因素如某些化学刺激物和神经递质如谷氨酸盐可引起疼痛，P 物质和硫酸软骨素也参与疼痛的形成。

4. 诊断

根据长期大量或高强度运动史，运动中或运动后跟腱区疼痛、肿胀、活动受限，查体跟腱可及肿胀、压痛或结节，屈伸踝时疼痛，多可诊断。辅助检查包括超声检查、X 线或 MRI。超声检查急性期可显示跟腱周围积液，慢性期可见腱围增厚、粘连，边界不清晰，跟腱纤维不连续，局部低回声区，局部跟腱水肿、增厚。X 线在跟腱跟骨止点区腱病或称末端病时显示止点区钙化和骨化。MRI 显示跟腱增粗，腱内高信号，跟腱下可以有高信号的滑囊炎，止点区有可能存在钙化或骨化。

5. 鉴别诊断

(1) 跟腱断裂：本病急性期跟腱肿痛，MRI 可显示腱内高信号，与跟腱断裂有相似之处。区别在于跟腱断裂患者俯卧位患侧跟骨结节较健侧明显延长，局部可及凹陷即明显压痛，Thompson 征（捏小腿三头肌试验）阳性，超声检查可显示跟腱连续性中断或部分中断。

(2) 腓骨骼腱和胫后腱病：由于两肌腱与跟腱位置接近，故可能混淆。诊断腓骨骼腱和胫后肌腱病的关键在于触及正确的解剖位置，两肌腱位于跟腱两侧，内外踝后方，分别触诊如有压痛诊断成立。查体时分别做旋前或旋后抗阻，诱发疼痛则为腓骨骼腱或胫后肌腱病。

6. 治疗

根据病理改变及发病机制，其治疗应根据病情的缓急分别对待。

(1) 急性期：减少运动，冷敷可减少水肿，减少血管增生，降低腱内代谢，减轻疼痛。非甾体类消炎药可短期应用，减轻疼痛。类固醇激素局部注射不推荐使用，存在增加跟腱断裂概率的可能。跟腱内注射小剂量肝素、透明质酸酶和抑肽酶可治疗腱内病变。其他如超声、激光、电刺激等理疗均可使用。

(2) 慢性期：治疗应以改善血液及淋巴循环为主，如用理疗及按摩等，但更重要的是安排训练，包括小腿三头肌的离心肌肉力量锻炼。慢速全脚掌着地跑也是有效的锻炼方法，对跟腱起较轻的牵扯作用，可以促使血液回流，改善局部的血液和淋巴循环，也可以将粘连的瘢痕拉长或松解，对消除疼痛肯定也有一定作用。对慢性病例经以上各种处理仍不能治愈者或已变成腱硬化症者，应手术治疗。

(3) 手术治疗：手术治疗主要是切除粘连的腱围组织，切除结节，纵向切开病变区跟腱，将变性组织切除。如果切除的病变腱组织较多，可取腓肠肌腱瓣翻转加固缝合。Haglund 病需同时切除跟骨后上突较突出的部分。对于末端病止点处的骨化不可切除过多，以免保留的正常跟腱组织过少而发生术后断裂。手术满意率为 75% ～ 1 oo%。

十三、陈旧性跟腱断裂

陈旧跟腱断裂往往是急性跟腱断裂后保守治疗失败，或医生误诊，或处理不当造成的。其中又以误诊所致的陈旧跟腱断裂最多。国外文献报道的误诊率为 20% ～ 30%。国内对陈旧跟腱断裂的报道中，误诊率最高达 66.7%。目前，划分急性跟腱断裂和陈旧跟腱断裂的分界线还不清楚。Carden 等认为，对于跟腱断裂发生在 1 周以内的患者，手术治疗和非手术治疗的疗效均比 1 周以上的好。他们经过 5 年的随访发现，断后 1 周内接受手术治疗的患者，平均跖屈力是健侧的 91%，而断后 1 周以上接受手术的患者的跖屈力只有健侧的 74%。所以，他们把 1 周作为分界线。也有人把 4 周作为分界线，他们认为断裂时间超过 4 周断端回缩较明显，此时采取端端缝合的手术方式往往有困难。

1. 病因

跟腱断裂后未及时就诊或接诊时出现漏诊或误诊，耽误病情后发展为陈旧跟腱断裂。

2. 病理

(1) 大体病理学特征：陈旧跟腱断裂的患者的术中观察可见皮下脂肪、跟腱腱围和跟腱之间均存在广泛粘连，而且均有腱周和断处的变性改变，以及断端间的瘢痕连接。断端与跟腱止点间的距离不等，多位于跟腱止点上 2 ～ 6 cm。跖肌腱可完整，腱的缺损长度不等。部分跟腱断端见断端滑囊。断端滑囊的产生原因还不清楚，可能与陈旧跟腱处的断端积血所致。跟腱断裂后，断端的跟腱及其周围组织发生局限性的缺血坏死，坏死组织被包裹而且合并周围组织的渗出可能是形成断端滑囊的另一原因。

(2) 组织病理学特征：对陈旧跟腱断裂处的组织标本进行显微镜观察发现腱组织和瘢痕组织中的大量毛细血管增生，在增生的血管中，有一些血管的内皮细胞增生，导致管腔狭窄，还可见到毛细血管的动脉化现象。腱纤维结缔组织增生、玻璃样变、纤维截段变和局灶性坏死。腱纤维间脂肪变性和黏液变性。腓肠肌亦可见肌纤维结缔组织增生，肌纤维断面失去正常轮廓，肌细胞排列紊乱，肌纤维发生局灶性变性、坏死改变以及肌纤维出现严重的脂肪变性等改变。

电镜下可见，组成跟腱的部分Ⅰ型胶原纤维发生溶解，较多的胶原纤维发生弯折、扭曲，同一平面的胶原纤维有横向断面和纵向断面共同出现，胶原纤维束的排列完全紊乱，而且还可见到腱纤维间有钙质沉着。邻近断端的小腿腓肠肌的肌纤维中，与大致正常肌纤维电镜比较，肌原纤维和肌小节的结构完全紊乱。从显微镜和电镜观察结果来看，跟腱断裂后，病理变化不仅仅局限于跟腱处，还会累及到小腿三头肌的肌肉部分，肌肉部分也出现了局灶性变性、坏死和肌纤维间大量纤维结缔组织增生等改变。因此，跟腱断裂后，小腿三头肌的变化不仅仅是失用性萎缩这一适应性改变，而且还存在着变性、坏死的破坏性改变。这可能是术后小腿三头肌萎缩较难恢复的原因，也与跟腱术后跖屈力下降、耐力下降有关。

3. 临床表现

患者表现为提踵无力及跛行，上下楼及上下坡时更明显。查体患者有跟腱延长、俯卧位时患侧踝关节休息位跖屈角度减小，跟腱断端间可及凹陷，或为增粗发硬的瘢痕连接，患肢提踵无力、跖屈抗阻无力。Thompson 试验（捏小腿三头肌）多为阳性，但部分患者该试验可疑或为阴性。

4. 诊断

凭上述检查往往就能对陈旧跟腱断裂进行确诊。MRI 可以了解陈旧断裂的瘢痕情况和范围，超生检查可以清楚显示断端滑囊的情况。

5. 治疗

陈旧跟腱断裂需手术治疗。手术治疗的方法很多，有 V-Y 短缩术、腓肠肌腱瓣翻转加固缝合术、跖肌腱加固术、腓骨短肌腱加固术、屈趾长肌腱加固术、阔筋膜加固术、腓肠肌的肌腱联合瓣加固术、涤纶片加固术、碳纤维条加固术、蛋白多糖线加固术、聚乙烯网加固术等。

通常，陈旧跟腱断裂的治疗一般遵循以下基本原则：充分利用腓肠肌腱瓣和跖肌腱，尽量不用其他部位的自体腱或人工材料；如断裂距跟腱止点较远，多用 V-Y 短缩缝合术；如断端在中部，且有均匀厚实的瘢痕组织连接，多用“Z”形缩短缝合术；如断端距跟骨结节较近，则同冠状劈开夹持近端短缩术；如断端的上外侧、下内侧或上内侧、下外侧腱组织较多，则用斜形短缩术；如清理掉断端的变性组织后，断端残留的可供利用的组织较薄弱，则用横断后重叠短缩术。在进行短缩术时，如有跖肌腱存在，均用加固缝合，如无跖肌腱存在，则翻腓肠肌腱瓣进行加固缝合，如短缩缝合已很牢固，又无跖肌腱存在，也可不翻瓣加固。

术后康复与急性跟腱断裂类似，由于陈旧跟腱愈合较慢，我们把石膏固定的时间由 6 周延长为 8 周。然后逐步开始垫跟行走、慢跑和快跑，半年后根据情况可恢复剧烈活动。

十四、结核性肌炎

结核性肌炎 (tuberculous pyomyositis) 应归类于化脓性肌炎，但由于其致病菌较为特殊，临床表现也与其他细菌引起的脓肿有所不同。

1. 临床表现

横纹肌受累，且多累及臀部及大腿肌肉，可单发也可多发。病史长，持续 1 月至数月，局部可触及无痛性肿物，无红、肿、热、痛等典型炎症表现，类似于冷脓肿，但无全身中毒症状，无其他活动性结核。实验室检查淋巴细胞升高，血沉增快。

2. 超声声像图表现

受累肌肉结构紊乱，层次不清，肌纤维较健侧模糊。受累肌肉较健侧回声减低，中央呈低回声，提示脓肿腔形成，低回声内部有时可见分隔，脓肿边缘与周边肌纤维分界不清，毛糙，偶见稍强回声脓壁。皮下组织水肿，有时可合并蜂窝织炎。彩色多普勒于脓肿周边可见较丰富的血流信号。

3. 鉴别诊断

超声引导下脓肿穿刺活检并化疗有确诊和治疗的意义。结核性肌炎主要应与其他细菌引起的脓肿相鉴别，结核性肌炎炎症反应较其他脓肿轻，以慢性炎症为主要表现，彩色多普勒有一定的诊断意义，结核性肌炎脓肿周边的血流信号较其他类型脓肿少。

第二节 常见关节损伤

一、膝半月板囊肿

1. 病因

膝半月板囊肿 (meniscalcysts) 归属于腱鞘囊肿，发生于半月板内及半月板周边，男性多见，多位于外侧半月板中 1/3。有学者认为是退行性变，与外伤有关；也有学者认为乃先天性所致，为滑膜样内皮所包绕的囊肿。半月板水平撕裂，滑液在损伤处聚集，可能形成囊肿；损伤后的炎症反应刺激滑膜增生，也可能形成囊肿。

2. 病理

半月板囊肿病理特点为纤维囊性肿物，可呈单房或多房性，其内为黄色胶冻样黏液，与半月板相连，多数伴半月板损伤，以水平裂为主。内侧半月板囊肿以体后部居多，外侧半月板囊肿以前体部及腘肌腱裂孔区居多。一般分为四类：

(1) 半月板内囊肿：半月板内的液体聚集，多见于外侧半月板前体部。

(2) 半月板周围囊肿：最常见的半月板囊肿，表现为半月板周围的囊腔或液体聚集，多伴有半月板的水平撕裂。

(3) 滑膜性囊肿：多与遗传或先天因素有关，表现为关节囊的小袋状突起，不伴有半月板撕裂。

(4) 半月板关节囊分离：多为内侧半月板与内侧关节囊及内侧副韧带深层分离，内有液体，并非严格意义上的半月板囊肿。

3. 超声声像图表现

典型半月板囊肿表现为圆形或椭圆形无回声，单房或多房，囊肿壁回声稍强，内部回声均匀，有时可见细点状或碎屑状中强回声，后方回声增强，并与半月板关系密切。半月板囊肿分为三型：半月板内囊肿、半月板旁囊肿和滑膜囊肿。半月板内囊肿位于膝关节囊中半月板内，典型声像图表现为半月板楔形低回声内有边界清晰的无回声，后方回声增强。半月板旁囊肿多处严膝关节囊与深筋膜之间，多与半月板有蒂相连，大的囊肿可在胫侧副韧带之后穿过关节囊，在膝关节屈曲位时，向腘窝伸展。

4. 诊断与鉴别诊断

半月板囊肿常发生于 20 ～ 30 岁男性，外侧较内侧更容易发生。发病原因尚存争议，膝关节疼痛，发现肿物是最常见的症状。可能伴有半月板损伤症状，有个案报道外侧半月板囊肿压迫腘动脉导致下肢缺血，并有报道腓总神经受压导致垂足。查体在关节线附近可明显触及肿物，尤其是前外侧，肿物可以有压痛，但无红肿。Pisani 征 (+)，肿物在关节伸直或稍屈曲时明显，完全屈曲时消失。

有时症状和体征均不明显，须通过辅助检查 B 超、MRI 等检查才可确诊。超声检查可以发现液性暗区，MRI 检查是诊断半月板囊肿的最佳手段，一般囊肿在 T_1 加权像上呈均匀的低信号，在 T_2 加权像上呈明显的均匀高信号，其内液体的信号与关节液相近，有时由于水分吸收后囊液黏稠或有血性液体，T_2 加权上信号强度可能呈中等或中高信号。MRI 同时可以显示半月板的损伤和与囊肿的关系，以及与周边组织的相关性。半月板囊肿分为半月板内囊肿和半月板周围囊肿。注意与腘窝囊肿、脂肪瘤、纤维瘤及滑囊炎鉴别。

5. 治疗

半月板囊肿的主要治疗方法是手术。

(1) 半月板内囊肿：关节镜下部分切除半月板及囊肿，并尽可能多保留半月板。关节镜采用常规前外及前内入路即可。

(2) 半月板周围囊肿：单纯切开行囊肿切除常忽略半月板损伤的处理，容易遗留症状或复发，囊肿切除后须同时处理伴随的半月板损伤及其他关节内损伤。目前膝关节半月板周围囊肿的治疗有以下几种方法。

①切开手术：切除半月板囊肿及损伤的半月板。由于半月板在正常膝关节活动中的重要作用，半月板切除后关节软骨会发生严重的退变，同时切开手术创伤大，不利于术后的恢复，目前多不提倡。但对严重的半月板撕裂及巨大的半月板囊肿，仍不失为可选方法之一。根据囊肿所在部位行髌旁内侧或外侧纵或斜切口，切口向下延伸时注意隐神经皮下支。关节线水平的横行切口也可采用，但限制了关节内其他结构的探查。

②关节镜手术：目前最常用。可以同时处理囊肿及关节内的伴随损伤。关节镜入路同前，根据关节镜探查的半月板损伤情况，修整、缝合或切除半月板，术中尽可能保留半月板组织，开放囊肿在关节囊上的通道口，可见有黄色胶冻样或血性囊液流出，并可用刨削器伸入其中抽

吸囊液，或用钳伸入其中将内容物及囊壁切除。如囊肿消除不满意，可以辅以外侧挤压或经皮针刺抽吸。术后优良率可达 89%。

③切开手术辅助关节镜手术：如囊肿较大，关节镜下处理关节内损伤完毕后，切开直接切除囊肿，并用可吸收线缝合囊肿与关节腔的通道，以防其复发。

(3) 滑膜性囊肿：操作方法同半月板周围囊肿。

(4) 半月板关节囊分离：在关节镜下处理关节内损伤完毕后，需镜下或切开缝合内侧半月板边缘与内侧关节囊及内侧副韧带深层之间的间隙，以消除症状。

6. 术后康复

利用夹板或其他加压包扎方法固定患膝 1 周，早期即开始股四头肌舒张收缩练习。术后 2 天可以开始下地负重行走。1 周后去夹板，改用弹力绷带固定，并逐步开始关节屈伸练习。根据半月板切除情况及关节软骨损伤情况，2 ～ 3 个月完全恢复日常活动及训练。

二、膝关节半月板损伤

1. 病理解剖特点

半月板为半月形的纤维软骨盘，切面呈三角形，半月板主要成分为含有大量弹性纤维的致密胶原纤维，表面为薄层纤维软骨。半月板外缘较内缘肥厚，外缘与关节囊相接。内侧半月板呈“C”形，前角薄而尖，后角较前角宽大，前角在髁间隆起之前紧密附于胫骨及前交叉韧带，后角在后交叉韧带前方附于髁间隆起后方，边缘肥厚，中心薄，与关节囊紧密相连，基于上述特点内侧半月板在外伤时更易破裂。外侧半月板近似“O”形，前角向内附于胫骨髁间隆起之前，后角附于髁间隆起之后，并在内侧半月板后角附着之前，外侧半月板与关节囊之间隔以腘肌腱，活动度较内侧半月板大。

半月板损伤以撕裂为主，组织学上表现为纤维软骨分离断裂，沿胶原纤维的方向形成水平状的离断层。半月板损伤主要是因为：股四头肌萎缩易使半月板损伤；当膝关节处于内旋或外旋状态时，膝关节同时屈曲，半月板活动减少，被固定于胫骨上，同时受到股骨和胫骨的挤压与研磨，使半月板易损伤；剧烈运动时或某些体位（如蹲位、盘腿坐位等）使半月板易损伤。

2. 临床表现

半月板损伤主要体征是弹响、交锁及关节间隙压痛，有时合并膝关节周围肌肉萎缩，McMrry 试验阳性。

3. 超声声像图表现

正常半月板为膝关节内倒置的三角形低回声。三角形尖端指向关节间隙，底部朝向皮肤。另外膝关节积液使半月板、关节内游离体及滑膜也可清晰显示。在声像图，当半月板内出现线样低回声到达其游离缘或关节面时，可诊断为半月板撕裂。正确判断半月板撕裂的部位、形态，对于半月板手术方案的制定有重要的意义。根据半月板撕裂大致可以分为以下几种类型。

(1) 纵向撕裂型：撕裂方向与半月板长轴平行，最常见的是半月板后角的损伤，以纵形破裂为主，表现为膝关节轴位上，半月板回声不均，若裂隙较小时，可见散在的低回声区或呈线状。若断裂间隙较宽时，则可见两强回声的断端之间可见带状低回声，或三角形尖端消失，其内见长条状低回声。三维超声重建可以明确诊断纵向撕裂的范围和形态及其与周围结构的关系。

(2) 水平撕裂型：表现为半月板内异常低回声与胫骨长袖平行，达一侧关节而或至其游离缘，声像图表现与纵向撕裂类似。半月板囊肿常常继发水平位撕裂。

(3) 斜行撕裂：矢状位半月板撕裂的低回声可达关节面的上缘或下缘。斜行撕裂易于在冠状位显示，斜行撕裂与纵向撕裂在二维声像图上不易区分，但三维超声可以明确区别两者。

(4) 垂直撕裂：表现为矢状位半月板内出现与其长轴垂直的线状低回声，以外侧半月板的内 1/3 多见。

(5) 伴随病变：半月板撕裂常常伴有膝关节积液或积血、腘窝囊肿、半月板囊肿、滑膜损伤、侧副韧带或交叉韧带损伤、关节内游离体、关节软骨损。

(6) 手术后改变：手术后的半月板声像图改变因术式不同而有所差异。半月板手术方式包括半月板缝合、次全切除和全切除。一般而言，单纯边缘性撕裂可通过缝合的方式治疗，因其靠近关节囊，可有血供，声像图上可见肉芽组织回声，彩色多普勒可见较丰富血流信号，一段时间后可见瘢痕组织形成。术后患者症状消失，但较长时间内半月板仍可见低回声，如果在随访中发现有新变化，不应排除再次撕裂的可能。半月板全切术后，半月板回声消失，代之以强回声钙化的关节软骨，关节腔呈真空现象，也可见软骨囊变、硬化等表现。

4. 鉴别诊断

典型的半月板撕裂通过检查往往可以正确的诊断，但在临床上有的半月板撕裂症状与体征不特异，需要和以下疾患鉴别。

(1) 关节侧副韧带损伤：韧带损伤部位有压痛，体部损伤时压痛可能就位于关节隙周围，此时应仔细检查压痛点，做侧方应力试验和半月板检查，如果侧方应力实验开口感明显且半月板损伤的体征阴性，则可排除半月板损伤。磁共振检查、超声检查有助于鉴别。

(2) 交叉韧带损伤：交叉韧带损伤时多合并半月板损伤，在诊断半月板损伤的同时一定要检查韧带。前后抽屉试验和 Lachman 试验阳性则提示前后交叉韧带有损伤。一般鉴别不难，但容易被忽略而造成漏诊。

(3) 髌骨软骨病及内外侧间室软骨病：可以引起假交锁，容易混淆。髌骨软骨病有自身的一系列检查为阳性，而麦氏征、摇摆试验为阴性，可以以此排除。内外侧间室软骨损伤可以有关节隙压痛，但半月板损伤体征多阴性，同时借助关节造影和磁共振可以发现软骨损伤的情况。

(4) 慢性滑膜炎：可以因为滑膜增生肥厚嵌入关节隙而出现疼痛、交锁等类似症状。查体也容易混淆，磁共振检查多可以鉴别，少数需关节镜检查最终诊断。

(5) 关节游离体：有交锁症状，易与半月板损伤混淆。鉴别要点是游离体交锁的部位不固定，多为游走性，而半月板损伤的交锁为一侧关节隙的固定性交锁。X 线检查可以显示骨性游离体，磁共振可以显示半月板形态，均有助于鉴别。

(6) 半月板变性或半月板周围炎：病史及查体不易鉴别，需关节造影和磁共振检查来诊断。

(7) 膝外侧疼痛综合征：为膝外侧结构的微小损伤，常在局部形成滑囊炎。仔细检查压痛点及局部封闭可以鉴别。

(8) 膝内侧副韧带滑囊炎：内侧副韧带周围可以形成滑囊炎，引起膝关节屈伸痛。通过触诊检查局部压痛点和局部封闭可以区分。

5. 治疗

半月板撕裂的治疗应强调个性化，根据患者损伤部位工程度，患者的职业、要求不同，选择合适的治疗方案与时机。随着半月板研究的不断深入，目前对半月板治疗的原则是早期发现，早期治疗，尽量保留半月板组织及半月板功能。

(1) 非手术治疗

①急性期：急性损伤后一般有疼痛和轻度肿胀，如果没有交锁，可以应用夹板包扎固定2～3周，服用非甾体类消炎药止痛，加强股四头肌力量训练。如不再出现症状，可以继续保守治疗和康复训练、逐渐恢复训练比赛。如果肿痛反复发生或伤后有交锁症状，一般考虑手术治疗。关节交锁可以通过手法解锁。但此类患者容易发生再交锁，软骨损伤的可能性将增大，应该予以手术治疗。

②慢性期：一般稳定型半月板纵裂，裂口＜10 mm，或者非全层撕裂(＜50%)多无症状，可以保守治疗。陈旧损伤如果症状不明显者可以训练比赛，但如果从事的运动项目需做扭转动作较多，应该考虑早期手术治疗，以免损伤加重，造成软骨的严重磨损。症状明显者则更应尽早手术治疗。

(2) 手术治疗：随着关节镜技术的进步，半月板撕裂的治疗手段也得到了加强。关节镜技术不仅损伤小，而且视野更佳、不会有残留损伤。目前基本所有的半月板疾病均可在关节镜或关节镜辅助下进行手术治疗。由于半月板组织撕裂后愈合能力差，且关节镜手术创伤小，恢复快，可以早期进行半月板缝合，避免后期不必要的半月板切除以及减少半月板损伤后的继发病损，现在半月板撕裂后大部分医师选择早期手术治疗，进行保守治疗的半月板撕裂已越来越少。

通常采用常规关节镜前外和前内入路。在关节隙的上缘髌腱旁0.5～1cm做纵或横行切口，长约lcm，切开皮肤及皮下组织，用锐的套管针穿透深筋膜及关节囊，感觉有突破感即可，不可穿刺过伸，容易伤及关节内组织，然后用钝的套管针连同套管穿刺入关节，抽出钝的套管针置入关节镜。根据损伤类型的不同对半月板进行切除、缝合等处理。目前为了避免半月板切除后的软骨继发损伤，半月板移植也在临床上逐渐采用，短期临床效果尚可。

①半月板新鲜化处理和穿刺：对于稳定的非全层撕裂和纵裂口宽度不到1 omm，撕裂部位位于红区或红白区者，可以采用新鲜化处理和穿刺。在关节镜下用半月板锉和刨刀将裂口磨平，制造新鲜创面，同时用穿刺针在裂口处垂直半月板走行穿刺数针，达滑膜缘，以利于出血形成纤维素粘连和边缘血管的增生，促进愈合。

②半月板缝合：经典的半月板缝合指针是位于红区或红白区＞1 omm的单纯纵裂，半月板组织没有变性或形态异常。现在对于血供丰富区域的横裂或层裂也有作者进行缝合。年纪轻的患者愈合率高，但年龄也不是绝对的影响因素。手术可以切开或者在关节镜下完成。早年由于器械和关节镜技术的原因多切开，现在绝大多数的修补都在镜下完成。关节镜下缝合技术分为由内向外、外向内和全内缝合三类。由内向外技术是在关节镜下由关节内向外将缝线的两端分别经裂口穿出皮外，并另做小切口将缝线于皮下关节囊外打结固定。缝合外侧半月板后角时需另做后外切口，并保护血管神经后进行。由外向内技术是在关节镜下将缝线经穿刺针穿入裂口两端，再由另一穿刺点用双股引导线将缝线拉出，另做小切口在关节囊外打结固定。此法适用于半月板前角和体部缝合，对于后角，特别是外侧半月板后角，因容易损伤神经血管，不宜采用。全内缝合技术是在缝合材料和关节镜下缝合技术发展后建立起来的。

目前全内缝合的器械较多，有半月板箭、TFix、Rapid-Lock、Fast-Fix等，半月板箭操作方便，半月板箭的螺纹为倒刺状，使半月板裂口的固定较牢固。T−Fix 是缝线的一端连有微型可吸收棒，经裂口纵向穿入半月板滑膜缘，拉紧时可吸收棒横行卡住，穿入第二根缝线后两线拉紧，镜下打结，即完成一次缝合。Fast−Fix 缝合技术在生物力学特性方面基本等同于垂直褥式缝合，缝合强度很高，操作也比较简便。使用任何一种缝合方法前，需要用半月板锉和刨刀将裂口新鲜化处理，以提高愈合率。缝合后需再探查损伤缝合处的稳定性，如缝合张力差，须再增加缝合针数。

③半月板部分切除：半月板撕裂较局限，周缘组织结构稳定，可以进行部分切除，适用于未达红区的横裂、斜裂、水平裂、瓣状裂、半月板变性和不可修补的纵裂。目前对于层裂切除较薄层的组织后，如果剩余部分的张力好，也可以进行保留。部分切除后的剩余的半月板一定要再检测一下半月板的张力与稳定性。保留部分完好的半月板对减少生物力学改变和继发软骨损伤有一定作用。

④半月板全切除或次全切除：严重复杂裂、退行性撕裂或范围广泛的层裂到了半月板滑膜缘，破坏了半月板的稳定性时半月板往往难以进行保留，须进行全切或次全切除。全切时要尽量将不稳定的半月板组织切除完全，勿残留不稳定前、后角等。外侧半月板全切时注意勿伤及腘肌腱。进行半月板成型或切除时可以使用钳逐步修整半月板组织，也可以使用钩刀或推刀大块切除半月板组织，使用后者进行操作时可以提高效率，但因容易造成误损伤，所以需要对关节镜技术熟练掌握后才能使用。

⑤半月板移植：在半月板被部分或完全切除后如果早期开始出现负重疼痛时，为防止关节软骨损伤的进一步加重可以采用半月板移植。膝关节骨关节炎或大面积的软骨损伤；股骨髁或胫骨平台半月板超过 10 ～ 15 mm 的全层软骨缺损；股骨髁变形；关节不稳；力线不正；年龄＞ 50 岁或过度肥胖的患者不适合半月板移植。合并下肢力线异常或关节不稳的可以先进行力线矫正或韧带修复重建再行半月板移植，目前也有同时进行大面积软骨修复与半月板移植的报道。移植的半月板可以是人工半月板 (胶原半月板，CMI)，也可以采用同种异体半月板。人工半月板多应用于内侧半月板部分切除术后。同种异体半月板可应用于内外侧半月板切除后。移植时采用关节镜下或切开半月板缝合技术。目前已有不少成功应用于人体的报道，移植排斥反应很低。近年来，很多学者开始尝试组织工程半月板来移植重建半月板，即通过骨髓干细胞在体外诱导分化为软骨细胞并种植于支架，一般采用胶原支架，形成纤维软骨样组织，类似半月板组织，再移植入体内，达到重建缺失半月板的效果。此方法正处于动物实验阶段，相信不久后可应用于临床。

(3) 康复

①半月板缝合：术后即开始股四头肌练习，如直抬腿和肌肉收缩练习。四周内避免主动活动，被动屈膝练习保持在 90° 范围内，减少对半月板的应力。4 周后练习主被动屈膝，尽快达 120° 以上，术后 8 周后开始负重练习。在活动度、肌力和柔韧性达健侧的 9 o% 以上后恢复运动。

②半月板部分或切除术：半月板部分切除、全切除术后即可负重，可进行股四头肌力量练习，出血期后即可活动度练习，4 ～ 6 周酌情恢复正常活动。

三、盘状半月板

1. 病理解剖特点

盘状半月板又称盘状软骨，以外侧半月板多见。国内发生率比国外高，好发于双侧。盘状半月板的发病机制尚不明确。不少学者认为，半月板在胚胎早期皆为盘状，在发育过程中，软骨受股骨髁的挤压而逐渐吸收成半月状。另有学者认为，盘状半月板是肥厚增生的结果。Smillie 将盘状半月板分为：原始型、幼儿型和中间型三型。

(1) 原始型：完全呈盘状，中央最厚。其中央部分几乎与边缘部分厚度一样。胫骨髁与股骨髁的相对关节面不直接接触，完全被增厚的软骨盘分开。

(2) 幼儿型：近似正常婴儿的半月板，仅半月板中间部分增厚，前、后角并不增宽。

(3) 中间型：呈肾型，中央部薄，游离缘有切迹。前、后角较正常增厚。

2. 临床表现

由于盘状半月板与胫骨—股骨关节不匹配，故容易导致半月板的损伤和退行性改变。盘状半月板撕裂以水平撕裂和复合撕裂为主。外侧盘状半月板常合并小腿腓侧畸形。过度活动的盘状半月板在 McMarry 试验时，半月板可膨出关节间隙，患者在膝关节伸展时，可闻及高凋弹响，系由胫股挤压盘状半月板而引起。

3. 超声声图表现

盘状半月板较正常半月板厚、大、宽，半月板弥漫性增厚，但以中央部、半月板前角增厚为明显。正常半月板呈倒置的三角形低回声结构消失，代之以梯形或长条状低回声。盘状半月板中央最薄处，厚度大于 3 mm；外侧游离缘明显较健侧增厚。由于半月板增厚，股骨与胫骨关节面不相接触。盘状半月板内部回声不均，似呈分层状，若合并撕裂内可见散在的点状低回声区或呈线状。若断裂间隙较宽时，可见两强回声的断端。半月板退行性改变时，可出现退行性变囊肿。

4. 治疗

主要是盘状半月板切除，有的也可以进行成型手术。盘状半月板损伤多为较大层裂，且损伤多靠近腘肌腱间隙处，或合并前后角的边缘分离，因此很多损伤的盘状半月板难以保留。盘状半月板的成型要谨慎，对于损伤较轻，撕裂局限的患者可以进行成型，成型时一定要仔细探查，避免遗留损伤，由于盘状半月板较厚，开始时难以探查清楚，可以先进行部分切除待间隙显露后再详细探查，同时还要确认盘状半月板的前后角止点完整，滑膜缘连接完整，坚强。除了盘状半月板体部修整外，还要对前后角进行修整，使前后角宽度适当。另外成形后要进行屈伸测试，如果仍有弹响，说明半月板仍较厚或不稳定，须将剩余半月板组织削薄。盘状软骨切除后因该侧空虚，患者有不适感，需 1 ～ 3 个月才能适应。目前对于不可避免的盘状软骨全切的患者，可以一期进行半月板移植，也可以在患者出现负重疼痛，软骨未出现大面积损伤前进行二期的半月板移植。

四、胫骨结节骨软骨病

1. 病理解剖特点

胫骨结节骨软骨病又称为胫骨结节骨骺炎、骨软骨炎、无菌性坏死、牵引性骨骺炎。最先由 Osgood 和 Schlatter 报道，故又名 Osgoog-Schlatter 病。本病好发于 10 ～ 15 岁好运动的男性，单侧多见，双侧亦不少见，本病有自愈倾向。胫骨上端骨骺呈舌形向前下方延伸为胫骨结节骨骺，髌韧带止于此，使它经常承受牵引张力。18 岁以前的青少年，骨骺未愈合，该结节与胫骨主干以软骨相联系，软骨下方的新生骨比较脆弱。胫骨结节的血供主要来自髌韧带。股四头肌肌肉收缩使髌韧带附着处张力增高并肿胀，从而引起胫骨结节骨软骨炎。外伤或剧烈运动可导致胫骨结节疲劳性损伤，甚至撕脱骨折，血供中断，进而引起骨骺缺血性坏死。髌韧带的牵拉使胫骨结节处的成骨细胞活动活跃，使髌韧带及附近的软组织骨化，并形成新生的小骨，新生骨在组织学上与骨化性肌炎的骨化组织类似。胫骨近端骨骺可早期融合，导致高位髌骨和膝反屈等并发症。

2. 临床表现

外伤史常不明显，局部疼痛及胫骨结节部肿大、压痛。主要为膝前方的局限性疼痛。患儿上下阶梯、跑、跳时疼痛明显。下跪时局部受髌韧带紧张牵拉，直接压迫而疼痛更为加重。休息后疼痛可缓解或消失。望诊和触诊可发现髌腱肥厚，胫骨结节增大，压痛点在髌腱附着点处。膝关节无肿胀或积液，浮骸试验。膝关节在抗阻力伸直时或充分屈曲下蹲时疼痛加重。因为该两项检查使髌腱对胫骨结节拉力增加之故。

3. 超声声图表现

早期受累侧髌韧带明显增厚，回声减低，纤维走行不规则，髌韧带下可见多个强回声小骨片；周围软组织水肿、增厚，回声不均，血流信号增多。随着病程进展，增厚的髌韧带内可见游离的圆形或椭圆形强回声钙化灶，胫骨结节较健侧增大，形态不规则，粗糙不平，有时可见骨赘形成。病变后期，髌韧带内的钙化灶呈强回声，表面凹凸不平，在成熟过程中，声影逐渐明显。钙化灶逐渐与胫骨结节相融合，可形成较大的强回声突起。探头加压，胫骨结节处可有压痛，变换膝关节位置后，可见钙化来源于髌韧带下方，与胫骨结节关系密切。彩色多普勒和能量多普勒可显示其内有低速血流信号。X 线、CT 可显示胫骨结节骨骺不规则增大，有时可见骨质破坏，髌韧带内高密度钙化之特征性改变。

4. 影像学表现

局部软组织肿胀为重要的基本征象，尤以髌韧带的增大或增厚为著，以后肌腱可产生继发性钙化或骨化。胫骨结节骨骺不规则增大，密度不匀，有节裂或边缘光滑的游离骨块。结合临床，本病诊断不难，但常需与健侧对照观察。

5. 鉴别诊断

需与胫骨结节撕脱性骨折鉴别。与撕脱骨片不同之处是与骨块相对应的干骺端骨缺损处较大，且边缘较光滑。另外游离骨块的边缘也较骨折片完整。

6. 治疗

以减少运动量为主，本病可自愈。根据症状轻重，采取制动或不制动。在急性期间，应将膝部保持于伸直位，可用石膏托固定，患儿仍可行走，若局部疼痛严重，则卧床休息，至疼痛消失为止。固定期一般 4 ～ 6 周，待症状缓解后，逐渐恢复活动。为了止痛可行可的松局部封闭，每周一次，2 ～ 3 次即停。同时可用热敷及按摩消除肿胀。

钻骨法已很少使用。如胫骨结节过大，待骨骺完全闭合后，再考虑切除。为消除残余畸形及膝生理性的后遗症状，采用胫骨结节移位手术。

第三节 其他

一、肋软骨炎

肋软骨炎 (chondritis) 又称为 Tietze 病，是一种自限性非化脓性软骨炎。以第 2 ～ 4 肋软骨发病为多见，受累肋软骨局部肿大，压痛。肋骨受牵拉时，疼痛加剧。

1. 病因

(1) 非特异性肋软骨炎

其病因尚不明确，可能的原因如下：

①病毒感染，许多病例报道患病前有病毒性上呼吸道感染病史。

②胸肋关节韧带慢性劳损。

③免疫或内分泌异常引起肋软骨营养障碍。

④其他原因，可能与结核病、全身营养不良、急性细菌性上呼吸道感染、类风湿性关节炎、胸肋关节半脱位以及胸部撞击伤、剧烈咳嗽等损伤有关。

(2) 感染性肋软骨炎：原发性感染较为少见，一般经血运途径而感染，其致病菌常为结核杆菌、伤寒杆菌或副伤寒杆菌，胸部外科手术后感染引起的软骨炎较为多见，其致病菌主要为化脓性细菌和真菌。

2. 临床表现

(1) 非特异性肋软骨炎：患病初期患者感到胸痛，数日后受累肋软骨部位出现肿胀隆起、钝痛或锐痛的肿块，发生部位多在胸骨旁第 2 ～ 4 肋软骨，以第 2 肋软骨最常见，偶尔也可发生于肋弓。本病多侵犯单根肋骨，偶见多根或左右两侧肋骨同时受累。局部压痛明显，疼痛剧烈的向后背肩胛部或侧肩、上臂、腋窝处放射，深呼吸、咳嗽、活动加剧。由于病灶在乳房内上方，同侧的乳房也有牵涉性疼痛，女性患者误以为乳房疼痛而就诊。病程可持续几小时或几天，但可复发，常在数月内自愈，个别可持续数年。

(2)感染性肋软骨炎：局部皮肤会出现红肿热痛，以胸痛为主，大都以此首发，程度轻重不等，患者因胸痛不敢深呼吸、咳嗽，易引起肺部感染，软组织坏死可形成脓肿，脓肿溃破可形成窦道。患者往往有明显的全身性感染症状。

3. 辅助检查

(1)X 线检查：非特异性肋软骨炎胸部 X 线检查不能发现病变征象，但有助排除胸内病变、胸壁结核、肋骨骨髓炎。感染性肋软骨炎。感染性肋软骨炎胸部 X 片可显示局部软组织肿胀及骨质破坏，还可排除局限性脓胸，X 线碘油窦道造影还可显示病变的范围。

(2) 超声检查：声像图表现为肋软骨与骨移行处肿大，局部回声减低，内部回声可见不均匀的点状回声，受累肋软骨局部透声较健侧增强，高频探头可显示增厚的软骨膜，骨质无破坏，连续性好，周边无液性暗区。肋骨和胸骨无异常回声。肋软骨炎主要与胸骨肿瘤或肋骨肿瘤相鉴别，肿瘤主要有骨质的破坏，表现为骨质连续性中断及有异常血流信号的出现。

(3)CT：检查发现病变部位，能很好地显示软骨肿胀及骨化等。

(4)MRI：能够显示骨、软骨、滑膜及骨髓的活动性炎性改变，特异性和敏感性较高。

(5) 实验室检查：血常规、血磷、血钙、血沉、碱性磷酸酶等。

4. 诊断

依据病史、临床表现以及胸部各项辅助检查即可明确诊断。

5. 治疗

(1) 非特异性肋软骨炎：肋软骨炎一般只作对症治疗，如服用镇痛药、热敷、理疗或普鲁卡因局部封闭。全身或局部应用肾上腺皮质激素也有助于减轻症状。急性期可可选用激素，如泼尼松或地塞米松。疼痛剧烈者，可用利多卡因 5 ml 加曲安奈德于痛点直接注射。

长期药物治疗而疼痛未能缓解，影响患者情绪和工作，或不能排除局部恶性肿瘤者，可考虑施行肋软骨切除术。

(2) 感染性肋软骨炎：先行保守治疗，采用针对性抗生素有效控制感染，对症镇痛。上述方法无效时，需手术治疗。

6. 预防

(1) 由于本病的发生可能与上呼吸道感染有关。因此，作好预防首先要避免上感。经常开窗通气，使室内空气新鲜。少去公共场所，多参加体育活动，增强自身的抵抗力。必要时注射流感疫苗。

(2) 日常注意保暖，防止受寒身体出汗时不宜立即脱衣，以免着凉。衣着松软、干燥。避免潮湿。注意劳逸结合，切勿过于劳累。

(3) 劳动操作时，提高防护意识，搬重物姿势要正确，不要用力过猛，提防胸肋软骨、韧带的损伤。

(4) 多吃蔬菜、水果，多食增强免疫作用的食物，如牛奶、鸡蛋、鱼类等，忌食辣椒等辛辣刺激的食物及含大量动物脂肪的食品，戒烟，不喝烈性酒。

二、臀肌挛缩症

1. 概述

臀肌挛缩症多是由于婴幼儿或青少年局部注射抗生素引起，其原因可能是所注射的药物使局部体积增大压迫肌束和毛细血管及药物的毒性或溶解药物的介质的作用。使注射部位的肌肉纤维化，已有肌内注射性纤维化发生于臀大肌、三角肌、股四头肌、肱三头肌的报道。但是单纯的注射性因素有时无法完全解释某些病例，发病机制可能还与瘢痕体质、免疫因素和遗传因素有关。

2. 病理

臀肌挛缩症在病理上可以分为 3 种，肿块型：臀部可及结节状硬块；膜型：臀肌筋膜成片状挛缩；束带型：臀肌筋膜成束状挛缩。其各自的临床表现有所不同。臀大肌的挛缩主要发生在上部纤维，肌肉纤维被瘢痕组织替代。多数病例深达肌肉全层，且与正常组织界限不清；有些仅发生臀肌筋膜的增厚，臀大肌本身病变不重；也可以合并臀中肌和臀小肌甚至梨状肌的挛缩。这可能与注射药物的部位有关。

3. 临床表现

为继关节外展外旋畸形，尖臀，因膝关节不能靠拢而“绕膝症”(+)。有些病例可触及硬索条物，严重者有皮下粘连成板状硬化块。髋部弹响也很常见弹响是髋在屈曲、内收或内旋时，挛缩的臀大肌瘢痕条索在大转子表面滑动引起的，可以触及或闻及。有时可以表现为膝关节的不适甚至疼痛。查体 Ober 征阳性。一般影像学表现为阴性，但有文献报告臀肌挛缩患者多可在骨盆平片上发现髂板存在硬化线，考虑与长期的肌肉牵拉有关。也可因肌肉力量的长期不平衡导致骨盆倾斜、双下肢不等长甚至脊柱侧凸等畸形。

4. 超声声像图表现及分型

臀部肌群部分筋膜增厚，回声增强，常与注射部位有关。受累肌肉均有不同程度萎缩，肌纤维排列紊乱，内可见多数中强回声结节，结节散在分布，边界不清，探头触之较硬。患侧较对侧相应部位肌肉组织变薄。

(1) 局限型：挛缩组织分布较为局限，不超出臀大肌和臀中肌。

(2) 深部型：挛缩组织呈大片块状，位置较深，超出臀大肌和臀中肌，部分可达髋关节囊。

(3) 广泛型：挛缩区域广泛，深部可达髋关节囊后上方，向外累及阔筋膜张肌、髂胫束等。

5. 治疗

单纯的臀大肌纤维化引起弹响，如果无明显功能障碍，亦不引起疼痛，可不手术治疗，但症状明显，影响关节活动时，可通过手术加以解决。手术可以通过松解臀肌挛缩带解决症状。

6. 手术方法

侧卧位，略后仰，这样有利于术中充分屈曲、内收内旋髋关节。切口以大转子为中心。顺行阔筋膜张肌和臀大肌纤维方向向近端适量延长，远端沿股骨长轴方向延长。显露阔筋膜，以大转子为中心向四周钝性剥离，探查挛缩范围。自大转子近端开始，游离髂胫束的深面至大转子下方，最多不超过 10 cm 处，以免损伤臀大肌的附丽。切除挛缩部分。遇到挛缩特别广泛病例，需要在术中充分内收屈曲髋关节，以麻醉状态下活动不受限制和弹响消失为标准。术中应该注意保护坐骨神经，以避免损伤。

当患者的挛缩病变比较深在，术中应仔细探查是否合并深方的臀中肌和臀小肌受累。当受累时，应于肌纤维间对瘢痕进行斜形切断，以恢复肌肉的生理长度，解除畸形。严重病例会出现髋关节囊的挛缩。松解关节囊的壁层才能消除畸形，但该过程应格外小心保护走行于外旋小肌肉间的旋股内侧动脉，以免引起股骨头缺血性坏死。松解操作结束以后应该彻底冲洗止血，这对于降低畸形的复发、术后血肿形成至关重要。切除后的断端一般情况下旷置即可，无须缝合。关节囊切开可行延长缝合。为减少术后出血造成的瘢痕粘连，手术应常规留置伤口引流。

7. 术后处理

术后双下肢并拢体位或者轮换双下肢交叉体位。拔除引流管后，即可进行主动功能锻炼，主要康复动作有膝下蹲、辅助下练习直线行走。1 ～ 2 周内可逐渐恢复完全负重行走。

三、先天性肌性斜颈

1. 病理解剖特点

先天性肌性斜颈系先天性斜颈一种，其真正的原因至今不明，大多见于左侧。胸锁乳突肌挛缩后的组织主要是变性的纤维组织，部分患者肌纤维完全破坏消失，细胞核大部分溶解，可出现再生的横纹肌、新生的毛细血管及成纤维细胞。

2. 临床表现

一般在出生 3 个月内可触及胸锁乳突肌内的梭形肿物、质地硬、无压痛，6 个月后消失；患者头斜向患侧，并随年龄增加斜颈明显；五官不对称，表现患侧胸锁乳突肌收缩体征等。

3. 超声声象图表现

患者双侧胸锁乳突肌不对称，患者偶可探及胸锁乳突肌内的低回声结节，内部回声类似肌肉回声；患侧胸锁乳头肌内部回声增强，正常的肌纤维结构消失，代之出现纤维成分，回声增强，内部结构紊乱，回声不均，肌外膜连续，彩色多普勒显示低回声结节周边及内部无异常血流信号。

4. 治疗

本病 90% 以上有自然愈合趋势。对有胸锁乳突肌肿块的患儿，应指导其母亲在哺乳和卧位时使用斜颈枕或沙袋将患儿的头部保持在矫正位，并定期观察。若观察 6 个月以上，胸锁乳突肌有挛缩变硬，可触及挛缩的条索状物时，为预防面部不对称和骨骼变形的发生，应行手术治疗。手术时将胸锁乳突肌在胸骨和锁骨的附着部及缩短的腱样组织切断或切除。由于有再发的可能性，术后的管理十分重要，应将头固定在正常位置。

四、横纹肌溶解症

横纹肌溶解症 (rhabdomyolysis) 是指横纹肌细胞由于各种原因发生坏死溶解、释放肌红蛋白等毒性产物入血所引起的一组临床综合征。

1. 病因

(1) 直接肌肉创伤。

(2) 血管闭塞、肌肉缺血。

(3) 代谢性疾病，如糖尿病酮症酸中毒、低血钾症。

(4) 感染性疾病。

(5) 药物滥用，如乙醇中毒和海洛因滥用。

(6) 中毒，如毒蛇咬伤后。

2. 临床表现

多数患者发热均在 39℃以上，局部肌肉剧烈疼痛、压痛和收缩无力，并出现肿胀。可出现肌红蛋白尿，部分患者如伴有严重脱水等可致急性肾衰竭。

3. 辅助检查

(1) 血液检查：生化检查示血清肌酶及其他肌酶 (肌酸激酶，转氨酶、醛缩酶、乳酸脱氢酶等) 增高；肌酐、尿素氮、尿酸水平升高，高钾、高磷，代谢性酸中毒；可伴血小板减少及弥散性血管内凝血等血液系统异常；肌红蛋白血症。

(2) 尿液检查：肌红蛋白尿，尿常规常有蛋白尿；尿沉渣无红细胞或少量红细胞、颗粒管型，尿肌红蛋白升高，尿二羧基酸排泄。

(3) 超声声像图表现：横纹肌溶解的部位表现为肌肉深层呈均匀的低回声或无回声，周边回声较强，病灶周围正常肌肉纹理正常，可以见到多处肌肉弥漫性肿大，药物成瘾者及癫痫症患者的臀肌最易受累，横纹肌溶解的特点是多处损伤及位置深在，根据超声特征可以区分横纹肌溶解及离断性损伤，但这些损害与脓肿很相似。当诊断不清时进行损害部位的穿刺将有指导意义，横纹肌溶解症病灶处穿刺可抽出无血无菌液体，借此可与外伤性血肿及脓肿鉴别。

(4)CT 及 MRI 检查：CT 表现为肌肉肿胀，密度减低。MRI 表现为 T_1WI 均匀性低信号，T_2WI 高信号，轻度强化，虽然 MRI 对横纹肌溶解症敏感性好，但 MRI 特异性较差。

(5) 心电图：重点检查高血钾对心肌的损害。

4. 诊断

(1) 高度怀疑

①有典型病史 (包括可疑病因、肌肉表现及尿色改变)；

②尿常规有“血”，但镜检无红细胞或少量红细胞；

③血清肌酶高于正常值 5 倍，通常肌酸激酶 (CK) ＞ 10 000 U/L，乳酸脱氢酶等也升高，但无明显心脏疾病或同工酶也升高提示为骨骼肌来源。

(2) 确诊有赖于血或尿的肌红蛋白的测定

①免疫化学法最敏感。

②放免法正常水平，血肌红蛋白为 3 ～ 80 ng/ml，尿为 3 ～ 20 ng/ml。

③尿肌红蛋白浓度≥ 250 ug/ml(对应于约 100 g 肌肉损伤)，则尿液颜色明显改变。

④部分病例血或尿中的肌红蛋白增多并不能被及时检测到，因为横纹肌溶解后肌红蛋白释放早，肾功能正常时清除，即亚临床型横纹肌溶解。

5. 鉴别诊断

应注意与其他导致肌无力的疾病鉴别。如：非坏死性急性肌病、严重疾病性肌病、皮肌炎、周期性瘫痪、格林巴综合征等疾病。

6. 治疗

治疗的主要目的是保护肾功能。

(1) 稳定患者生命体征，注意出入量的监测；

(2) 去除横纹肌溶解的诱因；避免加重横纹肌肌溶解的危险因素。

(3) 预防急性肾小管坏死：容量复苏；碱化尿液；应用抗氧化剂保护肾小管细胞；血液透析或血液滤过，若已发生急性肾衰则可能需要肾替代治疗直至肾功能恢复。

(4) 其他并发症的治疗。

五、骨棘球蚴病

1. 病理解剖特点

由细粒棘球蚴在骨内寄生引起。棘球蚴被血流带至骨骼，病变从骨松质或骨髓腔开始，骨内形成小包囊，沿骨髓腔或骨质薄弱区发展，并逐渐增大。骨皮质受压萎缩变薄，髓腔变宽，最后突破骨皮质形成软组织包囊，可继发病理性骨折。

2. 临床表现

好发部位以骨盆最为多见，其次为脊柱。临床表现为局部疼痛、包块及病理性骨折。实验室检查 Casoni 试验或包囊虫补体结合试验阳性。

3 超声，声像图表现

骨皮质变薄，骨内可见包囊，呈大小不等的圆形或椭圆形无回声区，囊腔内可见分隔回声，无骨膜反应性增厚。本病应结合流行病史及实验室检查，如果超声同时发现有其他内脏棘球蚴病灶，即可确诊。

4. 鉴别诊断

应与溶骨性肿瘤、骨囊肿、动脉瘤样骨囊肿、骨转移瘤等相鉴别。

第四节 应用超声检查肌腱疾病与损伤

对于肌腱损伤和病变的诊断，传统都是通过临床症状和体格检查来加以判断，缺乏直接的、客观的、影像学的检查方法。自20世纪80年代以来，随着超声技术在医学领域的发展，有人开始应用超声仪器对肌肉、肌腱等肢体软组织病变进行检查，并积累了一定的经验。近年来随着仪器分辨率的进一步提高，这方面的工作又有了一些进展，国内某些医院也开始尝试应用。

一、检查方法

在肌腱的超声检查中，目前常用的是实时超声。用高频线阵探头可以得到理想的扫查平面，能够较为准确而快速地识别肌腱，并能在肌肉收缩和舒张时进行动态的检查。在检查时，为了能获得位置较为浅表的肌腱的满意图，可以使用水囊衬垫作为延迟系统，以使肌腱处于探头的最佳聚焦区，从而较好地显示其结构及与皮肤、皮下组织等的解剖关系。使用7.5 MHz或更高频率的探头能清晰地显示肌腱的回声和纤维结构。在扫查时，应保证声束与肌腱的走行垂直，否则可能显示为假性低回声。由于在有些部位肌腱的走行并非垂直，而是略呈弯曲状，这就需要相应地变换探头方向，以消除这种伪像。检查者应熟悉肌腱的解剖位置，才能明确识别被查的肌腱。如能实时地在肌腱运动时扫查，则可清楚地看到动态的声像，立即就能认定。这种动态检查尤其在腕、手部的超声诊断中很有帮助。另外，要注意纵向和横向扫查的结合运用，纵扫可清晰显示肌腱的走行，横扫可帮助确定纵扫时探头的适当位置，并观察肌腱截面的形状及直径，横纵结合有助于对病变部位进行三维定位与测量。

二、肌腱的超声图像

正常肌腱组织主要是由粗大的胶原纤维束组成，这些纤维束彼此平行排列，束之间的缝隙内有与胶原纤维相连的纤维细胞，即腱细胞。因此肌腱比其周围的肌肉、脂肪等软组织的密度大、声速高、声阻抗强，故应用高频探头，能够清晰的显示肌腱的声像。肌腱的纵轴声像通常是由两条回声线包绕、中间为高回声的平行细纤维结构；而横轴扫查则呈圆形或椭圆形的点状高回声团块样结构。这与低回声的肌肉等软组织较易区别，只是与神经的声像较为近似。不过仔细比较可发现神经虽也是呈细纤维状结构，但由于其组织结构中含胶原纤维较少，故回声弱于肌腱。也可以根据其解剖位置进行判断，另外，还可应用实时动态检查方法加以区分，正常肌腱可见运动，而神经则无运动，据此即可判明。

各种肌腱的声像特征，依其形状、部位不同也各有其特点：肩袖、肱二头肌长头腱、髌腱、跟腱等，声像粗大且有与其解剖形态相似的影像，在相应的部位很容易找到；腕、手部肌腱则呈条状，也并不难看清。但由于腕部肌腱密集，识别时须熟悉相互间的解剖位置关系，并借助相应手指活动的动态实时超声加以认定。手指的浅、深屈肌腱沿指骨凹面走行，易致其在所有未严格垂直于超声束的部位显示为假性低回声伪像。此时若将手指稍屈，以矫正肌腱与声束的位置关系，可使伪像消除，即显示正常回声的纤维状结构。

根据肌腱的声像情况，不但可以观察其形状，通过回声强弱推断其内部组织的病理学改变，也可以测量肌腱的厚度或直径。使用超声多普勒方法，并可测得肌腱的滑动情况。另外在检查时，能够同时观察肌腱周围其他软组织的情况。如有必要，还能很方便地与对侧肢体进行比较。与肌腱邻近的肌肉、血管、神经等，在超声扫查时亦可得到清楚的显示。如手部的鱼际肌、骨间肌和蚓状肌、尺动脉、掌浅弓、指总动脉及正中神经等。在腕掌部横扫时，可清晰显示腕管内容物的位置关系。因此，超声不仅可以应用于肌腱，对其他各类软组织乃至骨、关节系统的检查都有重要意义。可为四肢软组织疾病及损伤的临床诊断、治疗提供较为直观的依据。

三、临床应用

在病理情况下，肌腱的声像亦有相应的改变。

1. 肌腱炎在急性期，由于组织充血、水肿，可见肌腱体积增大，回声减弱，轮廓模糊。而到慢性阶段，随着纤维性渗出等病理改变，则表现为肌腱增厚、不均质和低回声及腱内出现钙化。腱鞘炎在急性期，由于炎症反应，亦可见在围绕肌腱回声的腱鞘内出现积液的低回声声晕。腱鞘囊肿的超声显示为紧邻肌腱的囊性积液，有些囊肿触诊时可能发现不了，但使用高分辨率超声仪却可看到，有时甚至可探到直径仅为几毫米的小囊肿。肌腱肿瘤如黄色素瘤、滑膜肉瘤及肌腱的转移瘤等亦可见到相应的回声轮廓，并能测量其径线大小。

2. 类风湿关节炎患者的主要炎症变化累及肌腱时，增生的血管翳形成腱周围的低回声结节，长轴及横轴扫查可见显示受累的肌腱，并有杂乱的边缘。

3. 肌腱损伤时超声可起到辅助诊断作用，如外伤时，不仅可用于诊断肌腱断裂，而且可观察断端形态和所在（回缩）的位置，这在患者不能配合体格检查时显得尤其必要。再如运动医学中经常遇到的肌腱撕裂。虽然完全断裂在临床上较易做出诊断，但部分撕裂有时仅靠体格检查则很难断定，而且不易与肌腱炎相鉴别。此时，超声检查也显得尤为重要。如肩袖撕裂的超声诊断率就很高，接近于关节造影。髌腱和跟腱撕裂的超声诊断也很重要。这对于某些特殊职业者，有长期慢性肌腱部分损伤可能者（如运动员），更可早期发现，及时治疗，预防自发性肌腱断裂。有意思的是，国外不少医生应用超声对赛马的屈趾肌腱进行检查、监测、评估，甚至指训练和比赛。

在临床上，四肢肌腱组织的损伤是很常见的。然而对肌腱损伤的诊断，一般仅凭借相应肢体运动情况的体格检查加以估计。而对愈合的情况，则更缺乏一种直观的检查手段。应用超声检查肌腱，从声像图的变化大致可提供与肌腱损伤及愈合情况相符合的图像资料，为临床对肌腱情况的判断提供较为直观的依据。肌腱超声简便、迅速，并可反复多次检查；图像资料直观、可存储，便于前后比较和连续观察；同时可与另 一侧肢体进行对比。由于肌腱的功能特点是通过滑动将肌肉收缩所产生的力传达到作用部位，因此观察肌腱在活动中的功能情况，即进行实时动态检查就显得尤其重要，有时可以提供其他方法无法得到的重要信息。这也正是超声检查肌腱的优势之所在。

外伤手术缝合后的肌腱，在局部缝合端呈显著增大、轮廓不清、回声不均匀和钙质沉着，有时可见残存的缝线。这些系常见的手术后遗现象，要注意与慢性肌腱炎相区别。而无回声缺损的出现则是在断裂的明确表现。由于超声具有无创伤性和可重复性等优点，因此不仅可用于肌腱疾病与损伤的诊断，而且也可作为治疗后观察和手术后随访的理想方法。值得一提的是，对于肌腱及软组织内异物的探查，超声具有高度的敏感性和特异性。其所见异物为高回声灶伴有声影和(或)彗星尾伪像。超声优于X线之处不仅是因为可显示透X线的非金属异物，而且还能对异物进行三维定位。这种术前定位确保外科医生能够做到在对周围组织造成较少损伤的情况下方便地取出异物。

总之，随着科学技术的发展，超声诊断设备和技术也有很大的进步，使超声显像不仅在内脏器官的检查方面发挥着重要作用，而且在肢体软组织的应用也日益引起人们的重视。与CT和MRI相比，尽管超声对骨关节的检查受到许多限制，但由于其具有简便、无创、迅速、廉价及短期内可重复检查等优点，并能实时地观察肌腱的运动情况，故有时可提供其他方法无法得到大重要信息。在肌腱等肢体软组织疾病与损伤的诊断中可以发挥重要的作用。然而，由于超声影像并不如MRI那样直观，并且对肌腱进行超声诊断，不仅需要熟悉声像特点和实用解剖知识，还需要有与肌腱疾病、损伤有关的临床经验。故诊断的难度较大，影响了超声检查优越性的发挥。

(颜 丽 宋风荣 韩文冬)

第八章 超声在骨折中的应用

第一节 骨折概述

骨折是骨的完整性破坏或连续性中断。骨折的传统分类方法依据骨折的程度及形态分为不完全骨折和完全骨折，不完全性骨折是骨的完整性或连续性仅有部分破坏或中断，包括裂纹骨折和青枝骨折，前者多发生于扁骨，后者多见于儿童。完全骨折是骨的完整性或连续性全部破坏或中断，依据骨折线的方向分为横形骨折、斜形骨折、螺旋骨折、粉碎骨折、嵌顿骨折、撕脱骨折、凹陷骨折、压缩骨折和骨骺分离等，骨折后骨折端可发生各种形式移位。骨髓、骨膜及周围软组织内血管破裂出血，形成血肿及软组织水肿，严重时阻碍静脉回流，以及骨折移位使骨筋膜室容积减少、内压力增高，引起筋膜室综合征。单纯四肢闭合性骨折，伤后肢体疼痛、肿胀。完全性骨折，可出现异常活动，骨擦音及功能丧失。骨折断端有移位时，可致肢体变形和短缩。开放性骨折周围软组织有严重挫伤或有创口出血，严重时出现休克。有内脏损伤者则出现相关的症状和体征。骨折愈合早期的生理基础主要是断端处血肿形成、纤维化，同时有毛细血管的增生，在骨折端形成丰富的毛细血管网，毛细血管网越丰富，骨痂生长越多、越快，骨折愈合良好，若骨折断端缺乏血供或血供不足，会导致骨不连或骨延期愈合。

第二节 骨折的影像诊断

一、X 线摄影

X 线摄影是诊断各型骨折的传统方法，X 线片能够清晰显示大多数骨折的错位程度、有无重叠和成角情况及碎骨片的有无、多少和大小。

二、灰阶超声

灰阶超声对骨骼疾病的诊断相当受限，因为正常骨骼的表面是一个很强的超声反射的界面，妨碍了我们对其后方结构的观察，但当出现下述的三种情况时，我们可以用超声观察骨膜后的病变：骨质破坏或变薄足以让声束进入其后的骨髓腔；软组织肿块浸润骨膜或致其断裂；骨膜的病变如积液或血肿导致骨膜的移位等。因此，当出现骨折等异常情况时，超声可以对骨骼系统的疾病做出诊断。随着超声诊断技术和设备日新月异的发展，超声显像在骨折方面的应用将日益受到重视和开发。超声很难穿透成人正常骨组织，骨髓结构与正常骨膜不能显示，超声检查对大多数骨折提供的信息远不能与 X 线相比。

三、X 线摄影与超声

但是 X 线摄影对错位轻微的骨折容易漏诊，尤其对肋骨骨折漏诊率高，对无明显错位的肋骨骨折，文献报道X线片的漏诊率高达25%～47%，超声检查对于X线隐匿型骨折，特别是轻微错位的肋骨骨折具有独特优势，软骨通常在X线片上不显影，软骨发生骨折时，普通X线片不能显示，但软骨易被超声穿透而成像，不论其浅面和深面均可清晰显示，超声检查可明确软骨是否骨折。

第三节 灰阶超声及彩色多普勒超声在骨折中的应用

一、超声检查技术

1. 灰阶超声

骨和软骨骨折的超声检查一般使用线阵探头，频率5.0～10 MHZ，若肌肉发达或外伤后软组织明显肿胀，可使用频率3.0～5.0 MHZ的凸阵探头。检查前患者一般不需特殊准备，检查时让患者躺在检查床上，根据检查部位取合适体位，检查部位充分涂耦合剂，皮肤表面无破损者将探头直接放于被检查者皮肤上进行检查，皮肤有破损者在检查时应注意避让损伤部位并在检查后及时进行清洗和消毒，对表面凹凸不平和过于表浅的部位，可使用水囊或超声专用耦合垫。检查顺序通常先沿骨或软骨的长轴方向探测，对于肢体检查一般先沿肢体的纵轴作圆周扫查，然后对骨的短轴切面进行连续扫查，对称肢体和解剖部位，应观察对侧相应部位进行对照，对解剖形态复杂部位。充分发挥超声检查手法灵活，几乎可任意切面显示的特点，多切面进行扫查，操作中要尽可能使声束与骨面垂直，避免回声失落过多，造成假象。

2. 彩色多普勒血流显像

用于检测骨折周边组织及骨折骨痂血流情况。观察骨折处的外周血管血流，应认真观察大血管壁的连续性，观察有无外伤性动脉瘤。单侧骨折时，注意观察患侧及健侧血管腔径的大小、血流量及其血流参数(血流频谱、搏动指数及血管阻力指数等)的变化情况。检查骨折骨痂时，彩色多普勒宜设置为检测低速血流状态，脉冲重复频率为1 500 Hz，壁滤波设为100 HZ，为了能够真实地了解骨痂低弱的血流情况，扫查时宜轻压探头。如果发现骨痂有血流显示，则取多点(一般3～5点)测量其血流参数，取其平均值，包括收缩期最高流速(Vs)，舒张期最低流速(Vd)，血流阻力指数(RI)；如果骨痂没有血流显示，则同上所述测量骨折处周边最近的血管的血流参数；在骨痂内部或在骨折周围区域(纤维骨痂区域)进行CDFI血流分级并记录，以便了解患者骨折愈合情况。骨折CDFI分级标准为：0级：目标区域内(骨折处1～2 cm直径范围内)探不到血流信号；Ⅰ级：目标区域内可探及少量血流信号，可见1～2处星点状的血流信号闪烁，血管的内径在lmm以下；Ⅱ级：目标区域内可探及中等量的血流信号，内见3条左右的小血管，或有1条较长的血管；Ⅲ级：目标区域内可见丰富的血流信号，同时可见4条以上的血管、有的血管相互交织连通呈网状。

肋骨骨折部位的描述，以胸骨角作为第2肋软骨的标志，向下依此类推。亦可利用超声显示第1肋骨或显示第12肋骨，然后滑动探头向上至下或自下至上计数肋骨。

二、骨与软骨超声解剖

骨依据部位分为颅骨、躯干骨和四肢骨三大部分，依据形态分为长骨、短骨、扁骨、不规则骨和籽骨五种。典型的长骨分两端一体，中间部分细长为骨干，两端膨大为骨端，在长骨未发育成熟时，骨端未完全骨化，由软骨构成，称为骺，骨干邻近骺处为干骺端，骺或端的光滑面为关节面，表面覆有关节软骨。短骨近似立方形，表面有较薄的骨皮质，内部全部为骨松质构成。扁骨呈板状，由内板、外板和板障构成。不规则骨形态不定，主要分布于躯干、颅底和面部。籽骨的形态像豆状，主要分布于手和足的肌腱内，髌骨是全身最大的籽骨。骨由骨膜、骨质和骨髓三部分构成。骨膜覆盖于骨的表面，是一层致密结缔组织的纤维膜，质地薄而坚韧，其内面有大量成骨细胞，对骨的营养、生长或再生具有重要作用。骨质由表面的密质和内部的松质构成，密质分布于骨的表面，质地致密，长骨骨骨干处密质较厚，短骨、扁骨密质较薄。松质呈海绵状，由大量相互交错排列的骨小梁构成，主要分布于长骨两端和短骨内。骨髓是充满骨髓腔内和骨松质的软组织，分为黄骨髓和红骨髓。在成人超声扫查时仅可见探头侧的骨皮质呈带状强回声，正常骨膜和骨髓腔不能显示。软骨是一种特殊分化的结缔组织，由软骨细胞、软骨基质及埋藏于基质中的纤维共同组成。软骨分为透明软骨、纤维软骨和弹性软骨。鼻、喉、气管、骺软骨、肋软骨为透明软骨，椎间盘、耻骨联合等为纤维软骨，关节软骨多数由透明软骨构成，少数为纤维软骨，关节软骨的厚薄因不同关节和不同年龄而异，弹性软骨主要分布于耳郭、会厌等处。超声检查时软骨均显示为无回声或低回声，其内部有时因钙化可显示强回声。

三、正常声像图

1. 正常骨声像图表现

长骨长轴切面显示骨皮质呈线条状强回声，连续完整，表面光滑，后方因超声波衰减呈无回声或呈逐渐减弱的强回声反射，骨内部结构不能显示，长骨短轴切面显示骨皮质呈弧状强声光带。短骨因其大小、形态不同，超声表现各异，可呈条状、弧状强回声，有的骨表面凹凸不平，多角度观察，其弧度自然、连续，无突然中断，其内部结构不能显示。不规则骨一般仅显示其某一局部的骨表面回声，很难显示其全貌。肋骨的长轴和短轴切面与四肢长骨图像大致相似，亦表现为线条状强回声和弧状强声光带，但沿其长轴切面连续观察时肋骨表面有自然弯曲的弧度，1 ～ 7 天后由于受肩胛骨的影响，超声不能显示。

2. 正常软骨声像图表现

软骨通常显示为低回声或近似无回声，因其部位和形态不同具有不同的回声特征。甲状软骨呈“∧”形，在男性较女性厚度增加但角度较尖锐。环状软骨前部及两侧呈半环状低回声，其后部因气体干扰显示不清。肋软骨的长轴切面呈条带状无回声或低回声，短轴切面呈卵圆形，若内部有细密的点状回声可呈磨玻璃状，在其前后缘，软骨膜和软骨的表面呈纤细的带状高回声，较光滑整齐，年龄较大者，可在软骨内测及条状、斑片状或弥漫性强回声，后方伴有声影或无声影，为软骨钙化所致。肋软骨内的钙化部位不定，可位于肋软骨的近中心处或接近其边缘，通常男性先边缘钙化后中心钙化，女性钙化一般先在软骨内部出现，由于第 1 肋软骨钙化最早且较完全，其表面可不甚光滑。

3. 肋软骨与肋骨及肋软骨与胸骨间的分界

肋软骨与胸骨交界处除第 1 肋软骨与胸骨为软骨连接外，第 2 ～ 7 肋软骨末端稍高于胸骨平面且稍突出，与胸骨间形成一小的低回声切迹。第 8 ～ 10 肋软骨依次连于上位肋软骨形成肋弓，第 11、12 为浮肋，前端仅有短小的软骨，其末端游离。肋软骨与肋骨交界处肋软骨平行于肋骨末端或稍高于肋骨平面，肋软骨呈低回声，在无钙化时透声良好，肋骨仅能显示探头侧的骨皮质呈线条状强回声，其内部结构不能显示。骺软骨呈边界清晰的低回声，其内可见稀疏分布的点状、短线状稍高回声，骺软骨的形态在不同的骨骼表现各异，其表面可见软骨膜，其内部可见呈强回声的二次骨化中心。关节软骨为覆盖于骨端的条状低回声，表面光滑。剑突软骨近似三角形，其大小和形态在个体之间差异明显，剑突 30 岁左右开始骨化，40 岁前后完全骨化并与胸骨体融合，有的人剑突终生不骨化。

四、骨折超声表现

1. 新鲜骨折声像图表现

长骨骨干骨折，无论横形骨折、斜形骨折、螺旋骨折，当有成角、错位或分离时，长轴切面骨折段可见骨皮质强回声光带回声中断。两断端间可见错位，呈“阶梯状”，有的表现为骨折处局限性凹陷、成角或两断端重叠，粉碎骨折可见大小不等的碎竹片。肋骨骨折的声像图表现与长骨骨折相似。对无移位的 X 线隐匿型骨折、不完全骨折，超声显示骨皮质不连续。短骨骨折可在骨折线处显示骨皮质回声中断，并可观察到周围血肿。不规则骨骨折，超声不能了解不规则骨的全貌，所提供的信息远不及 X 线和 CT。但对于眼眶骨折，超声检查准确率不亚于 CT，远高于 X 线片。颅骨骨折，超声可显示部分颅骨表面回声中断、局部凹陷。鼻骨骨折，利用小型高频探头可清晰显示鼻骨回声中断及错位程度。骨折处局部凹陷，其对侧稍突出，骨皮质可无回声中断。骨折时多伴有周围软组织回声的改变，邻近断端处组织层次紊乱。有骨膜下血肿形成时，骨膜呈穹隆状高回声，在骨膜与骨皮质之间见无回声暗区。

2. 陈旧性骨折声像图表现

陈旧性骨折主要显示骨折处有骨痂生成，骨折断端显示不清，骨痂呈弧状或不规则块状强回声，后方有声影，骨痂后方骨皮质多不显示，呈宽窄不等的回声失落，骨痂与两端的骨皮质形成“拱桥”状回声。骨痂前方软组织依骨痂形成的大小有不同程度的变薄。陈旧性骨折主要显示骨折处有骨痂生成，骨折断端显示不清，骨痂呈弧状或不规则块状强回声，后方有声影，骨痂后方骨皮质多不显示，呈宽窄不等的回声失落，骨痂与两端的骨皮质形成“拱桥”状回声。骨痂前方软组织依骨痂形成的大小有不同程度的变薄。

五、软骨骨折的声像图表现

1. 新鲜软骨骨折的声像图表现

软骨骨折多表现为与同一软骨长轴相垂直的横断骨折，骨折断面平直且较整齐，多无碎骨片，骨折处错位多较显著，常有重叠或成角，因软骨具有较好的透声性，软骨骨折时超声可显示软骨的内部和前后两缘，软骨骨折的两断面均可显示，与肋骨或长骨骨折时仅见近探头侧的骨皮质回声中断有明显不同，软骨骨折时软骨膜可不断裂，显示为纤细的高回声带，多呈弧状，自一侧断端连于另一端软骨的表面。甲状软骨骨折，一侧或双侧甲状软骨板回声中断，断端错位、重叠。剑突骨折，由于其下端游离，骨折后可形成以骨折处为轴的假关节。受骨折处错位的影响，骨折周围软组织的回声多有改变，伴有血肿形成时，血肿呈三角形或椭圆形低回声或混合性回声，形态多较规则。

2. 陈旧性软骨骨折声像图表现

陈旧性软骨骨折，首先表现为骨折断端变为圆钝，边缘模糊，随时间延长骨痂形成后，骨折处见斑片状强回声，软骨骨折愈合后原骨折处表面不光滑，凹凸不平或有不同程度的隆起，软骨内部回声增强不均匀，后方可伴有声影。

3. 影响肋骨骨折超声诊断的因素

(1) 皮下气肿，受皮下软组织内气体反射的干扰，肋骨骨皮质及骨折断端难以显示。

(2) 探头置于肋间隙时，胸膜和肺的表面也显示线条状强回声，但是其位置较肋骨骨皮质深在，随呼吸有波动，表面不甚平滑，减小增益时，强回声光带后方仍有彗星尾状多次反射，两者不难鉴别。

(3) 描述第几肋骨骨折时须根据体表标志定位，不如 X 线拍片直观。

4. 骨折愈合阶段的超声检查

连续的超声扫查可用于骨折愈合过程中的监测，其征象变化与骨折愈合中的组织学变化一致。根据骨折愈合过程分为三个阶段。血肿炎症机化期：骨折处可见形态较规则的低回声区或无回声区，分布不均匀，骨折断端清楚，此期需 2 周左右。骨痂形成期：骨折线模糊，骨折处见拱桥状高回声，后方可见声影，骨痂形成和钙化需要 4 ～ 16 周。骨痂形成塑形期：骨折线消失，拱桥状强回声体积缩小扁平。

5. 骨折延迟愈合的超声检查

骨折延迟愈合或发生骨不连时，骨折断端回声增强，两断端完全分离，呈形态不一的低回声带或有不规则的强回声光点或光团。应用超声直方图和彩色多普勒超声检查在早期评估骨折延迟愈合或骨不连时有较大帮助。

6. 骨折复位时超声监测

超声实时监测用于指导骨折复位，各方位扫查显示骨折对位对线情况，对骨折后内固定者，也能了解骨折的复位情况，超声探头的多方位移动观察避免了X线检查需改变肢体位置的不便，避免了复位后的再移位，减轻患者痛苦，患者和整复医师避免了 X 线辐射。

六、骨折愈合过程的监测和评价

常规 X 线检查骨盐含量需达 25% 时目测才能分辨，否则不能显示骨痂愈合情况。在骨折愈合的各阶段，由于细胞成分和骨基质特征的不同，组织结构密度差异，使超声波衰减系数亦不一样，因此超声图在骨折愈合的各阶段中存在不同的变化。连续的超声扫查可用于人体骨折愈合过程的研究，其征象变化与骨折愈合中的组织变化非常一致。

1. 骨折愈合良好的声像图特点

骨折愈合过程的超声影像分为三个阶段。

(1) 血肿机化期：早期，骨折处开始出现形态较规则的半圆形无回声区；中期，骨折远近端见半圆形或斜波形纤维性骨痂，回声较低，分布不均匀，呈蜂窝状改变；后期，见一半圆形或斜波形纤维性骨痂，回声低，较密集，分布不均匀，呈不典型蜂窝状改变。此期共需 2 ～ 3 周，此期 X 线无影像显示，而超声可以显示。

(2) 原始骨痂形成期：B 超显像见骨折线模糊，骨折处覆盖一半圆形骨痂，回声较强，密集，呈稀疏放射状或不规则排列，将骨折断端连接在一起。B 超显像时间较 X 线早 2 ～ 4 天（未内固定者）或 2 ～ 10 天（内固定者）。此期需要一至数月。

(3) 骨痂塑形改造期：声像图可见骨折线模糊至完全消失，骨折部位形成了骨性连接，骨痂密度进一步增强。呈密集放射状至板层状排列，此期结构与 X 线相等，约需几个月到两年。

2. 骨折愈合不良的声像图特点

原始骨痂形成期或更晚时期都未见明显的骨痂回声或晚期仅见少许骨痂回声。骨不连发生时，骨折断端完全分离，中间距离较大，断端骨痂形成不良或无明显骨痂，或断端间可见不规则强回声，或两骨端致密高回声。

3. 彩色多普勒超声 (CDFI) 观察骨折愈合过程

骨折后软组织的血管反应在骨折后第 3 天至 2 周内反应最明显，表现为骨折周围软组织的小动脉明显弯曲扩张，血流加速。骨折第 3 天，血肿周围新生血管开始生长。骨折 1 ～ 2 周内，骨折周围即有大量新生血管，骨折后软组织的血管反应为骨折初期的修复性反应，对于骨折端血肿的吸收机化、骨痂的加速生长及骨折愈合的顺利起着极其重要的作用。因此，应用 CDFI 观察患者骨折骨痂的血供情况具有重要的临床意义。CDFI 可见患肢的大血管内径明显增大，血流量增大，血流频谱失去常态，表现为单相高速高阻血流。

(1) 骨折愈合良好患者的 CDFI 超声表现：伤后（或术后）第 1 周，骨折部位的周围出现呈低回声的血肿回声，血肿内部未观察到 CDFI 血流信号，血肿周围组织内见血流信号，CDFI 分级 0 ～ 1 级，RI=0.62±0.13。第 2 周，骨折部位的周围出现呈低回声的血肿回声，骨折处未见明显骨痂回声，距骨折处约 1 ～ 2 cm 的周边组织内可见丰富的血流信号，CDFI 分级Ⅰ～Ⅲ级，RI=0.50±0.22。第 3 周，骨折部位周围出现的低回声区基本消失，彩色多普勒示距骨折处约 1 ～ 2 cm 的周边组织内可见较丰富的血流信号，CDFI 分级Ⅱ～Ⅲ 级。血流频谱分析提示该处的血流指数 RI=0.45 0.26。骨折处可见隐约的低回声连接，彩色多普勒可见少许细点状血流信号，频谱多普勒未能采取到血流频谱。第 4 周，超声示血肿完全消失，骨折周围可见较多细小线状，直径约 1 mm 的血管回声。骨折处骨痂饱满，可见丰富的血流信号，CDFI 分级Ⅱ～Ⅲ级，RI=0.40±0.15。第 9 周，骨折处骨痂较前增厚增大，骨痂内可见细小弯曲的血管回声，彩色多普勒显示极为丰富的血流信号，CDFI 分级Ⅱ～Ⅲ级，RI=0.42±0.21。第 15 周，患者骨痂连接良好，骨痂边缘的血流信号基本消失，其周围组织血流信号 RI=0.48±0.15。

(2) 愈合不佳（延迟愈合）患者的 CDFI 超声表现：愈合不佳（延迟愈合）的患者 1 个月内均不能在骨折处见到明显的骨痂回声，血流信号稀疏，CDFI 分级均在 0 级～Ⅰ级，RI=0.62±0.40 ～ 0.75 ± 0.11。

第四节　超声在骨折中的应用价值

目前用于诊断骨与软骨骨折的影像学检查方法主要有 X 线平片、CT、磁共振成像 (MRI)、超声和放射性核素检查。常规 X 线检查最为普及，但对无明显移位的骨折、软骨骨折、骨骺分离及肋骨骨折等漏诊率高。MRI 对 X 线平片不能显示的损伤，如骨挫伤、软骨骨折，尤其对于关节软骨及韧带、肌腱的损伤、肌腱撕裂、肩袖撕裂特别适用。CT对解剖结构复杂的部位或常规X线片重叠不宜显示部位的骨折有价值，CT也能显示部分软骨骨折，但是CT和X线摄影对患者有一定的辐射，多次反复检查可能对患者造成损害，CT和MRI所用设备昂贵，临床应用受到限制。骨折诊断主要靠X线检查。

超声对骨折诊断的价值：辅助诊断骨折，可从多方位探测，对骨折移位及对位情况的判定比较快速，可及时指导骨折的手法复位；鉴别骨折所致的局部肿胀是血肿还是软组织水肿所引起；辅助诊断外伤性骨筋膜综合征；复杂外伤骨折时，可帮助判定有无实质性内脏损伤；监测骨折愈合，结合CDFI帮助评估和预测骨折延迟愈合和骨不连的原因；截骨延长术后，观察截骨延伸区及轴线、骨愈合过程；应用CDFI门诊断血管有否合并损伤。

尽管超声显像不如X线、CT等影像直观，无法观察内骨痂，对不规则骨、椎骨、颅骨骨折的检测，对骨折全貌的了解，骨折愈合后坚固程度的判定，远不如X线。且在石膏固定、皮肤感染和创伤时使用受到限制。但由于其经济、无创、定时定位、简便灵活的优点，给观察骨折及愈合过程提供了一种有价值的检查方法，为骨折患者早期恢复提供宝贵的时间。应用彩色多普勒血流显像观察骨折愈合过程，简便易行，无创，无痛苦，是一种行之有效的早期预测骨折愈合前景的方法。B超对骨折观察有其独到之处，彩色多普勒超声对骨折愈合过程具有较高的临床价值，而超声造影剂对正常骨痂和病理性骨痂的鉴别诊断有一定价值，是以后发展的方向。

（宋风荣 颜 丽 徐玉彦）

第九章 关节脱位

第一节 概述

关节脱位是指组成关节的各骨关节面失去正常的生理对合，多发生在肩、肘、髋等活动范围较大的关节。所有关节周围都有关节囊、韧带和肌肉等软组织附着。一旦发生关节脱位，这些维持关节稳定的软组织，根据损伤暴力的大小，可发生部分或完全损伤，有时还可损伤关节软骨面。上述这些损伤在普通X线片上往往是看不到的，特别在某些关节半脱位或脱位后又自动复位的情况下，这些软组织损伤(包括软骨面损伤)更容易被忽视。而关节脱位的治疗效果，不仅取决于即使正确地恢复关节的正常生理对合，更重要的是恢复维持关节稳定的周围软组织的正常结构和功能。

一、应用解剖

关节由相邻两骨骨端的关节软骨及周围的关节囊和韧带所组成。关节囊外为纤维层，内为滑膜层，分泌滑液，以供给关节软骨的营养并保持其润滑性。关节的稳定靠骨骼、周围韧带和肌肉来维持，但关节经常处于运动状态，故关节的稳定是相对的平衡和稳定，单纯骨骼维持是远远不足的，应从运动状态重视韧带和肌肉的稳定作用。关节由于骨骼发育的缺陷、韧带的松弛或肌肉瘫痪，其稳定性可受到不同程度的破坏。关节处于不稳定状态，可有脱位倾向，发生半脱位；或稍受外力，即可反复脱位，称为复发性脱位。

二、病因与病理

外伤性关节脱位多由直接暴力或间接暴力引起，其中的间接外力所致者多见。由于暴力的方向、大小、作用点、肢体所处位置的不同，关节脱位的类型也各异。暴力作用使构成关节的骨端突破了关节囊的薄弱处而发生两骨端的位置改变。常见的关节脱位有肩关节的前脱位、肘关节后脱位、髋关节的后脱位、膝关节后脱位等。导致关节脱位的暴力常较大，首先是两骨端关节面的碰撞，相应的关节面彼此相反的作用力可以冲击对方导致关节软骨、关节内软骨盘、韧带损伤，或因周围韧带的牵拉合并撕脱性骨折。若此时暴力未显衰减，则可使一侧骨端突破关节囊的薄弱处而发生半脱位或完全脱位。关节脱位常伴有关节囊撕裂，韧带、肌肉、肌腱和血管神经损伤，骨膜下血肿还可发生骨化。

因此，关节脱位时，早期处理、即时进行复位、一定时间的固定、适当的康复治疗可使损伤组织得到良好修复，不遗留并发症。若处理不当，损伤组织修复不良，可发生关节僵硬。在脱位或习惯性脱位，若损伤早期未能做出明确诊断，使关节脱位一直存在，超过2～3周的关节脱位则称为陈旧性脱位，手法复位难以成功。此外，关节脱位还与关节解剖结构和力学特点有关，如肩关节，肱骨头大，而关节盂浅而小，关节活动范围大，在其活动过程中，易受杠杆外力作用而发生脱位。

三、关节脱位的分类

1. 按病因分类

(1) 外伤性脱位：正常关节受到暴力而发生脱位。

(2) 病理性脱位：关节结构遭受破坏而发生的脱位。

(3) 先天性脱位：因胚胎发育异常而发生关节发育不良所致的脱位。

(4) 复发性脱位：反复多次发生的脱位。

2. 按脱位程度分类

(1) 完全脱位：组成关节的各关节面已完全失去正常对合。

(2) 不完全脱位：组成关节的各关节面部分失去对合，如半脱位及关节错缝。

3. 按脱位方向分类

前脱位；后脱位；上脱位；下脱位；中心性脱位。

4. 按脱位时间分类

(1) 急性关节脱位：发生在 2 ～ 3 周的脱位。

(2) 陈旧性关节脱位：未复位的关节脱位，超过 2 ～ 3 周仍未复位者。

5. 按脱位是否有伤口与外界相通分类

(1) 闭合性脱位。

(2) 开放性脱位。

四、临床表现

外伤性关节脱位多发生于青壮年，儿童和老人较少见。上肢脱位较下肢多见，儿童常合并骨骺分离。

1. 一般症状

(1) 疼痛明显，活动患肢时加重。

(2) 因出血、水肿使关节明显肿胀。

(3) 关节脱位后关节面之间的对应关系失常，关节周围肌肉因疼痛而反射痉挛，关节失去正常活动功能，导致明显功能障碍。

2. 特殊表现

(1) 畸形：关节脱位后肢体出现旋转、内收或外展和外观变长或缩短等畸形，与健侧不对称。关节的正常骨性标志发生改变。移位的骨端突出于关节以外部位，可以用手摸到。如肩关节前脱位出现典型的方肩畸形，肘关节后脱位出现靴样畸形，肘后三角正常关系改变，髋关节脱位患肢全屈曲、短缩、内收内旋畸形等。

(2) 弹性固定：关节脱位后，未撕裂的肌肉和韧带可将脱位的肢体保持在特殊的位置，被动活动时有一种抵抗和弹性的感觉，被动活动停止后，脱位关节又恢复原来的特殊位置。

(3) 关节盂空虚：最初的关节盂空虚较易被触知，但肿胀严重时则难以触知。

五、诊断与鉴别诊断

根据病史、一般症状和特有的体征，即可做出脱位的诊断。在诊断关节脱位的同时还应注意有无伴发血管神经和骨骺的损伤，在儿童注意有无骺板的损伤。X 线摄片有助于明确脱位的程度、方向和有无合并骨折等。

六、治疗

1. 关节脱位的治疗原则为早期复位，有效固定和积极的功能锻炼

(1) 早期复位：早期复位包括手法复位和切开复位。手法复位要在适当的麻醉下进行，这样不仅可以使肌肉松弛，有利于获得复位成功，而且也减少或消除因疼痛而施加暴力手法造成的继发损伤，如骨折、血管和神经损伤等。复位必须达到解剖复位。切开复位一般在手法复位失败后，关节腔内有骨折碎片及软组织嵌顿影响复位、脱位合并血管神经损伤和明显移位的骨折，陈旧性骨折手法复位失败等情况下进行。

(2) 有效固定：复位后及时正确的固定是保证软组织损伤修复和防止再脱位的重要措施。一旦脱位获得整复，关节应固定于稳定的位置，使损伤的关节囊、韧带和肌肉等软组织得以修复。一般固定时间为 3 周左右。陈旧性脱位复位后固定时间适当延长。

(3) 积极的功能锻炼：固定期间应指导患者进行关节周围肌肉的张力锻炼。解除固定后，应进行积极的关节被动活动，同时可辅以各种理疗，使关节功能得以早日恢复。

2. 急性关节脱位切开复位的适应证

(1) 患者在全身麻醉下，通过轻柔的闭合手法复位技术无法达到解剖性复位，关节间软组织或骨软骨碎片的嵌入可能是关节无法复位的原因。

(2) 复位后，关节的稳定不能维持者。关节内骨折通常为不稳定型骨折，必须复位和固定，以保证复位后的稳定性。

(3) 闭合整复复位前，经仔细检查证明神经功能正常，而复位后，出现明确的完全性的运动和感觉神经损伤者。

(4) 在闭合复位前检查证实关节损伤的远端有血管损伤，复位后这种损伤仍存在。此时必须做进一步的循环检查，包括动脉造影。但缺血持续存在时，应手术探查并对损伤的血管进行适当的处理。

3. 开放性关节脱位的处理

应争取在 6 ～ 8 h 进行清创术，在彻底清创后，将脱位整复，缝合关节囊，修复软组织，缝合皮肤，引流 48 h，外有石膏固定于功能位 3 ～ 4 周，并选用适当抗生素以防感染。

4. 脱位的并发症及其防治

(1) 骨折多发生于邻近关节的骨端或关节盂缘，如肩关节脱位合并肱骨大结节骨折、肱骨外科颈骨折，肘关节后脱位合并喙突骨折等。一般在关节脱位被整复后骨片也能获得较满意对位，如果骨片对位不良嵌入关节间隙，影响关节功能，则需切开复位。同一骨干既有脱位又有骨折时，应在脱位整复后再处理骨折。

(2) 神经、血管损伤：一般多因压迫或牵拉所致。一般随着关节复位，多能逐渐恢复。神经功能恢复需时 3 个月左右。若能证明脱位时神经完全断裂者，应立即施行神经探查缝合术。老年患者因血管壁挫伤易形成血栓。大血管破裂者少见，应做急症处理，一期修补。

(3) 感染：开放性脱位如不及时彻底清创，可引起关节与创口化脓性感染，或发生破伤风，气性坏疽等特异性感染，应特别注意预防。

(4) 关节僵硬：由于关节内、外的血肿机化后形成关节内滑膜反折处粘连，关节囊及关节周围组织粘连或挛缩，导致关节活动受限。以早期预防为主。正确的治疗手法、固定及功能锻

炼是减少关节僵硬的关键。

(5) 骨的缺血性坏死：由于脱位破坏了骨端的血供，导致骨的缺血性坏死，引起关节疼痛、功能障碍。多见于髋关节脱位后股骨头缺血性坏死，故髋关节脱位后一定要注意患肢休息，避免过早负重，定期拍 X 线片检查观察 2 年以上。一旦发生股骨头缺血性坏死，早期可考虑血供重建。晚期只能做关节置换或关节融合。

(6) 骨化性肌炎：脱位时损伤了关节周围的骨膜，随着血肿机化和骨样组织的形成，可引起骨化性肌炎，多见于肘关节和髋关节脱位后。复位时不要用粗暴手法，勿加重损伤出血。尤其在关节功能恢复期间，更应坚持无痛性功能活动的原则。

(7) 创伤性关节炎：由于脱位损伤了关节软骨或整复不当，关节面对合不良。当活动、负重后，久之引起关节的退行性改变。疼痛剧烈造成病变时，可考虑关节融合成关节置换。

第二节 肩锁关节脱位

一、概述

肩胛上肢带通过锁骨与躯干相连，在锁骨两端分别形成了肩锁和胸锁关节，在肩胛和锁骨外侧 1/3 尚有另一连接结构，喙锁韧带。胸锁关节是连接上肢带和躯干的唯一滑膜关节结构。

二、病因与病理

1. 肩锁关节构成

肩锁关节位于皮下，由肩胛骨的肩峰关节面和锁骨外侧端的锁骨关节面构成。肩锁关节由肩峰端和锁骨端关节面、关节滑膜及纤维关节囊构成。在两个相邻的略呈扁平的关节面之间有关节软骨盘结构，软骨盘增加了两个关节面相互的适应性。Urist 根据关节面解剖形态和排列方向，把肩锁分为 3 种形态。Ⅰ型，冠状面关节间隙的排列方向自外上向内下，即肩锁关节面斜行覆盖肩峰端关节面；Ⅱ型，关节间隙呈垂直型排列，两个关节相互平行；Ⅲ型，关节间隙由内上向外下，即肩锁关节面斜行覆盖锁骨端关节面。Ⅲ型的结构属于稳定型，Ⅰ型属于不稳定型。在水平面上，肩锁关节的轴线方向由前外指向后内。两关节结构之间有完整的关节囊包绕并有肩锁韧带加强，其关节囊的上下壁有肩喙韧带的部分纤维加入，和关节囊共同起到防止锁骨远端脱位的作用。肩锁关节的前方有斜方肌和三角肌的腱性部分加强。此外，喙锁韧带包括圆锥韧带和斜方韧带，前者起于喙突基底的内侧面，向上行于冠状面内，止于锁骨喙突粗隆下面，后者偏外，起于喙突基底内侧和上面，向外上行走于矢状面内，止于锁骨下面，控制锁骨前移，和锁骨外侧端的滑动，两条韧带协同作用可以防止肩胛骨的后移，同时对维持肩锁关节的稳定性起着重要的作用。

2. 肩锁关节的活动范围

肩锁关节在功能上属微动关节，参与肩关节的联合运动。当上肢上举超过 120°，肩锁关节除了有外展，关节面相互靠拢等运动外，锁骨端关节面随锁骨旋后而发生旋转运动。这些运动虽然范围不大，但对肩锁关节产生了较强的挤压、分离和扭转等应力作用。

(1) 轴向的旋前与旋后活动：肩峰（即肩胛骨）于锁骨外侧端上的旋前和旋后角度之和一般为30°，由于肩锁关节和喙锁韧带的协同作用，肩胛骨旋前时锁骨长轴与肩胛冈之间夹角增大，旋后时两者之间夹角减小。

(2) 肩锁关节的外展和内收活动：由于肩锁关节和喙锁韧带位于该运动的同一平面内，所以肩锁关节的外展活动受到喙锁韧带，特别是圆锥韧带的限制。内收运动则因喙突碰撞锁骨外端而受到限制。肩锁关节的内收和外展活动范围之和一般接近10°。

(3) 钟摆样运动：肩锁关节的钟摆样运动是指在肩胛骨表现为自后内向前外的旋转和摆动，范围为60°～70°，其运动轴心刚好和肩锁关节面相垂直，这种活动受到肩关节周围肌肉的良好控制和肩锁关节囊、韧带结构的限制。

三、临床表现

肩锁关节脱位一般均有明确的外伤史。肩部外侧触地或患侧手臂撑地的间接暴力损伤是肩锁关节脱位的主要暴力形式。依据损伤和脱位程度的不同，可表现为肩部疼痛，患侧上肢上举或外展时疼痛加重。肩锁关节局部压痛或出现畸形，肩峰外侧端隆起，往下推压出现反弹性的“琴键征”(Piano Sign)。“琴键征”阳性意味着肩锁关节的完全性脱位。部分患者出现斜方肌前缘的肿胀和压痛。

X线检查做前后位水平投照，而双侧对比有助于做出正确诊断。对于部分脱位病例，如在对照时双上肢采取下垂负重位，将有助于加强患侧肩锁间分离，使诊断更加明确。

四、诊断与鉴别诊断

1.Allman 分类法

肩锁关节脱位常常由于肩峰外侧受到直接冲撞所致。肩锁关节脱位占肩部损伤的12%左右，Allman把肩锁关节损伤分为3度：Ⅰ度，指肩锁关节的挫伤，并无韧带断裂或关节脱位。Ⅱ度，是肩锁关节半脱位，肩锁关节囊和肩锁韧带已破裂，喙锁韧带中的斜方韧带部分也有断裂，肩锁关节分离或部分性脱位。Ⅲ度，是肩锁关节完全脱位，喙锁韧带二个组成部分即斜方韧带和锥状韧带均断裂，肩锁关节完全分离，锁骨外侧端向上后方隆起，有浮动感，所谓琴键征阳性(piano sign)。通常还合并三角肌和斜方肌部分肌纤维断裂。

对于Ⅰ、Ⅱ度损伤，一般采用非手术治疗。Ⅲ度的肩锁关节完全脱位是手术治疗的适应证。Ⅲ度损伤因关节结构及周围软组织损伤较重，关节稳定装置均遭破坏，即使手法复位成功也极难维持复位后的位置。

2.Rockwood 分类法

Rockwood 把肩锁关节的损伤分为6类。第Ⅰ型，Ⅱ型与Ⅲ型分别与Allman分类中的Ⅲ型一致。Ⅰ型是肩锁关节挫伤，并未形成肩锁间的脱位，Ⅱ型为喙锁韧带被牵拉，可能有部分韧带纤维的断裂，但二组韧带的连续性仍然保持。Ⅲ型为肩锁间的完全性脱位，缘于喙锁韧带的组成部分圆锥韧带和斜方韧带已完全断裂所致。Ⅳ型是较少见的一种完全性脱位，锁骨端向肩峰的后方移位，在前后位上肩峰与锁骨外侧端形成重叠移位，此型脱位原则上需要手术复位与固定，手法复位难以成功也难以维持位置。Ⅴ型的肩锁关节脱位锁骨外侧端向头端翘起，难以使肩峰与锁骨外端对合，原因是锁骨外侧端往往插入斜方肌前缘，导致二分离骨端间的肌肉阻隔。手术治疗是其适应证，而且往往要修复斜方肌的前缘。Ⅵ型的肩锁脱位是最为少见的一种类型，完全脱位的锁骨外侧端移位至喙尖下方，喙肱肌和肱二头肌短头联合肌腱的后方。此型脱位有可能伴有臂丛或腋血管的伴发损伤，应引起重视。也是手术治疗的指征。

五、治疗

1. 非手术疗法

即 Zero 位固定，它的原理是利用 Zero 位时上臂外展与上举达到 155°，使肩胛骨的肩峰端与锁骨外侧端靠拢，达到肩锁关节的复位与固定，使受伤的韧带、关节囊得到修复。患者仰卧，患臂上举，使上肢轴线与躯干轴线的夹角在冠状面与矢状面各成 155°，患侧上肢做持续性皮肤牵引，重量约 3 kg。维持牵引 3 ～ 4 周。然后改用外展支具或肩“人”字石膏固定，再保持 Zero 位固定 3 ～ 4 周。治疗后第 7 或第 8 周去除外固定，开始肩部功能锻炼及肌力康复练习，时间一般 4 ～ 6 周。

患肢位于 Zero 位时，能使分离的肩锁关节肩峰端与锁骨端相互接近、靠拢，并使肩锁关节达到正常的解剖学复位。Zero 位固定有利于已撕裂的喙肩韧带、肩锁关节囊得到修复。Lizaur 等认为在肩锁关节完全性脱位的病例中约有 93.5% 的病例存在三角肌或斜方肌的损伤或两者同时存在，因此他主张在切开复位的同时，对上述肌肉进行缝合修补。Zero 位固定使三角肌和斜方肌也处于松弛状态，有利于这两组肌肉的修复。为了韧带和肌肉的修复，固定持续时间一般不少于 6 ～ 8 周。不完全性脱位患者固定后 8 周内都能达到并保持解剖复位，完全性脱位患者固定 8 周后，2 例达到完全复位，4 例达到部分复位。被修复的韧带主要为瘢痕性纤维组织连接，其力学性还不能满足肩锁关节间解剖关系所需要的强度。因此治疗后 8 ～ 12 个月随访发现，Allman Ⅲ度完全脱位型仅 50% 病例能保持部分复位（改善）；50% 病例在重力作用下修复的韧带重新松弛，肩锁关节又回复到完全性脱位状态。不完全脱位型（Ⅱ度）病例 70% 能保持完全复位，30% 仍有部分脱位。不完全脱位患者的喙锁韧带组成之一斜方韧带虽已完全损伤，但圆锥韧带仍得到保存，在韧带低张力的松弛状态下断端间靠拢接触，使修复较容易；而且在日后的生活中圆锥韧带的完整对修复中的斜方韧带起减张作用。由此可见，Zero 位固定治疗肩锁关节脱位的效果与肩锁关节脱位程度、喙锁韧带的损伤程度密切相关。

Zero 位固定方法对 Allman Ⅱ度的不完全脱位有较好疗效，1 年以上的复位保持率 70% 临床效果评定优良率高。但对Ⅲ度完全性脱位，本方法随访 1 年以上，仅 50% 的病例能达到并维持部分复位，另 50% 病例复发完全性脱位，临床效果评定有 33% 的病例疗效差。此方法的适应证：3 周以内的肩锁关节部分脱位或部分不能接受手术的完全性脱位患者患臂上举或外展范围能达到 130° 以上；能耐受较长时间的卧床牵引者。适应证选择恰当，治疗方法正确，可以获得预期的治疗效果。

Zero 位固定的卧床达 3 周以上，易使老年患者并发呼吸系统感染。患臂上举持续牵引应注意手部血运及神经功能障碍。本组病例虽未发生并发症，但黑田曾报道在 Zero 位牵引中出现腋神经麻痹。一旦发现血管、神经症状，应找出原因并中止 Zero 位牵引。

2. 手术疗法

肩锁关节脱位手术修复的方法很多，有肩锁间或喙锁间内固定及喙锁韧带缝合术，韧带移植修复法，锁骨外侧端切除以及比较符合力学要求的动力性肩锁稳定结构重建的方法。

(1)Phemister 法：于 1942 年由 Phemister 首先采用。以克氏针交叉固定肩锁关节，维持位置，同时缝合、修复喙锁韧带和肩锁韧带。本方法在理论上使肩锁关节达到解剖学复位。存在的缺点是肩锁关节用克氏针固定期间，锁骨的旋转功能受限，限制了上臂的上举活动范围，可发生继发性盂肱关节僵硬。拔除克氏针后，肩锁关节本身因克氏针损伤发生退变和肩锁关节骨性关节炎。如过早拔除克氏针，又容易发生脱位复发。由于肩锁关节受到较强的应力作用，克氏针向外滑脱和向内游走也不少见。不缝合喙锁韧带，只用克氏针固定肩锁关节是导致日后肩锁脱位高复发率的原因之一。

(2)Bosworth 法：喙锁间加压螺丝钉内固定和喙锁韧带缝合术。与 Phemister 法不同处在于采用加压螺丝钉自锁骨向喙突体部垂直加压固定，使肩锁关节复合并得到固定，同时必须做喙锁韧带缝合修复。本法也有因加压螺钉松动滑出，肩锁关节脱位复发的报道，对老年人存在喙突骨质疏松者慎用。

(3)Henry 法：克氏针内固定和采用阔筋膜重建喙锁韧带术。适用于 2 周之内的肩锁关节完全脱位。由于移植的阔筋膜替代物随时间推延而出现退变，筋膜条松弛，失去固定作用。20 世纪 70 年代 Bargren 和 Ha rrison 改用 Dacron 人造编织物代替阔筋膜作为移植物，但也存在人造编织物的异常反应以及 Dacron 人造编织物缺乏弹性，使固定部位发生骨质吸收，而且手术操作也比较复杂，故而未得到广泛应用。

(4)Neviaser 法和 Weaver 法：利用韧带移位修复方法重建肩锁间结构，恢复喙锁间稳定性。由 Neviaser 于 1952 年首先报道。1972 年 Weaver 报道了将喙肩韧带的肩峰端切断、游离后移位到锁骨上，重建喙锁韧带的方法。操作简单，不需要任何内固定。仅适用于新鲜的肩锁关节脱位病例。

(5) 锁骨外侧端切除术：锁骨外侧端切除长度，原则上以不超过喙锁韧带在锁骨上的止点，即锥状韧带结节为宜。适用于 50 岁以上，肩锁关节完全性脱位的患者；时间过长，难以复位的陈旧性肩锁关节完全脱位；经非手术治疗无效，仍有症状的 2 度脱位；陈旧性肩锁关节脱位伴喙锁韧带部分广泛骨化，影响肩关节上举活动，切除锁骨外 1/3 及骨化灶，有利于改善肩的功能。锁骨外侧端切除术的优点是方法简单，可以在局部浸润麻醉下完成。但术后三角肌前方部分失去了锁骨外侧部的附丽，使肌力减弱，肌肉萎缩，对举臂和持重功能带来一定影响。而且肩胛带前支 (锁骨) 短缩，会造成肩胛骨的旋前和内收，形成轻度翼状肩畸形，故慎用。

(6)Dewar 重建术：动力性肩锁稳定结构的重建术。1965 年 Dewar 设计用带肱二头肌短头腱和喙肱肌联合腱的喙突骨块，向上移位固定于锁骨前方的方法用于治疗陈旧性肩锁关节脱位。之后，Baeeington 用本法治疗新鲜的肩锁关节脱位，也取得较好的疗效。显露喙突时应在三角肌胸大肌间沟仔细分离，保护头静脉，连同三角肌向外侧牵开。自上而下分离肌肉的深面间隙时，应避免损伤喙肱肌内缘来自肌皮神经的肌支。该二肌腱自上而下游离的长度不宜超过 4 ～ 5 cm。适用于成人陈旧性肩锁关节完全脱位；成人新鲜的肩锁关节完全脱位。

肱二头肌短头和喙肱肌肌腱本身的张力足以维持喙锁、肩锁间的解剖关系。而上肢本身的重力以及肢体负重时该二肌肉收缩所产生的向下牵引力，又具有促使肩锁和喙锁间相互靠拢的动力性复位作用。因而 Dewar 重建术对稳定肩锁间结构有静力学和动力学的双重作用。改良的 Dewar 手术是在原 Dewar 手术操作的基础上，同时切除锁骨外侧端 lcm，形成肩锁间的假关节。对陈旧性肩锁关节完全脱位，肩锁关节损伤较重，存在关节内碎片及破碎软骨盘等，肩锁关节结构破坏较严重病例，改良法能避免术后发生锁骨端与肩峰端的撞击并出现继发性骨关节炎。

第三节 肩关节脱位

盂肱关节是肱骨头与肩盂构成的关节，通常也称为肩关节。人类对于肩关节脱位的认识和记述已有两千余年，更早可以追溯至四千余年以前人类最古老的书籍中就有记载。两千余年以前，Hippocrates 对肩关节脱位的创伤解剖、类型和有关复发性肩脱位的一些问题做过详细的记述，并介绍了世界上最早的复位方法和手术治疗方法。肩关节脱位有的报道占 45% ～ so%，北京积水潭医院资料统计占全身四大关节 (肩、肘、髋、膝) 脱位的 40.1%。

一、病因与病理

1. 解剖及盂肱关节的稳定机制

肩关节是全身活动范围最大的关节，而且在正常的活动中又能保持其相对的稳定性。这与盂肱关节的结构特点以及与肩锁、胸锁关节和肩胛胸壁间的活动密切相关。盂肱关节的骨性结构是由肱骨头与肩盂组成，是盂肱关节稳定的因素之一。肱骨头外形近于半圆形，约占圆周的 2/5。冠状面肱骨头颈的轴线与肱骨干纵轴成角 130° ～ 135° 。横断面肱骨头颈有向后 20° ～ 30° 的倾斜角，称为肱骨头的后倾角，后倾角的改变与关节的稳定性有一定的关系。

肩盂关节面呈梨形、凹窝状，与肱骨头相吻合，垂直径大于横径。肩盂关节面相当于肱骨头关节面的 1/4 ～ 1/3。肩盂纵径与肱骨头直径比值，或横径与肱骨头直径比值 0.75，皆说明肩盂发育不良，会影响盂肱关节的稳定性。盂的纵径及横径与肱骨头直径的比值称为盂肱关节指数。当创伤性肩关节前脱位时，如发生盂前缘的压缩骨折，或肱骨头后侧的压缩骨折时，均可影响盂肱关节的稳定，成为复发脱位的病理基础。盂的关节面在 75% 的正常人中有平均 7.4° (2° ～ 12°) 向后倾斜角度。后倾角减小也是盂肱关节不稳定的因素之一。此外肩峰及喙突也可限制肱骨头向后上及前上方向的过度移位。

维持盂肱关节稳定的另一因素是关节囊及韧带结构。盂肱关节的关节囊较大而且松弛，容许肱骨头有足够大的活动范围。肩关节的韧带有喙肱韧带，前方的上、中、下盂肱韧带，以及后下盂肱韧带，盂肱韧带是关节囊增厚的部分。由于在肩胛骨止点部位有不同的变异，因此其稳定关节的作用也不相同。附丽点距肩盂越远，关节囊越松弛，稳定关节的作用越差。在通常活动范围情况下，由于关节囊松弛，因此不能发挥防止盂肱关节移位的作用。只有当关节活动到一定的活动范围时，当关节囊韧带处于张力状态下，才能发挥其限制肱骨头过度移位的稳定作用。关节囊韧带对盂肱关节的稳定作用是诸稳定因素中最后的防线。

盂唇是一纤维性软骨的边缘，是盂缘骨、骨膜、关节软骨、关节囊及滑膜组织的相互连接的结构。可以加深盂窝，增加对肱骨头的稳定作用。同时也是连接盂肱韧带和二头肌长头肌腱到肩盂的附丽结构。试验切除盂唇软骨后，肩盂防止肱骨头移位的稳定作用减少 50% 以上。创伤性肩关节前脱位时，大多数病例发生盂唇软骨分离，称为 Bankart 病变。在复发性肩关节前脱位的病例中，Bankart 损伤是重要的病因之一。肩部的肌肉对于肩关节的活动和动力的稳定作用都是非常重要的，肱二头肌长头和组成肩袖的诸肌肉是盂肱关节的主要动力稳定因素。借助于这些肌肉的选择性收缩或协调收缩，可以通过肌腱与盂肱关节囊韧带的交织结构主动地调节这些结构的张力，从而可以提供一动力韧带的作用，同时也可抵消其他动力肌肉收缩活动时引起的影响肱骨头稳定的活动。

Depalma 等通过尸体试验和手术观察，证明肩胛下肌是防止肱骨头向前脱位的重要动力因素。表现为肩关节的活动实际为盂肱关节、肩锁、胸锁关节以及肩胛胸壁间活动的总和。盂肱关节本身只有 90° 的主动外展活动，如果上臂内旋位，只有 60° 的外展活动。在上举活动中，冈下肌和小圆肌协调收缩使肱骨外旋，避免大结节与肩峰相顶撞，从而才可产生进一步的外展活动。没有肩胛骨的活动，盂肱关节只有 120° 的被动活动范围，超过此范围肩峰可与肱骨颈相抵触。因此在充分上举肩时，需有肩胛骨向外旋转 60° 的活动。肩胛骨的活动连带锁骨、肩锁关节及胸锁关节活动。完全上举活动是以盂肱关节与肩胛胸壁间 2:1 的活动范围来完成的。在此活动中锁骨抬高 30° ～ 40° ，锁骨向上旋转 40° ～ 50° 。肩锁关节有 20° 的活动范围，胸锁关节为 40° 活动范围。

肩关节的活动与相对的稳定与上述的解剖结构和功能活动密切相关，肌肉的稳定作用也称为主动稳定因素。骨结构、关节面的形状、关节囊韧带、盂唇软骨等静力稳定作用也称为被动稳定因素。除了上述与解剖有关的静力与动力稳定因素之外，盂肱关节的稳定还与物理学中一些力学规律有关。盂肱关节囊是一个封闭的有限关节腔，正常时关节内有约 lml 的游离关节液分布在滑膜及关节软骨表面。当肱骨头与肩盂之间发生相对的移位时，关节内产生的负液压会阻止进一步的关节之间的分开，同时使关节囊贴近关节间隙，使关节囊的纤维受到牵拉，阻止关节移位。正常的关节内存有负压，这是由于组织间隙内的渗透压和关节内渗透压存有差异所致。关节内的负压使关节不易发生分离，有利于关节的稳定。

大气压对于肩关节的稳定作用已经得以肯定。悬挂的尸体肩关节标本，当切除肩部肌肉后，肩关节没有向下半脱位的现象，但是当用注射器针头穿刺关节囊，有空气进入到关节腔内时，则立即会发生肱骨头向下半脱位的现象。维持盂肱关节稳定的另外一种力学机制是肱骨与肩盂之间的黏滞力。物理学中当两种物体表面之间接触紧密时，两种物体分子之间会产生一种相互吸附的力，物理学中称之为黏带力。在正常关节内，肱骨头与盂光滑软骨面的衔接以及滑液的作用，恰似两片湿的玻片贴在一起，彼此之间可以滑动，但不易被分开。临床上当肱骨近端骨折时，关节腔内可有出血或反应性渗液，从而使上述的稳定作用减弱，X 线片可显示有肱骨头有向下半脱位的现象。

2. 盂肱关节不稳定的分类及外伤机制

盂肱关节不稳定可有很多不同的分类方法，根据造成脱位的原因可分为创伤性盂肱关节不稳定和非创伤关节不稳定两类。创伤性关节不稳定是正常的肩关节遭受外力损伤后使其变得不稳定，占关节不稳定发生率的 95% ～ 96%。非创伤性肩关节不稳定约占 4%，一般没有外伤诱因，或由极轻微的外力引起。此类疾患原始肩关节多有骨发育异常，如肱骨头过度后倾、肩盂发育不良或盂的畸形。也可患有神经、肌肉系统疾患。非创伤性盂肱关节不稳定的患者常表现双肩不稳定或肩关节多方向的不稳。有的患者可以随意控制肩关节的脱位和复位。此类患者常合并有感情上和精神病学的问题。此类患者一般不宜采用手术治疗，应以康复治疗为主。根据关节不稳定的程度可以分为盂肱关节脱位和半脱位，关节脱位是指肱骨头与肩盂关节面完全分离，不能即刻自动复位。而盂肱关节半脱位是肩关节活动至某一位置的瞬间，肱骨头与盂的关系发生一定程度的错位，产生一定的症状，并可自动恢复到正常的位置。患者有时可感到肩关节有暂时的错动不稳的感觉，此种疾患可发生于原始肩脱位治疗后、手术治疗后。也可伴发于复发性肩脱位。

根据关节脱位的时间及发作的次数可分为新鲜脱位、陈旧脱位和复发脱位等。文献中有的将脱位时间超过 24 小时者称为陈旧性脱位。但从创伤病理变化以及治疗方法考虑，将脱位时间超过 2 ～ 3 周者称为陈旧性脱位较为合理。复发性肩脱位是指原始创伤脱位复位后的一段时间内（一般在伤后 2 年以内），肩部受轻微的外力或肩关节在一定位置活动中即又发生脱位，而且在类似条件下反复发生脱位时称为复发性脱位。根据盂肱关节不稳定的方向可分为前脱位、后脱位、上脱位及下脱位等。前脱位是最为常见的盂肱关节脱位类型，占盂肱关节脱位的 95% 以上。直接外力虽可造成肱骨头脱位，但主要发生机制是肩外展、后伸伴外旋的外力，由于肱骨头的顶压，造成前关节囊和韧带以及盂唇软骨的损伤，外力继续作用可使肱骨头脱向前方，常伴有肱骨大结节或肩袖的损伤。根据肱骨头脱位后的位置不同，前脱位又可分为如下几种类型：喙突下型，肱骨头脱位至喙突下方；盂下型，肱骨头脱向前下，位于盂下缘；锁骨下型，肱骨头脱位后向内侧明显移位，至喙突的内侧、锁骨下方；胸内脱位型，是较为少见的类型。肱骨头移位通过肋间进入胸腔。常合并肺及神经、血管损伤。后脱位是较为少见的损伤。发生率占肩关节脱位的 1.5% ～ 3.8%。当肩关节在内收、内旋位肱骨遭受由下向上的轴向外力时，可造成盂肱关节后脱位。

此外当癫痫发作、电休克治疗时，由于肌肉痉挛收缩也可造成关节脱位。肩部内旋肌群的肌力（胸大肌、背阔肌及肩胛下肌）明显强于外旋肌群的肌力（冈下肌、小圆肌），因此发生后脱位的概率高于前脱位。直接外力作用于肩前方也可造成后脱位。后脱位造成后方关节囊以及盂唇软骨的损伤，常合并小结节骨折。后脱位又可分为肩峰下脱位，占后脱位的 98%，后方盂下脱位及肩胛冈下脱位。盂肱关节下脱位是罕见的脱位类型。1962 年 Roca 复习世界文献仅收集到 50 例，发生机制为肩部遭受过度外展的外力，使肱骨颈与肩峰顶触并形成一个支点，将肱骨头自关节囊下方撬出关节。使肱骨头关节面顶端向下，头绞锁于盂窝下，肱骨下端竖直向上，因此也称为垂直脱位，常合并有严重的软组织损伤。上脱位是更为罕见的脱位类型，1912 年 Stimson 复习文献仅有 14 例报道，外伤机制是肩在内收位遭受向上方的外力引起。肱骨头向上移位，可造成肩峰、锁骨、喙突或肱骨结节的骨折，以及肩锁关节、肩袖和其他软组织损伤。

二、临床表现

对疑为盂肱关节不稳的患者应详细询问有关的病史，应了解是否为第一次发作，以及首次发作的时间。首次脱位年龄越小者，以后成为复发脱位的发生率越高。年龄 20 岁以下的患者，首次脱位以后变成复发脱位的发生率为 80% ～ 95%。其次应询问致伤外力的大小以及外伤机制。Rowe 指出复发脱位发生率与原始损伤程度成反比。轻微外力即造成脱位者，说明盂肱关节稳定因素有缺陷，易转化为复发不稳定。而严重外伤引起脱位者，由于软组织损伤较重，经修复形成瘢痕组织，可使盂肱关节变得更为稳定。外伤的原因、外伤时肩关节的位置以及外力作用的方向，有助于对以往脱位方向的分析。此外有无原始脱位的病历资料、X 线检查，是否易于复位，都有助于对盂肱关节不稳定的分析判断。

急性前脱位的临床表现为肩部疼痛、畸形、活动受限、患者常以健手扶持患肢前臂、头倾向患侧以缓解疼痛症状。上臂处于轻度外展、外旋、前屈位。肩部失去圆钝平滑的曲线轮廓，形成典型的方肩畸形。患肩呈弹性固定状态位于外展约 30° 位，试图任何方向的活动都可引起疼痛加重。触诊肩峰下空虚，常可在喙突下、腋窝部位触到脱位的肱骨头。患肩不能内旋、内收。当患肢手掌放在对侧肩上，患肢肘关节不能贴近胸壁。或患肘先贴近胸壁，患侧手掌则不能触及对侧肩，即所谓 Dugas 阳性体征。

诊断脱位时应注意合并肱骨颈骨折和结节骨折的可能。合并大结节骨折的发生率较高，文献中报道为 15% ～ 35%，此外应常规检查神经、血管。急性脱位合并腋神经损伤的发生率为 33% ～ 35%，陈旧性肩脱位的体征基本同新鲜脱位，肿胀、疼痛较轻，脱位时间长短和肢体使用情况不同，肩关节可有不同程度的活动范围。肩部肌肉萎缩明显，尤以冈上肌及三角肌为著。

陈旧性肩关节前脱位的病理改变是在新鲜脱位病理损伤基础上，随着时间的迁延，一些损伤组织得到修复，一些组织由于废用和挛缩发生了相应的继发病理改变：

1. 关节内和关节周围血肿机化，形成大量纤维瘢痕组织填充肩盂，并与关节囊、肩袖结构和肱骨头紧密粘连，将肱骨头固定于脱位的部位。

2. 关节周围肌肉发生失用性肌肉萎缩，关节囊、韧带和一些肌肉发生挛缩并与周围组织粘连，以肩胛下肌、胸大肌及肩袖结构尤为明显。

3. 原始损伤合并肱骨大结节骨折者，可发生畸形愈合，骨折周围可有大量骨痂以及关节周围骨化。

4. 关节长期脱位后，肱骨头及肩盂关节软骨发生变性、剥脱、关节发生退行性改变。

5. 肱骨上端、肱骨头以及肩盂由于长期失用，可发生骨质疏松，骨结构强度降低。

以上病理改变增加了闭合复位的困难，脱位时间越久，粘连牢固程度越重，越不容易复位。强力手法复位，不但易于造成肱骨上端骨折，而且由于臂丛神经及腋部血管与瘢痕组织紧密粘连，也易造成损伤。即使采用切开复位，也需由有经验医生谨慎操作。

急性后脱位的体征一般不如前脱位样明显、典型，很容易造成误诊，有的报告误诊率可高达 60%，因此肩关节后脱位有“诊断的陷阱”之称。容易形成误诊或漏诊有如下几方面的原因：

1. 肩后脱位绝大多数为肩峰下脱位，而这种类型的脱位没有前脱位时那样明显的方肩畸形以及肩关节弹性绞锁现象，患侧上臂可靠于胸侧。

2. 只拍摄前后位 X 线片时，X 线片中肱骨头没有明显脱位的表现，骨科医师只依赖于正位片表现排除了脱位的可能是造成误诊的主要原因。

3.X 线片上发现一些骨折，并主观认为这些损伤就是引起肩部症状的全部原因，从而不再认真检查主要的损伤。

4. 肩关节后脱位是较为少见的损伤，一些医师缺乏体检和诊断的经验，因此易于误诊。

下方脱位的临床体征非常明显、典型。上臂上举过头，可达 110° ～ 160° 外展位，因此也称为竖直性脱位。肘关节保持在屈曲位，前臂靠于头上或头后，疼痛症状明显，腋窝下可触及脱位的肱骨头，常合并神经、血管损伤。在老年人中多见。上方脱位时上臂在内收位靠于胸侧。上臂外形变短、肱骨头上移，肩关节活动明显受限，活动时疼痛加重，易合并神经、血管损伤。

三、诊断与鉴别诊断

外伤后怀疑有肩关节脱位时，需拍 X 线片确定诊断。以明确脱位的方向、移位的程度、有无合并骨折，更为重要的是明确有无合并肱骨颈的骨折。不能只根据临床典型的体征做出脱位的诊断，更不能不拍 X 线检查就采取手法复位治疗。否则不仅复位会遇到困难，也有可能造成医源性骨折，使治疗更为复杂、困难，形成医疗上的纠纷。由于肩胛平面与胸壁平面有 30° ～ 45° 成角，因此通常的肩正位片实际是盂肱关节的斜位片。肱骨头与盂面有 6/8 ～ 7/8 相重叠，肩峰下后脱位时肩正位 X 线片常常给以正常表现的假象，从而使经验不足或粗心大意的医生落入诊断的陷阱之中。实际在肩关节正位 X 线片中肱骨头与肩盂大部分相重叠，形成一椭圆形阴影。肱骨头关节面与盂前缘的影像均为光滑弧形曲线，彼此成平行关系，肱骨头关节面影与盂前缘影之间的距离较小。

而肩峰下后脱位时，由于肱骨头内旋并移向盂的后外上方，因此在正位 X 线片上的影像发生一定的改变，肱骨头与肩盂重叠的椭圆形阴影明显减少或消失。由于上臂内旋畸形，大结节影像消失，小结节影突向内侧，因此肱骨头关节面内缘的影不再是光滑的弧形曲线，与盂前缘弧形失去平行关系。头关节面与盂前缘距离增宽。给以盂窝空虚的外形。后脱位时，由于上臂处于内旋位，颈干角的投影减少或消失，从而使头、颈的轴线在一条直线上。肱骨头后脱位时，肱骨头的前内侧被盂后缘嵌压形成压缩骨折。在 X 线上显示为一平行于盂后缘的密度增高的弧形线，其内侧为相对密度减低区，后脱位时有 75% 的发生率。

由于普通肩前后位 X 线片易于漏诊肩关节后脱位的诊断，因此在无 CT 等先进设备的单位，建议对肩部骨折脱位采用创伤系列 X 线片投照，即肩胛面正位、肩胛侧位和腋位。肩胛面正位片投照时，将片匣与肩胛骨平面平行放置，X 线垂直投照，中心指向喙突。正常肩关节的影像表现为头的关节面与盂关节面相平行，显示有关节的间隙。盂肱关节脱位时，头盂之间的间隙消失，出现重叠影。肩胛侧位是盂肱关节的真正侧位投影，正常肩关节影为肱骨头位于盂窝中央。肱骨头脱位时，在肩胛侧位上可清楚显示前、后的移位。腋位 X 线片也是盂肱关节的侧位投影，对于盂肱关节的骨折或脱位可以提供更为清晰、明确的影像。可清楚显示头与盂的前后关系以及肱骨头、结节的骨折。

新鲜肩部损伤患者因为疼痛往往不能使患肩外展达到需要的角度，因此影响腋位片的拍摄，可采用改良腋位投照。不需外展上臂，可仰卧位拍照，也可采用站立位，身体向后仰斜 30° 位拍照，也称为 Velpeau 腋位。有时也可采用穿胸位 X 线片用为诊断盂肱关节的损伤。拍片时患肩侧方贴近片匣，健侧上臂上举过头，X 线自健侧通过胸廓投照，所得影为肩关节的斜位片。肩胛骨腋窝缘与肱骨上端后内缘的影形成一光滑的弧形曲线，称为 Moloney 线，肱骨头前脱位时，由于头向前移，肱骨头外旋，使颈干角及肱骨颈的轮廓充分显现，因此在穿胸位 X 线片上 Moloney 顶端弧线增宽。而后脱位时，由于肱骨头及颈向后上方移位，因此使 Moloney 弧形变窄，顶上变尖。

CT 断层扫描对肱盂关节横断面的解剖关系能清晰显示，对于脱位方向、脱位程度及是否合并骨折等骨结构状态起提供重要的信息作用。在断层扫描基础上的三维图像重组更能立体地显示脱位与骨折状态，对于脱位合并骨折病例更有价值图。CT-A 指 CT 断层扫描与关节造影相结合，注入双重对比造影剂后再做 CT 扫描，除了显示骨性结构外还能显示关节囊及盂唇等结构，对病理状态的了解优于单纯的 CT 扫描方法。MRI 对于脱位同时合并的软组织创伤的分辨具有优势。关节囊、韧带、盂唇、肩袖肌腱以及新鲜骨折都能从图与信号提供的信息予以分辨。新鲜损伤在骨与软组织内的出血，MRI 即可反映出信号的异常，在鉴别诊断方面十分有价值。

四、治疗

1. 肩关节脱位治疗方法的选择

(1) 新鲜肩脱位：新鲜肩脱位的治疗原则应当是尽早行闭合复位，不仅可及时缓解患者痛苦，而且易于复位，一般复位前应给予适当的麻醉。复位手法分为以牵引手法为主或以杠杆方法为主两种，一般以牵引手法较为安全，利用杠杆手法较易发生软组织损伤及骨折。新鲜前脱位常用如下几种方法复位：

① Hippocratic 复位法：是最为古老的复位方法，至今仍被广泛应用，只需一人即可操作。患者仰卧位，术者站于床旁，术者以靠近患肩的足蹬于患肩腋下侧胸壁处，双手牵引患肢腕部，逐渐增加牵引力量，同时可轻微内、外旋上肢，解脱头与盂的绞锁并逐渐内收上臂，此时常可感到肱骨头复位的滑动感和复位的响声。复位后肩部恢复饱满的外形，此时复查 Dugas 征变为阴性，肩关节恢复一定的活动范围。

② Stimson 牵引复位法：患者俯卧于床上，患肢腕部系一宽带，悬 5 磅重物垂于床旁，根据患者体重及肌肉发达情况可适当增减重量。依自然下垂位牵引约 15 分钟，肩部肌肉松弛后往往可自行复位。有时需术者帮助内收上臂或以双手自腋窝向外上方轻推肱骨头，或轻轻旋转上臂，肱骨头即可复位。实践体会此种方法是一种安全、有效、以逸待劳的复位方法。一般不需麻醉即可实行。

③ Kocher 方法：是一种利用杠杆手法达到复位的操作。需有助手以布单绕过患者腋部及侧胸部行反牵引，然后术者沿患肢上臂方向行牵引，松脱肱骨头与肩盂的嵌压。然后使肱骨干顶于前侧胸壁形成支点，内收、内旋上臂，使肱骨头复位。操作时手法应轻柔，动作均匀缓慢，严禁采用粗暴、突然的发力，否则易于造成肱骨颈骨折或引起神经、血管损伤。

OtmarHersche(1994 年) 报道 7 例肩脱位患者行闭合复位时造成医源性肱骨颈部骨折，其中 3 例原始损伤没有骨折，因此在复位前应仔细阅片后再行复位。合并有结节骨折的病例，发生颈部骨折的概率较大。盂肱关节脱位合并外科颈骨折时，可先试行闭合复位。手法复位后应常规再拍 X 线片，以证实肱骨头确已复位，同时也可观察有无新的骨折。此外应复查肢体的神经、血管情况。患肩复位后，将患肩制动于内收、内旋位，腋窝垫一薄棉垫，可以颈腕吊带或三角巾固定。制动时间可依患者年龄而异。患者年龄越小，形成复发脱位的概率越大。30 岁以下者可制动 3 ～ 5 周，年龄较大的患者，易发生关节功能受限，因此应适当减少制动的时间。早期开始肩关节功能锻炼。新鲜脱位闭合复位不成功时，有可能是移位的大结节骨块阻挡或关节囊、肩袖、二头肌腱嵌入阻碍复位，此时需行手术复位。此外当肱骨头脱位合并肩盂大块移位骨折、肱骨颈骨折时，多需手术切开复位。对新鲜盂肱关节后脱位的复位时，患者仰卧位，沿肱骨轴线方向牵引，如肱骨头与盂后缘有绞锁，则需轻柔内旋上臂，同时给予侧方牵引力以松脱开头与盂缘的嵌插绞锁。此时从后方推肱骨头向前，同时外旋肱骨即可复位。复位成功的关键是肌肉应完全松弛，因此应在充分的麻醉下进行。复位手法力求轻柔，避免强力外旋，以免造成肱骨头或颈部骨折。

复位后如较为稳定，可用吊带或包扎固定于胸侧，将上臂固定于轻度后伸旋转中立位3周。如复位后肱骨头不稳定，则需将上臂置于外旋、轻后伸位以肩人字石膏或支具固定，也可在复位后以克氏针通过肩峰交叉固定肱骨头。3周后去除固定

开始练习肩关节活动。闭合复位不成功时，或合并小结节骨折头复位后骨折仍有明显移位、复位后不稳，需行切开复位固定。肱骨头骨折缺损较大时，可用肩胛下肌或连同小结节填充缺损处。盂肱关节下脱位时应先行闭合复位，沿上臂畸形方向向外上方牵引，以折叠的布单绕过患肩向下方做反牵引。术者自腋窝部向上推挤肱骨头，同时逐渐内收上臂以达复位。有时由于肱骨头穿破关节囊不能闭合复位时，则需切开复位。盂肱关节上脱位更为少见，一般采用闭合复位治疗。如合并肩峰骨折使关节复位后不稳时，则需手术治疗，固定移位的骨折。

(2) 陈旧性肩关节脱位：陈旧性肩关节脱位的治疗方法是难以确定的。一般应根据患者的年龄、全身状况、脱位的时间、损伤的病理、症状的程度以及肩活动范围等因素综合分析决定。首先确定脱位是否还需要复位，如需复位，能否行闭合复位。如需手术治疗采用何种手术方式。如下几种治疗方法可供治疗参考：

功能治疗首先提出功能治疗作为一种治疗方法，是因为很多病例经过一段时间的功能锻炼后，肩部功能活动可以得到明显的改进。因此在陈旧性肩脱位时，医生和患者不要把脱位的复位作为唯一目的，而应以最后的功能恢复结果作为治疗的目的。不要把功能治疗看成是一种消极的、无能为力的方法。在一定条件下，对于一些病例，功能锻炼可能是较为合理、有效的治疗方法。功能锻炼适于年老、体弱、骨质疏松者。脱位时间超过2个月以上的中年患者或半年以上的青年病例，由于软组织粘连，关节软骨的退变，难以手术复位并取得满意的手术治疗效果。一般通过2～3个月的功能锻炼，肩关节的功能活动可得到明显改进，可胜任日常的生活和工作。

闭合复位一般适用于脱位时间在1个月以内，无神经、血管受损的青壮年患者。合并有骨折者一般应行手术复位。脱位时间在1～2个月者也偶有闭合复位成功的机会。脱位时间越长，闭合复位越困难。陈旧脱位行闭合复位时，必须在麻醉下进行，以使肌肉完全松弛，复位时先行手法松动肱骨头周围的粘连。一助手固定住肩胛骨，另一助手握住患肢前臂行轻柔牵引。术者握住患者上臂轻轻摇动并旋转肱骨头，逐渐增大活动范围松解开肱骨头周围的粘连。在牵引下经证实肱骨头已达到肩盂水平，且头与盂之间无骨性嵌插阻挡时，可根据不同脱位的方向试行复位的手法。推挤和旋转肱骨头使其复位。复位中禁用暴力和杠杆应力，以免造成骨折。如肱骨头达不到松动程度，或试行1～2次操作仍不能复位时，则应适可而止，放弃复位或改行切开复位。不要把复位的力量逐步升级反复整复，以免造成骨折或引发神经、血管损伤。

切开复位适用于脱位时间半年以内的青壮年患者，或脱位时间虽短，但合并有大、小结节骨折或肱骨颈骨折者。陈旧性脱位后，由于软组织损伤、瘢痕粘连，使肱骨头固定。腋动脉及臂丛神经变位并与瘢痕组织粘连，因此陈旧性盂肱关节脱位切开复位的手术是困难而复杂的手术，很容易造成神经、血管的损伤。行切开复位时应靠近肱骨头处切断肩胛下肌肌腱和关节囊，松解出肱骨头。复位后如不稳定，可用克氏针交叉固定。

人工肱骨头置换术适用于脱位时间较长，关节软骨面已软化，或肱骨头骨缺损，

30% ～ 40% 的病例。由于人工关节置换术的进展，目前已很少采用单纯肱骨头切除术和肩融合术来治疗陈旧性肩脱位。

2. 盂肱关节脱位的并发症

(1) 肩袖损伤前脱位时合并肩袖损伤较为多见，后脱位时则较少发生。Petterson 报道创伤性肩脱位患者，经关节造影证实有肩袖撕裂者高达 31.3%。Tijmers 报道前脱位合并肩袖损伤率为 28%，并指出随年龄增加，发生率有增加趋势。肩袖损伤时肩外展、外旋活动受限，活动时疼痛。超声波检查及关节造影或关节镜检查有助于诊断。症状明显时需行手术治疗。

(2) 血管损伤肩脱位可合并腋动脉、静脉或腋动脉分支的损伤。常见于老年人，血管硬化者。可发生于脱位时，或闭合复位时，也可发生于手术切开复位时，陈旧性脱位切开复位时，由于血管解剖位置移位和粘连，更易遭受损伤。腋动脉依其与胸小肌的解剖关系可分为三部分，第一部分位于胸小肌内侧；第二部分位于胸小肌后方；胸小肌的外侧为腋动脉的第三部分。腋动脉行径胸小肌下缘时，受到该肌肉的束缚作用。肩关节脱位后，肱骨头顶压腋动脉向前移位，使腋动脉在胸小肌下缘受到剪式应力的作用，因此在该处易受损伤，可造成血管断裂、撕裂或血管内膜损伤而致栓塞，腋动脉损伤时肩部肿胀明显。患皮肤苍白或发绀，皮肤温度低，桡动脉搏动消失，肢体麻痹，腋部有时可听到动脉搏动性杂音，严重时可有休克表现。血管造影可诊断损伤的部位。确定诊断后必须行手术治疗，多需行人造血管移植或大隐静脉移植修复，不宜采用血管结扎治疗。否则可造成上肢的功能障碍至坏死。

(3) 神经损伤肩关节前脱位合并神经损伤比较常见。有的报道发生率为 10.5% ～ 25%，最常见为腋神经损伤。有报道 101 例肩脱位及肱骨颈骨折患者，根据临床及电生理检查，发现有 45% 患者有神经损伤的表现。损伤的发生率依次为腋神经 (37%)，肩胛上神经 (29%)，桡神经 (22%) 及肌皮神经。并指出老年患者以及局部有

明显血肿形成时发生率较高。肩部骨折、脱位合并神经损伤容易漏诊。尤其在老年患者，关节的功能活动受限往往归因于制动引起关节僵直所致。只根据皮肤感觉障碍来诊断有无神经损伤是不准确的。一些患者有皮肤感觉丧失，但肌肉运动正常。也有的患者有肌肉运动丧失，但相应支配区的皮肤感觉正常。因此神经损伤诊断主要应以肌肉运动和肌电图检查来确定诊断。由于腋神经的局部解剖特点，其损伤多为牵拉伤。大多数病例在 4 个月内可恢复。神经损伤应早期诊断，密切观察，积极进行理疗，腋神经损伤完全恢复可迟至伤后 1 年。如果伤后 10 周仍无恢复迹象，则预后不好。

(4) 肩关节复发脱位是急性创伤性肩脱位的常见并发症。尤其多见于年轻患者，一般报道 20 岁以下者复发脱位发生率为 80% ～ 92%，40 岁以上复发率为 10% ～ 15%。创伤性盂肱关节脱位后，使关节囊、盂唇软骨撕脱、肱骨头发生嵌压骨折，从而改变了关节的稳定性，形成了复发脱位的病理基础。创伤性原始脱位复位后的制动时间及制动方式与复发脱位发生率的关系仍有不同观点。一些作者认为制动时间与复发脱位发生率没有关系，一些作者报告制动时间短于 3 周者复发率高。一般认为根据患者不同年龄，复位后采用不同时间的制动，对损伤的软组织的修复，对恢复肩关节的稳定性是有益的。

(5) 肱二头肌腱滑脱肱骨头向前脱位时可使连接大、小结节的肩横韧带损伤，造成二头肌腱滑向头的后外侧，有时可成为阻碍肱骨头复位的因素。常需手术切开复位，修复肩横韧带。

如果肩横韧带不能正常修复，可形成晚期复发性二头肌腱长头滑脱，肩关节屈伸、旋转活动时二头肌腱反复脱位与复位可造成弹响及疼痛，需行手术治疗。

(6) 合并肩部骨折

①大结节骨折：盂肱关节前脱位有 15% ～ 35% 的病例合并有肱骨大结节骨折，可由肩袖撕脱或肩盂撞击引起。绝大多数病例当脱位复位后，骨块也得到复位，因此可采用非手术方法治疗。如肱骨头复位后，大结节仍有大于 1cm 明显移位，则会明显影响肩关节功能，应行手术复位，以螺钉或张力带钢丝固定。

②小结节骨折：常合并于后脱位时发生，由撞击或肩胛下肌牵拉所致，一般脱位复位后骨折也即复位，不需特殊处理。如骨块较大或复位不良时，需行手术复位固定。

③肱骨头骨折：前脱位时头后外侧与盂前缘相撞击可形成头的压缩骨折，称为 Hill-Sacks 损伤。有的报道新鲜前脱位的发生率为 27% ～ 38%。但在复发性盂肱关节前脱位的病例中，头骨折的发生率可高至 64% ～ 82%。肱骨头压缩骨折是肩脱位的并发症，同时又可成为复发脱位的因素。后脱位时可发生肱骨头前内侧的压缩骨折，可形成肩后方不稳，可行肩胛下肌腱及小结节移位治疗。

④肩盂骨折：肱骨头脱位时可造成盂缘的压缩骨折、片状撕脱骨折，也可造成大块的肩盂骨折。压缩骨折可影响盂肱关节的稳定，形成复发脱位的因素。大块的肩盂骨折，如有移位，可影响肱骨头的稳定，应手术复位固定。

⑤肩峰骨折：由肱骨头脱位撞击引起，当肱骨头脱位合并肩峰骨折时，应复位以内固定物固定肩峰骨块，以防止肱骨头继发脱位。肱骨头上移撞击肩峰造成骨折时，尚应考虑到夹于其间的肩袖也有可能被损伤，应及时诊断并给予治疗。

⑥喙突骨折：前脱位合并喙突骨折少见，多因肱骨头撞击引起。一般移位不大，不需特殊处理。

⑦外科颈骨折：肱骨头脱位合并外科颈骨折是少见的严重损伤。可见于外伤后，也可发生于复位治疗时、肩脱位合并外科颈骨折应与单纯外科颈骨折合并肱骨头假性脱位鉴别。肩脱位合并外科颈骨折多需切开复位，手术操作时应注意减少软组织剥离，尽力保留肱骨头的血循免受进一步损伤。

⑧解剖颈骨折：是少见的严重损伤。只能依 X 线片与外科颈骨折合并脱位相鉴别。因肱骨头失去血循供应，易发生缺血坏死。治疗宜采用人工肱骨头置换术。

⑨肩脱位合并肱骨干骨折：此种损伤组合较为少见。常由机器绞伤、交通事故、重物砸伤所致。由于肱骨干骨折后局部的疼痛、肿胀畸形，掩盖了肩部的症状及畸形。因此容易造成肩脱位诊断的漏诊。为防止盂肱关节脱位的漏诊，应重视全面体检的重要性，重视骨折相邻关节的检查和拍 X 线片，以减少漏诊的发生。肱骨干骨折合并肩脱位时，肩关节脱位多可行闭合复位治疗。肱骨干骨折采用切开复位内固定，以利于早期开始肩关节功能锻炼。

3. 复发性肩关节脱位

(1) 概述：一般是指在首次外伤发生脱位之后，在较小的外力作用下或在某一特定位置使盂肱关节发生再脱位。此类脱位与随意性脱位不同，再次脱位时一般均伴有程度不同的疼痛与功能障碍，并且不能自行复位。

(2) 病因与病理：依据脱位方向可分成前方脱位、前下脱位及后方脱位三类，以前方脱位最常见。依据脱位程度又可分成完全性脱位或不完全性脱位 (半脱位)。首次盂肱关节脱位常常导致关节囊松弛或破裂，盂唇撕脱 (Bankart lesion)，若是前方脱位则合并盂肱中韧带的损伤。这种关节稳定性复合结构的损伤导致了关节稳定装置的破坏，使脱位容易再次发生。此外骨性结构的损坏，包括肱骨头后上方压缩骨折形成的骨缺损，及肩盂骨折缺损，也导致了盂肱关节不稳定和复发性脱位倾向。上述关节囊复合结构及骨性结构的缺陷是首次外伤脱位或反复脱位损伤叠加的结果，而非原始病因。在这些病理性结构缺陷形成后，将加重盂肱关节不稳定和增强再脱位的倾向性。

4. 复发性肩关节前方脱位

(1) 临床表现：好发于青壮年，25 岁以下占 8 o%，40 岁以上较少见。男女之比为 4 ～ 5:1，右侧明显多于左侧，绝大部分患者有明确外伤史和首次脱位史。

(2) 脱位机制：在上臂外展、外旋及过度后伸位，当肘部受到自后向前撞击性暴力时导致肱骨头向前方脱位，首次外伤的巨大暴力可以使肱骨头后上方与肩盂的撞击过程中发生压缩骨折，甚致使肩盂前缘或前下缘发生骨折。前方关节囊松弛，盂唇撕裂，盂肱中韧带松弛，肱骨头自盂肱中、下韧带间向前方脱出。盂唇和关节囊的剥离，及盂肱中韧带的松弛是难以重新愈合和愈合的。前方关节囊稳定结构的破坏，与肱骨头的缺损，使患者在患臂重复上述位置时极易再次向前脱出。

(3) 诊断

①首次外伤性肩关节脱位史或反复脱位史。

②肱骨头推挤试验：存在前方不稳定征象。被动活动关节各方向活动度一般不受限。

③向下牵拉，存在下方不稳定表现。

④肩盂前方存在局限性压痛。

⑤恐惧试验阳性：当被动外展，外旋及后伸患臂时患者出现恐惧反应。

⑥ X 线诊断：在脱位时摄取前后位和盂肱关节轴位 X 线片可以明确显示肱骨头的前方或前下脱位。肱骨的内旋位做前后位 X 线片能显示肱骨头后上方缺损，轴位 X 线片可以显示肩盂前方骨缺损。

⑦ CT 及 CT-A 检查：CT 断层扫描能清晰显示肱骨头骨缺损或肩盂骨缺损，并能测量肩盂后倾角，及肩盂横位和肱骨头横位比值 (肩盂指数)，以及肱骨头后倾角有助于确定是否存在盂肱关节的发育不良因素。在鉴别前方脱位或后方脱位方面 CT 扫描无疑是有确定性诊断意义的方法。CT-A 在用双重对比盂肱关节造影的同时做 CT 扫描能更清晰显示关节囊前壁撕裂、扩张、盂唇剥脱的情况，其临床诊断价值由于 X 线平片和单纯 CT 断层扫描。

⑧关节镜诊断：镜下可以观察肩盂、盂唇、肱骨头及关节囊前壁状况，并在牵引，内、外旋等不同位置作动态观察。在关节内镜检查确定诊断，了解病理变化的同时，还能在内镜引导下做一些相应的镜下手术治疗。

(4) 治疗：复发性肩前方脱位诊断一旦确立，非手术治疗一般难以获得长期疗效。应当针对病因和主要病理改变进行手术修复或盂肱关节稳定结构的重建。对于复发性肩前方不完全脱位，宜采用康复训练包括加强三角肌、肩袖肌群、肱二头肌及肱三头肌以及胸大肌肌力，使盂肱关节稳定性增强，可以得到较好的疗效。

①前关节囊紧缩或成形术：例如 Bankart 手术，紧缩前壁关节囊，并使外侧端缝合于肩盂前缘上。Neer2 的前关节囊紧缩加固成形术，使前壁，关节囊成倒 T 形切开，形成上、下两个关节瓣，并使上、下两瓣交叉重叠缝合，达到前关节囊紧缩加固的目的。

②前关节囊及肩胛下肌重叠缝合，加固前关节囊的 Putti-platt 方法，Magnuson 方法是用肩胛下肌自小结节附着部切离重新固定到大结节下方，使肩胛下肌张力增高，并限制肱骨头过度外旋。上述两种方法在术后都会造成肩关节外旋度数的丢失，是以牺牲一定的活动范围达到关节稳定重建的方法。

③利用骨挡阻止肱骨头向前方脱位：Qudard- 山本手术，利用喙突部垂直植骨，形成盂肱关节前方骨挡，阻止肱骨头脱出。Eden-Hybbinette 法是肩盂前方的直接植骨形成骨挡，并修复肩盂骨性缺损。植骨形成骨挡，长期确诊结果发现部分患者植骨块发生吸收，影响手术疗效。

④利用肌腱移植构筑防止肱骨头脱位的动力性结构。如 Boythev 法和 Bristow 法，是肩前内侧稳定结构动力性重建方法。一方面增加了肩胛下肌张力，另一方面在上臂外展后伸位时，联合肌腱在盂肱关节前方张应力增强，并形成肌腱性阻挡，并压迫肱骨头向后，防止肱骨头向前脱出。

⑤肩盂或肱骨头下截骨术用于治疗存在肩盂发育不良，或肱骨头前倾角过大的发育畸形的矫正术。存在这些骨性发育不良因素者，盂肱关节稳定性差，有易脱位倾向。应依据脱位程度、时间及病理改变状态决定术式，必要时可行联合性手术。

近年关节镜下微创手术得到长足发展。前关节囊及盂唇的修复可在镜下用锚钉 (anchor) 固定来完成，也有采取激光或热灼方法使前关节囊的胶原纤维紧缩使之重新得到稳定的一些新技术，对部分轻度光节囊松弛与半脱位病例有一定效果。其长期疗效还有待较长时间的随诊、观察方可得出结论。

5. 复发性肩关节后方脱位

(1) 概述：肩关节后脱位占肩脱位的 4% ～ 5%，Kessel 及 Rockwood 都认为肩的后脱位最易漏诊，所以又被称作忽略性见后脱位。Kessel 的一组 38 个肩关节后脱位患者中复发性后脱位占 8 个肩，而随意性后脱位占 18 个肩。前者有明确外伤史，后者无创伤史，能由意志控制脱位及自动复位且无疼痛症状。

(2) 病因与病理：一般由于上臂内收位，肘部直接撞击暴力传达到肱骨头使肩关节后关节囊及后方盂唇从肩盂及肩胛颈部撕脱，肩盂后缘与肱骨头前内侧冲撞，二者均可发生骨折。肩盂后缘可嵌入肱骨头内侧压缩骨折形成的凹陷之中，可形成顽固性后脱位，手法整复不易得到满意的效。

(3) 临床表现：肩盂前方成空虚感，肩关节的前举，外展仅有部分受限，后伸无明显受限，内旋、外旋受限较明显。原因是肩盂后缘压入肱骨头凹陷处形成了鞍状结构的假关节，使肱骨头与肩盂后缘之间仍能在冠状位及水平位保持一定的上举、后伸、内收、外展的活动范围。复发性后脱位病例，三角肌及冈下肌变薄，挛缩，患臂前举及内旋位易复发脱位，并伴有疼痛，脱位后不能自行复位。患臂前举 90° 时肩后方可扪及脱出肱骨头，被动前举 90° 并内旋肱骨头时出现恐惧感。

(4) 诊断：损伤性后脱位病史。复发性脱位伴疼痛，不能自行复位。肩盂前方空虚感，后方可扪及突出的肱骨头。肩部轴位 X 线片可显示肱骨头后脱位及肱骨头凹陷性缺损。CT 断层扫描更能清晰显示并确定肱骨头后脱位的诊断。

(5) 治疗

①后方软组织修复及关节囊紧缩成形术：类似前关节囊紧缩成形术。

②后方肩盂骨挡手术：取髂嵴或肩胛冈骨块植于肩盂后方形成骨挡，防止肱骨头向后脱出。

③肩盂切骨成形术：切骨后植骨可增大肩盂下方及后方面积。使肩盂向外、向前上的倾斜角加大，增加了盂肱关节稳定性。

④ Neer 的改良 Melaughlin 手术：将肩胛下肌腱连同小节结移植到肱骨头前内侧骨缺损处用螺丝固定。

术后应与肱骨外旋 20° 位做右肩固定 3 周，3 周后开始做康复训练，增强肌力及改善关节活动范围。创伤性复发性后脱位术后内旋功能会有不同程度减少。如能进行系统的康复训练，日常生活活动都能得到满足。

(6) 鉴别诊断：外伤性复发性肩关节脱位应与非损伤性脱位做出鉴别。

①先天性或发育性：骨骼因素包括肩盂发育不良及肱骨头发育异常。软组织因素包括中胚叶发育缺陷全身性关节囊及韧带松弛症。Saha 指出肩盂纵径与肱骨头直径比值＜ 0.57，肩盂横径与肱骨头直径比值＜ 0.57，属于肩盂发育不良。正常肩盂略呈后倾，平均后倾角 7.5°，Sala 发现肩关节不稳定病例中 80% 的患者肩盂呈前倾。肩盂臼面过深，凹面曲率大于肱骨头球面曲率，头盂间呈周边接触，极易发生脱位。软组织发育异常从详细询问病史，仔细的体格检查及明确的阳性体征提供鉴别诊断依据。先天性或发育性肩关节不稳定病例的发病年龄较轻，均出现于青少年时期。

②麻痹性盂肱关节不稳定及脱位。

③特发性肩松弛症：原因不明，好发于青少年，表现为多方向性盂肱关节不稳。可发生于单侧或双侧，无明显外伤诱因。临床检查可发现肱骨头与肩盂间存在上下、前后，及轴向不稳定。患臂上举时肱骨头在肩盂上发生滑脱现象，在牵引患臂向下时，肱骨头极易向下松弛移动，被认为是局限于盂肱关节腔内的不稳定。该病发生完全脱位者较少见，一般为半脱位和关节失稳。与创伤性复发性肩脱位不难做出鉴别。

④随意性肩关节脱位：是随患者自身意志控制在特定体位和姿势是盂肱关节脱位并能自动进行复位的一种病理现象。本病在 10 ～ 20 岁年龄段多见，四肢关节、韧带较松弛。可能并存精神异常因素。其诊断要点如下：随意性脱位及自动整复的特点；脱位及复位时均无关节疼痛感；盂肱关节松弛，在前、后方向及下方的不稳定；全身其他关节与韧带结构的过度松弛；合并存在精神异常，对诊断有一定参考意义。随意性肩脱位是一种完全性脱位，与创伤性复发性肩脱位应当认真做出鉴别。本病是以非手术疗法为主，增强肌力，康复训练，必要时由精神科医师配合治疗，而手术治疗的效果极差，至今尚无手术成功病例组的指导。值得引起外科医师的警惕和重视。

第四节 肘关节脱位

肘关节是人体内比较稳定的关节之一，但创伤性脱位仍不少见，其发生率约占全身四大关节(髋、膝、肩、肘)脱位总数的一半。10～20岁发生率最高，常属运动伤或跌落伤。新鲜肘关节脱位经早期正确诊断和及时处理后，一般不遗留明显功能障碍。但若早期未得到及时正确地处理，则可导致晚期出现严重功能障碍，此时无论何种类型的治疗都难以恢复正常功能，而仅仅是获得不同程度的功能改善而已。所以对对关节脱位强调早期诊断、及时处理。

一、肘关节后脱位

1. 病因与病理

因肘关节后部关节囊及韧带较薄弱，易向后发生脱位，故肘关节后脱位最为常见。多由传达暴力和杠杆作用所造成，跌倒时用手撑地，关节在半伸直位，作用力沿尺、桡骨长轴向上传导，使尺、桡骨上端向近侧冲击，并向上后方移位。当传达暴力使肘关节过度后伸时，尺骨鹰嘴冲击肱骨下端的鹰嘴窝，产生一种有力的杠杆作用，使肘关节囊前壁撕裂。肱骨下端继续前移，尺骨鹰嘴向后移，形成肘关节后脱位。由于暴力方向不同，尺骨鹰嘴除向后移位外，有时还可向内侧或外侧移位，有些病例可合并喙突骨折。多数急性脱位是累及尺桡骨的后脱位。后脱位、后外侧脱位及后内侧脱位之间很难进行区分，对治疗影响不大。而其他类型的脱位如内、外侧脱位、前脱位及爆裂脱位，在临床上很少见，治疗也与后脱位有所不同。

2. 临床表现及诊断

肘部明显畸形，肘窝部饱满，前臂外观变短，尺骨鹰嘴后突，肘后部空虚和凹陷。关节弹性固定于120°～140°，只有微小的被动活动度，肘后骨性标志关系改变。X线检查肘关节正侧位片可显示脱位类型、合并骨折情况。

3. 治疗

(1) 闭合复位：诊断明确并对神经血管系统进行仔细评价之后，应及时行闭合复位。在局麻或臂丛麻醉下，2名助手分别托住前臂和上臂进行对抗牵引，有侧移位者应先矫正侧移位，而后术者一手握上臂的下端，另一手握前臂，双手用力，在牵引下屈曲肘关节，一般屈曲达60°～70°时，关节即能自动复位。复位后用长臂石膏托固定肘关节在屈肘90°的位置，3～4周去除外固定，逐渐练习关节自动活动。

(2) 切开复位：很少需要切开复位。但对于超过3周的陈旧性脱位及合并有鹰嘴骨折，或内上髁骨折块嵌入关节腔，或并有血管、神经损伤的新鲜脱位需行切开复位术。陈旧性脱位切开复位的疗效取决于手术时间的早或迟，手术愈早，疗效愈好。

手术方法：仰卧位，肘关节置于胸前。伤肢上臂用充气止血带，取肘关节后侧手术入路。先分离和保护尺神经，然后在肱三头肌腱膜上做舌形切开下翻，以备缝合时延长肌腱。再在肱骨下段的后正中线上纵行切开肱三头肌，直达骨膜，并于骨膜下剥离肱骨下端前、后面附着的肌肉、关节囊和韧带。由于尺神经已经分离和拉开，后面和侧面的剥离比较安全，但剥离前面时，须注意勿损伤肱动、静脉和正中神经。分离肱骨下端后，肱骨与鹰嘴即已完全分开。如为新鲜脱位，只需清除血肿、肉芽及少量瘢痕，再将移位的骨折块复位即可。而陈旧性脱位在肱骨下端后面有大量骨痂形成，从外表看与肱骨干的骨皮质相似。如脱位时间较短，这些骨痂可用骨膜剥离器剥去；如时间过长，则须用骨刀切除。用同样方法清除尺骨半月状切迹，肱骨冠状窝的瘢痕组织，一般这些部位多为瘢痕组织，较易清除。清除骨痂过程中，如软骨面损伤严重，应考虑行关节成形术或融合术。如骨痂及瘢痕组织清除彻底，复位较易。助手将前臂屈曲并牵引，术者将鹰嘴向前推，待冠状突滑过肱骨滑车，即可复位。复位前即应松开止血带，彻底止血。复位后，将肘关节做全程伸屈活动数次，测试复位后的稳定性。肱三头肌挛缩者，应将肱三头肌腱膜延长缝合。术后用石膏托将肘关节固定于屈曲 90° 位。3 ～ 4 周去除外固定，逐渐练习关节自主活动。

二、肘关节前脱位

1. 病因与病理

单纯肘关节前脱位在临床上非常少见。常因跌伤后处于屈肘位，暴力直接作用于前臂后方所致；或跌到后手掌撑地，前臂固定，身体沿上肢纵轴旋转，首先产生肘侧方脱位，外力继续作用则可导致尺桡骨完全移位至肘前方。由于引起脱位的外力较剧烈，故软组织损伤较重，关节囊及侧副韧带多完全损伤，合并神经血管损伤的机会也增多；肘部后方受到打击，常合并鹰嘴骨折。

2. 临床表现

肘关节前脱位可合并肱动脉损伤。复位前，肢体短缩，前臂固定在旋后位，肱二头肌腱将皮肤向前顶起绷紧。

3. 治疗方法

基本的复位手法是反受伤机制，对前臂轻柔牵引以放松肌肉挛缩，然后对前臂施加向后、向下的压力，并同时轻柔的向前挤压肱骨远端，即可完成复位。复位后亦应仔细检查神经血管功能。肱三头肌止点可发生撕脱或剥离，应注意检查主动伸肘功能。复位后应屈肘稍＜ 90° 固定，根据局部肿胀和三头肌是否受损决定。若合并鹰嘴骨折，则需要切开复位内固定。

三、肘关节内侧和外侧脱位

1. 病因与病理

侧方脱位分为内侧和外侧脱位两种。外侧脱位是肘外翻应力所致，内侧脱位则为肘内翻应力致伤。此时，与脱位方向相对的侧副韧带及关节囊损伤严重，而脱位侧的损伤反而较轻。

2. 临床表现

肘关节增宽，上臂和前臂的长度相对正常。在正位 X 线片上，单纯肘外侧脱位可表现为尺骨的半月切迹与小头—滑车沟相关节，允许有一定范围的肘屈伸活动，非常容易造成误诊，特别是在肘部肿胀明显时。

3. 治疗方法

复位方法，在上臂采取对抗牵引，轻度伸肘位牵引前臂远端，然后对肘内侧或外侧直接施压，注意不要使侧方脱位转化为后脱位，否则会进一步加重软组织损伤。肘内侧脱位常常是一个半脱位，而不是一个完全的脱位，合并的软组织损伤不如肘外侧脱位那样广泛、严重。

四、肘关节爆裂脱位

临床上非常罕见。其特点是尺桡骨呈直向分开，肱骨下端位于尺桡骨之间，并有广泛的软组织损伤。除有关节囊及侧副韧带撕裂外，前臂骨间膜及环状韧带也完全撕裂。分为两种类型，前后型和内外型。

1. 前后型

比内外型多见。尺骨及冠状突向后脱位并停留在鹰嘴窝中，桡骨头向前脱位进入冠状突窝内。尸体研究表明，此脱位是在 MCL 发生撕裂之后，前臂强力旋前所造成的，即前臂在外力作用下被动旋前和伸直，再加上施加于肱骨远端向下的应力，将尺桡骨分开，环状韧带、侧副韧带以及骨间膜都发生了撕裂。临床上此种脱位类似于肘后脱位，不同之处是可在肘前窝触及桡骨头，手法复位和复位肘后脱位类似，应首先对尺骨进行复位，然后对桡骨头直接挤压以完成复位。

2. 内外型

非常少见，属罕见病例。肱骨远端像楔子一样插入外侧的桡骨和内侧的尺骨之间。多为沿前臂传导的外力致伤，环状韧带及骨间膜破裂后，尺桡骨分别移向内侧及外侧，而肱骨下端则处在二者之间。容易诊断，肘部明显变宽，很容易在肘后方触及滑车关节面。复位手法应以伸肘位牵引为主，同时对尺桡骨施加合拢之力即可获得复位。

五、单纯尺骨脱位

在前、后方向上均可发生单纯尺骨脱位。首先，桡骨头作为枢轴，MCL 发生断裂，而 AL 及 LCL 保持完整。损伤机制中还需有肱骨及前臂的成角和轴向分离。正常情况下，尺骨近端在前臂旋后位稳定，只有前臂远端与桡骨之间发生旋转，而在此种损伤中，尺骨近端的固定作用丧失，允许整个前臂、包括尺骨近端与桡骨一起发生旋转。在前臂内收和旋后时，冠状突可发生移位至滑车后方。此时患肘保持在被动伸直位，前臂正常提携角消失，至可变为肘内翻。在伸肘和前臂旋后位进行牵引可获得复位，对前臂施加外翻应力有助于完成复位。单纯尺骨前脱位更为少见，此种损伤中，尺骨向前旋转，前臂外展，桡骨仍作为一个固定的枢轴，鹰嘴被带向前方，并且与冠状突窝发生锁定。此时患肘保持在屈曲位，提携角增加。在前臂内收和旋前位，直接向后挤压尺骨近端可获得复位。

第五节 桡骨头脱位

一、单纯桡骨头脱位

临床上非常少见。若桡骨头向前脱位，应首先怀疑是否是 Monteggia’s 骨折脱位损伤的一部分，若向后脱位，则更像是肘关节后外侧旋转不稳定。推测前臂强力旋前和撞击极可能是创伤性单纯桡骨头后脱位的受伤机制。有 2 篇报道认为在前臂

旋前位桡骨头可获得复位并且稳定，但其他学者认为在旋后位固定更好。急性损伤采取闭合复位一般能够获得成功。闭合复位失败者，可能有环状韧带等软组织嵌夹在肱桡关节间隙，

需手术切开复位，应尽可能早期诊断、早期复位，避免切除桡骨头，以利于后期功能康复。Salama 报道了 1 例由于电休克致肘部组织极度挛缩造成的桡骨头后脱位，也是因为延误了诊断，采取了桡骨头切除。应注意除外 Monteggia’s 骨折脱位和先天性桡骨头脱位才能诊断创伤性单纯桡骨头脱位。伤后，前臂旋前和旋后受限；侧位 X 线片上，桡骨头轴线在肱骨小头下方通过即可做出诊断。应与先天性桡骨头脱位鉴别，与后者相比，前者更少见。成人先天性桡骨头脱位在跌伤后可感到肘部疼痛，但前臂旋转仍勉强与伤前一样；由于桡骨的生长板发育延迟，腕部 X 线片上可发现下尺桡不平衡，类似于急性下尺桡关节分离，并且桡骨头呈穹隆状，肱骨小头发育平坦，无腕部不稳定，也没有前臂肿胀和疼痛。

二、桡骨小头半脱位

多见于 1 ～ 4 岁小儿，因为儿童肘关节的韧带、肌肉、骨骼发育不完全，关节囊较松弛，若肘部处于过伸位牵拉，肘关节内负压增加，将松弛的前关节囊及环状韧带吸入关节腔内，嵌于桡骨头与肱骨小头之间，桡骨头向桡侧移位，即形成半脱位。临床表现及诊断：有被他人牵拉史，肘部疼痛，并保持于半屈曲位，前臂呈旋前位，肘部无明显肿胀，患儿拒绝用患肢取物。X 线检查多无明显改变。治疗一般不需麻醉，手法复位即可。术者一手用拇指向后内方压迫桡骨小头，另一手持患手，屈曲肘关节，将前臂稍加牵引，并前后旋转，可感到或听到复位时的轻微弹响声，疼痛立即消失，患肘功能恢复。

第六节 髋关节脱位

髋关节脱位在大关节脱位中发生率较高，其致伤原因以交通事故多见，其次为高处坠落伤，偶可见体育运动伤。多见于 20 ～ 50 岁男性，由于致伤暴力强大，患者常并发其他部位严重损伤，早期救治中容易遗漏而延误治疗。脱位后的并发症，例如股骨头缺血性坏死、创伤性关节炎、坐骨神经损伤、异位骨化、再脱位等比较常见。髋关节脱位属于较严重损伤，需要急诊及时处理，力争尽早恢复关节对应关系，减少脱位带来合并损伤的影响程度。髋关节脱位可以分为：前脱位、后脱位和中心性脱位。髋关节前后脱位主要依据 Nelaton 线（髂前上棘与坐骨结节的连线）诊断，脱位后的股骨头若位于该线后方者是后脱位，反之为前脱位。

一、髋关节后脱位

1. 概述

髋关节后脱位在创伤性髋关节脱位中最为多见。

2. 病因与病理

多由间接暴力引起，特别是当髋关节屈曲并内收时股骨头已超越髋臼边缘而抵于关节囊上，此时经膝部沿下肢纵轴的暴力可使股骨头穿破关节囊。如髋关节内收角度较大常导致单纯的后脱位，而内收角度小时则除脱位外还可同时造成髋臼后缘的骨折。如车辆高速行驶中突然刹车或碰撞时，膝部或骨盆受到撞击即可发生后脱位。而屈髋弯腰时对骨盆由后向前的撞击也可使股骨头相对后移而发生脱位。髋关节后脱位的主要病理变化是关节囊后下部的撕裂和股骨头向髂骨翼后上部的移位。绝大部分病例股骨头脱位位于坐骨切迹前的髂骨翼上，少数脱位位于坐骨部位。髋关节前部关节囊和髂股韧带多保持完好，股骨头圆韧带和髋关节囊后上部血管全部或部分损伤。髋关节损伤的同时多伴有其他脏器损伤或骨盆的损伤，多表现为内出血及创伤性休克。髋关节后脱位或髋臼的骨折移位可造成坐骨神经损伤，晚期可并发股骨头缺血性坏死和创伤性关节炎。

3. 临床表现

患者伤后患侧髋部出现剧烈疼痛，活动障碍，无法站立和行走。患侧下肢表现为屈曲、内收、内旋、短缩畸形。患者髋部疼痛，关节功能障碍，并有弹性固定。在臀部可触及上移的股骨头。大粗隆上移是诊断髋关节后脱位的重要依据，除大粗隆顶点上移超过 Nelaton 线之外，还可测量下述标志。Bryant 三角，患者仰卧位，由髂前上棘向地平面做一垂线，再由大粗隆顶点向此线做一垂线，两线相交点与髂前上棘、大粗隆顶点形成一直角三角形，即 Byrant 三角。如三角形底边较健侧缩短即为大粗隆上移。Shoemaker 线，自两侧大粗隆顶端与髂前上棘之间各做一连线，正常时两线延长相交于脐或脐上正中线，如一侧大粗隆上移，则交点位于脐下或偏离中线。X 线片检查显示患侧股骨头位于髋臼的外上方。髋关节后脱位可伴有同侧的坐骨神经损伤，多为一过性或不完全损伤。患者因损伤暴力较大，如车祸致伤可存在髋臼、股骨干等部位的骨折。因出血、疼痛等原因可合并创伤性休克。

4. 治疗

新鲜髋关节后脱位，应在全麻或腰麻下手法整复。复位要求迅速、及时、有效，闭合复位前后均应检查并记录有无坐骨神经损伤症状，复位成功后应拍 X 线片。

(1)Allis 手法复位：患者仰卧位，助手压住双侧的髂前上棘协助固定骨盆。术者先沿正对畸形的长轴方向牵引，然后在牵引下双手套住患肢腋窝部，使髋、膝关节各屈曲 90°，配合内、外旋髋关节直到股骨头滑入髋臼内。在复位时，术者多可听到或感到弹响。患肢伸直容易且畸形消失，检查内收、外展、旋转等被动活动，并与健侧比较下肢长度相等均表示复位成功。

(2)Bigelow 手法复位 (问号法)：患者仰卧位，助手协助固定骨盆。术者一手握住患肢踝部，另一前臂置于患侧屈曲的膝关节下方，在持续牵引下，使患髋外展、外旋、伸直。

(3)Stimson 重力复位法：此方法取俯卧位，利用肢体重量和外加压力使脱位复位。患者俯卧于手术台或平车之上，患侧屈髋屈膝 90°，一助手协助固定骨盆，术者手握屈曲的患肢小腿，持续向下加压直到肌肉松弛和股骨头滑入髋臼为止。在复位过程中可配合内外旋转髋关节有助于复位。该方法对于合并其他损伤的患者不宜使用。

(4)Bohler 复位法：患者俯卧于地面的木板之上，助手协助固定骨盆或用宽布带将骨盆固定于木板上。患髋及膝屈曲 90° 位，用另一条宽布带结成圈，套于患肢的腘窝下。术者一膝跪于患侧地面，另一脚立于地面，术者膝关节屈曲成直角并置于患肢腘窝下方。术者将布带圈套于自己颈部，一手握住患肢踝部，另一手扶住患肢膝部，术者伸直躯干和颈部使布带圈向上牵引患肢，同时对患侧踝向下加压，牵引缓慢而有力，且可配合左右旋转患髋直至复位成功。

(5) 切开复位术：急性单纯性后脱位需切开复位者很罕见，一般用于脱位合并坐骨神经损伤或为陈旧性脱位使用手法闭合复位失败的病例。手术多采用全麻侧卧位，取髋关节后侧切口，切开皮肤、皮下、臀大肌筋膜，沿肌纤维方向分开臀大肌并将其牵开，应首先寻找并保护坐骨神经。切断梨状肌、上下孖肌、闭孔内肌，探查髋关节囊损伤的情况及股骨头脱位的位置。根据复位需要纵向切开撕裂关节囊，清除血肿、撕裂的臼唇及骨软骨碎片，进一步暴露并探查清理髋臼。术者与助手协同在屈膝屈髋 90° 位下牵引，可用手引导股骨头还纳。术中应注意保护股骨头残留的血液供应。尽量保持股方肌的完整性不被破坏，以避免损伤旋股内侧动脉的终末支。保留附着于股骨颈的关节囊，以保存滑膜下支持带血管。术后处理同手法闭合复位。合并坐骨神经损伤者，在脱位复位后的 1 ～ 3 个月内神经功能多少恢复，如果坐骨神经损伤在复位后 3 个月以上神经功能未见恢复，可进行神经探查与神经松解术。若有腓神经损伤且无法修补恢复原神经功能，可行踝关节固定或肌腱转位术，以重建下肢运动功能。

二、髋关节前脱位

1. 概述

髋关节前脱位较为少见，在创伤性髋关节脱位中占 10% ～ 12%。

2. 病因与病理

多由间接暴力引起，当髋关节处于外展、外旋及屈曲位，股骨颈抵于髋臼而大粗隆与髂骨相抵，此时来自大腿后方的暴力可使股骨颈撞击髋臼而大粗隆与髋臼上缘相碰撞形成杠杆作用，使股骨头穿破关节囊，由髂股韧带与耻股韧带之间的薄弱区脱出。而经膝关节的暴力沿股骨纵轴自下而上亦可造成髋关节前脱位。髋关节前脱位时关节囊前下方撕裂，而髂股韧带多保持完整。髋关节前脱位根据股骨头脱位时所处的位置分为耻骨位、闭孔位和会阴位。随着股骨头所处的不同部位而可能引起相应的血管、神经损伤。

3. 临床表现

患肢疼痛，活动障碍。患肢呈外展、外旋和屈曲畸形，弹性固定但肢体短缩不明显甚至可变长，腹股沟区肿胀并可扪及股骨头。耻骨型脱位外展畸形多不明显，但外旋可超过 90 度，还应注意有无闭孔神经及股神经损伤的体征，有无下肢血液循环障碍。X 线片显示股骨头位于闭孔内或耻骨上支附近。

4. 治疗

⑴ 非手术治疗：闭合复位应在全麻或腰麻下进行。患者仰卧，一助手协助固定骨盆，另一助手握患肢小腿屈曲膝关节至 90° ，沿股骨纵轴方向牵引并使下肢外展。术者站在对侧两手掌用力将股骨头从大腿根部由内向外推按股骨头，助手在牵引同时将大腿轻度旋转摇晃并内旋下肢，使其转为伸直位。手法复位后应以下肢皮牵引或石膏固定下肢于伸直及轻度内收内旋位，3 周后可拄拐下地活动，并逐渐开始负重。

⑵ 手术治疗：髋关节前脱位的手法复位通常比后脱位容易成功。当闭合复位失败或关节腔内有骨折片或软组织嵌入时，应行手术治疗。手术多选全麻仰卧位，术侧髋部垫高少许。切口选择 Smith-Peterson 入路，自髂嵴中部开始，沿髂前上棘转向髌骨方向并略转向外后方止于大腿中上 1/3 处，先于骨膜下剥离髂骨内、外板。在髂前下棘的下方显露并保护骨外侧皮神经，在距髂前上棘约 lcm 处切断缝匠肌，显露其下的股四头肌直头和反折头。同样留约 lcm 的肌止切断股直肌及其反折部，反转并游离股直肌近侧至股神经进入股直肌的分支，游离并结扎旋股外动、静脉的分支和横支，即可显露脱位于闭孔或耻骨上支附近的股骨头，探查髋关节囊裂口。试行髋关节复位时可先缓慢内收大腿，患肢牵引下用手按压股骨头向髋臼内推动，直致使股骨

头复位。术后同样维持中立位皮牵引 3 ～ 4 周。

三、髋关节脱位合并骨折

1. 概述

随着致伤暴力的增大，车祸伤的增多以及伤员受伤时所处的体位不同，临床上出现伴有股骨头或髋臼骨折的髋关节脱位患肢逐渐增多，由于损伤类型复杂，并发症增多，因此治疗也较单纯性髋关节脱位困难且疗效较差。

1. 病因与病理

髋关节脱位典型的损伤机制为纵向暴力沿股骨头传导并作用于屈曲的髋关节。损伤发生时，若髋关节处于内收位，多发生单纯性髋关节脱位，而当髋关节处于中立位或外展位时，则多发生伴有髋臼骨折或股骨头骨折的脱位。

Thompson 和 Epstein 将髋关节后脱位分为五型：Ⅰ型，脱位伴有或不伴有微小的骨折；Ⅱ型，脱位伴髋臼后缘孤立大块骨折；Ⅲ型，脱位伴髋臼后缘粉碎性骨折；Ⅳ型，脱位伴髋臼底部骨折；Ⅴ型，脱位伴股骨头骨折。Pipkin 将 Thompson-Epstein Ⅴ型的髋关节脱位伴股骨头骨折又细分为 4 个亚型：Ⅰ型，髋关节后脱位伴股骨头中央凹尾端骨折；Ⅱ型，髋关节后脱位伴股骨头中央凹头端骨折；Ⅲ型，Ⅰ型或Ⅱ型后脱位伴股骨颈骨折；Ⅳ型，Ⅰ、Ⅱ型或Ⅲ型后脱位伴髋臼骨折。

2. 临床表现

临床上对于此类损伤应保持高度警惕，遇有髋关节脱位病例时应进行细致全面的 X 线检查，最好应对比两侧髋关节 X 线正位片，如怀疑并发骨折时应加摄斜位 X 线片，并尽可能行 CT 检查。由于髋关节解剖结构的特殊性，CT 检查可反映出 X 线片所不能观察到的一些信息，从而决定哪些患者因髋臼内残留骨折碎块，关节不匹配，髋臼骨折属于不稳定骨折或髋臼骨折移位超过关节内骨折所能容许范围等，这些情况不难诊断且均需手术治疗。

3. 治疗

(1)I 型后脱位：基本上等同于单纯性髋关节后脱位的治疗方法，早期闭合复位，若伴有微小骨折而致髋关节非同心圆复位，应考虑切开复位，取出嵌于髋关节内的微小骨折块。

(2) Ⅱ、Ⅲ、Ⅳ型后脱位：其治疗应早期尽快复位。脱位超过 12 h，股骨头发生缺血性坏死的可能性明显增高。合并的髋臼骨折手术治疗目的在于解剖修复髋臼穹窿及其下方股骨头的同心圆复位。

(3) Ⅴ型后脱位伴股骨头骨折：Pipkin Ⅰ型、Ⅱ型骨折脱位：首选闭合复位，复位后复查 X 线片及 CT 检查股骨头复位后在髋臼内的同心性，股骨头骨折块复位的情况及髋臼复位后的稳定情况。若属同心圆复位且股骨头骨折块复位良好，髋关节稳定，说明复位成功，可行下肢骨牵引维持 6 周。早期活动、晚期负重为治疗原则。否则，闭合复位失败，应进行切开复位。

Pipkin Ⅲ型、Ⅳ型骨折脱位：较少见，处理上暂无统一标准。根据患者具体情况及影学资料具体分析。Pipkin Ⅲ型脱位对于年轻患者可考虑切开复位内固定治疗。对老年患者可首选假体置换。Pipkin Ⅳ型脱位应参照髋臼骨折治疗原则进行。强调髋关节复位的同心圆对位。

四、陈旧性髋关节脱位

1. 概述

相对少见，其中多数为多发伤员。

2. 病因与病理

由于伤后意识障碍以及存在其他部位严重创伤，可能使髋关节脱位被掩盖而漏诊。

3. 临床表现

髋关节脱位超过 3 周或更长时间，血肿在髋臼内及关节囊裂隙中已由肉芽逐渐变

为结实的纤维瘢痕组织，关节周围的肌肉发生挛缩，加之患肢长期不负重出现骨质疏松。

4. 治疗

一般认为脱位未超过 2 个月者仍存在闭合复位的可能，可先行大重量牵引 1 ～ 2 周，然后再行手法复位。对于脱位时间在 3 个月之内的年轻患者一般应行手术切开复位，术前需行下肢骨牵引，术中将股骨头周围及髋臼内的瘢痕组织彻底切除。当脱位时间较长而失去闭合或手术复位机会时，可行关节成形手术以改善或重建髋关节功能。以往多施行关节融合或粗隆下截骨术。对无法复位的陈旧髋关节脱位尤其是年龄大者可考虑人工关节置换术。

五、小儿髋关节脱位

1. 概述

创伤所致髋关节脱位在小儿中非常少见，其损伤特点及治疗方法在不同年龄组有其特殊性。

2. 病因与病理

6 岁以下儿童由于髋臼发育较浅，仅较小外力即可引起髋关节脱位。6 ～ 10 岁年龄组中导致脱位的暴力多较强大，关节腔内常有软组织嵌入或股骨头穿破关节囊。

3. 临床表现

6 岁以下儿童髋关节脱位手法复位相对容易成功，亦很少有并发症发生。6 ～ 10 岁年龄组髋关节脱位手法复位不易成功，而手法复位又容易使股骨头骨骺血供收到破坏，从而导致股骨头缺血性坏死，故宜行开放复位。11 ～ 14 岁小儿腕关节脱位在全麻下手法复位多较容易。

4. 治疗

有 15% ～ 20% 的小儿脱位并发有髋臼或股骨头骨折，但其股骨头缺血性坏死的发生率要高于成年人。因此小儿创伤性髋关节脱位患者应强调尽早复位。复位后 6 岁以下小儿应以下肢皮牵引或石膏固定 1 个月。6 岁以上小儿下肢制动时间应相应延长。一般认为复位后 2 ～ 3 个月应避免负重，3 个月后可拄拐下地活动并逐渐负重。

六、髋关节中心性脱位

1. 概述

髋关节脱位股骨头穿入骨盆者为中心性脱位。

2. 病因与病理

髋关节中心性脱位是一种传统描述股骨头因外力撞击髋臼内侧壁并致髋臼内侧壁骨折，股骨头有一种向骨盆内移的趋势或影像学上存在这种移位。

3. 临床表现

髋关节中心性脱位其创伤改变主要为髋臼骨折，常常涉及髂骨、耻骨损伤，其治疗主要针对髋臼骨折。其脱位多在处理骨折后而获得纠正。

4. 治疗

髋臼骨折可呈线形、星状形或粉碎性。可采用牵引治疗，牵引可选用股骨髁上牵引加侧方股骨转子牵引。尽管这类患者未行手术切开复位内固定，可长期随访患肢功能恢复良好率达8 o%。对于牵引达不到股骨头同心圆复位且患者无手术禁忌者仍按严格的标准切开复位内固定。

七、髋关节脱位并发症

1. 坐骨神经损伤

发生率为8% ～ 19%，发生于后脱位，多因受到移位股骨头或骨折块的牵拉、卡压所致。其预后不够满意，且判断影响恢复的因素不确切。Epstein 曾报道 43% 的恢复率，Gregory 报道 4 o% 的完全恢复和 30% 部分恢复。Fassler 报道 14 例随访 27 个月，13 例获得功能性恢复。此损伤，应当注意保护皮肤避免出现压疮，采用支具置踝关节于功能位，定期复查肌电图，了解神经功能恢复趋势。急诊接治患者应认真仔细全面查体，避免漏诊，对于坐骨神经损伤，尽快复位解除牵拉和卡压是最好的治疗。更多病例表现为腓总神经部分损伤，如果超过 1 年仍无恢复迹象，可以考虑肌腱移位。但若为包括胫神经功能障碍的全坐骨神经损伤，则建议长期使用支具，不建议行其他矫形手术。而坐骨神经探查手术，收效帮助不大。

2. 股骨头坏死

主要发生于后脱位病例中，尽早复位有利于减少坏死概率。股骨头坏死大多出现在伤后最初 2 年，但 5 年后发生的亦不罕见。与其他非创伤性因素导致的全股骨头坏死不同，股骨头坏死相对局限，骨关节炎出现晚，采取改变负重面的各种截骨矫形手术有一定效果。病变早期者，可以限制负重活动，以减少塌陷程度。

3. 创伤性关节炎

这是髋脱位最常见的并发症，国内陈斌等介绍的 1 ～ 5 年随访病例中，有 32.6% 出现骨关节炎。Upadhyay 报道 74 例简单后脱位病例，随访 14.5 年，包括继发于股骨头坏死的患者，创伤性关节炎比例达 24%。Epstein 统计了 292 例，均伴有不同类型骨折，随访 6.5 年，发生各类程度创伤性关节炎的比例为 65%。发生创伤性关节炎原因取决于相对应的关节面是否平整。再有是否股骨头坏死及塌陷的速度和程度。创伤特点对于预后的判断有一定参考意义，就一般规律而言，后脱位大于前脱位，合并骨折者大于单纯脱位，超过 12 h 复位少伤后及时复位。创伤性关节炎临床

上表现无特异性，可以有关节周围疼痛、肌肉痉挛、活动受限，严重者晚期可以形成关节强直。X 线片表现为关节间隙狭窄、软骨下骨硬化或伴囊性变、关节面边缘骨质增生等。

4. 异位骨化

更多见于髋关节后脱位，尤其是切开复位后的病例。可能同脱位时后方肌肉组织牵拉损伤以及手术本身的创伤有关。如果骨化的范围较小，多数对关节功能影响不大，不需特殊处理。钙化范围广，严重影响髋关节活动者，可以考虑手术清理。伤后给予口服吲哚美辛等治疗，对预防异位骨化有作用。

第七节 膝关节脱位

一、概述

膝关节外伤性脱位虽不多见，但其损伤的严重程度和涉及组织之广，却居各类骨关节损伤，之前是一种极为紧急和严重损伤的脱位，因而被视为骨科急诊，仍需十分注意。既往文献报道有限，且多侧重其合并损伤，特别是有关血管损伤的诊治。近年来的文献则反映出其发生率有明显增长趋势，而且多为高能量创伤所致。作者结合国内外近年来外伤性膝关节脱位的资料分析，认为有必要对以往的论点重新认识，并加以充实。

二、病因与病理

由于膝关节周围及关节内的特殊韧带结构维持着关节的稳定性，因此，膝关节外伤性脱位并不多见。而在胫骨上端遭受强大的直接暴力下，如车祸、剧烈对抗的运动等，可造成某些韧带结构的严重撕裂伤，当暴力超出稳定结构提供的保护力量时，膝关节将发生脱位。因此，可认为膝关节脱位一定伴有膝关节稳定结构的创伤。在某些情况下，暴力还可能在造成韧带结构损伤的同时，造成胫骨髁的骨折，导致膝关节骨折一脱位。但膝关节稳定损伤但尚不致引起膝关节完全脱位时，可发生股骨在胫骨上的异常移动而导致所谓的半脱位。而胫股关节半脱位严格来说只是膝关节不稳的表现。交通事故是最常见的原因，往往导致高能量损伤。膝关节脱位也可发生于坠落伤或运动损伤，但多为低能量损伤。

传统的分类是依据胫骨髁针对股骨髁的移位方向而定的，分为前、后、内、外及旋转移位。以后有人将旋转移位再分为前内、前外、后内和后外，共八个类别。分类的主要目的是指导治疗，应尽可能地反映出各类的特点。从国内外的资料分析，其前、后、内、外区别显著；而在旋转脱位中，仅后外旋转脱位具有显著特点，其他三类实际上均可归入前或后脱位中，并无单独存在的必要。此外，尚有一类完全不同于单独脱位的骨折一脱位，即股骨髁或胫骨髁骨折，或二者同时骨折合并膝关节完全脱位。因此，将外伤性膝关节脱位分为 6 类更为实际。

1. 前脱位

最常发生于向后的暴力作用于脚着地时大腿前面的情况下。这种暴力造成过伸，前交叉韧带、后交叉韧带同时断裂最为常见。内侧副韧带、外侧副韧带也多为同时断裂，合并腘部血管或腓总神经损伤者也有所见。在尸体标本上，平均过伸 50° 时发生腘动脉断裂。

2. 后脱位

后脱位的典型损伤方式是“仪表盘式损伤”，由屈曲的膝关节遭受作用于胫骨前面的向后的暴力而造成。除前交叉韧带、后交叉韧带同时断裂仍占大多数外，也有仅后交叉韧带断裂者，而内侧副韧带及外侧副韧带均断裂较少见。髌韧带断裂、腘部血管及神经损伤、半月板损伤者也有一定比例。

3. 外脱位

胫骨固定，大腿内收时遭受外翻应力可导致外侧脱位。主要特征为前、后交叉韧带和内侧副韧带断裂，但少有神经血管损伤。可合并髌骨向外脱位。

4. 内脱位

可因大腿受到内翻暴力而造成，但常合并旋转机制。

5. 后外旋转脱位

前、后交叉韧带同时断裂或前交叉韧带单独断裂约各占一半。可合并神经、血管损伤。

6. 骨折脱位组

仅包括股骨或胫骨髁，或二者同时骨折，合并股胫关节完全脱位者。至于胫骨隆突、腓骨头撕脱骨折，或当脱位过程中，股骨髁、胫骨平台边缘受撞击而发生的局限性骨折，或骨软骨骨折，均不属此类。骨折脱位皆为高能量损伤，脱位以后向居多，而合并损伤除交叉韧带断裂外，无显著的规律性。

前脱位与后脱位占所有脱位的 50% ～ 70%，前脱位的发生率是后脱位的 2 倍，但后脱位更易伤及腘动脉，内脱位约是前脱位的 1/8。由于致伤能量高，20% ～ 30% 的脱位是开放性的。

三、诊断

脱位的诊断无论从查体或 X 线片，均无困难。但某些原因会导致膝关节脱位被漏诊，如事故发生时自发性复位可能就已发生等。对涉及的韧带损伤、并发的血管神经损伤的诊断，则存在若干问题。

1. 涉及韧带损伤

(1) 根据脱位的类型，对韧带损伤的组合可做出初步诊断。

(2) 额状面及矢状面的稳定试验，只能在脱位整复后才能进行。

(3) 当发现有血管损伤可疑迹象时，不稳定检查应视为禁忌。

(4) 因疼痛、肌紧张以及局部严重的肿胀，会大大影响稳定试验的准确性。

由于上述情况，在急诊就诊时往往难以对涉及的韧带损伤做出确切和全面的判断，或估计不足。有时需要在病情稳定后，或在闭合复位后，暂时保护数日再行复查。另一方面，对畸形膝关节外伤而无脱位，但明确有交叉韧带断裂者，应考虑有脱位后自行复位的可能，应慎重对待。

2. 涉及血管损伤

膝关节脱位的风险来自可能的血管损伤。根据报道，腘动脉损伤在膝关节脱位中的发生率为 5% ～ 3 o%。腘动脉在进入腘窝时被内收肌裂空束缚，在出腘窝时被比目鱼肌腱弓束缚，故前脱位、后脱位时腘动脉损伤最常见。由于动脉的近、远端被固定，故明显的胫骨移位对动脉是有危险的。全脱位导致的腘部血管损伤已引起了高度重视，但失误率仍较高，在诊治上值得重视。

(1) 文献报道中腘部血管损伤的发生率相差大。

(2) 合并腘部血管损伤的脱位类型，依发生率的高低为后、前、旋转。因此，对后脱位者尤其应加以注意。

(3) 主要症状是缺血，肢端麻木疼痛；主要体征则是足背动脉无搏动，足部温度降低，足趾感觉减退和腘部进行性肿胀。

(4) 足部动脉可触及和足部温暖，决不能排除血管损伤，而足趾的感觉消失则是明确的缺血征象。

(5) 当存在任何可疑情况时，均需做进一步检查。Doppler 监测仪测定和动脉造影可更确切地反映供血状态。有报道指出，可触及足背动脉的膝关节脱位，造影时可能发现血管狭窄和血管内膜破损。

(6) 在掌握血管造影的尺度上有较大的差别。不同学者对于进行动脉造影的指征看法不一，有人主张动脉造影仅需用于有缺血史和临床体征者，而另有学者则认为，双交叉韧带断裂，无论是否有真正的脱位，均应行 Doppler 监测仪检查和动脉造影。作者认为动脉造影虽无须作为常规检查，但尺度应放宽，尤其对后脱位者更是如此。至少可以先做 Doppler 监测仪检查。等待、拖延往往会导致无可挽回的后果。

(7) 部分病例在闭合复位后即可恢复循环，有些则需在复位后持续观察其转归，但决不能超过 6 h。无明显改进者必须立即探查。

3. 涉及神经损伤

膝关节脱位伴腓总神经损伤的发病率据报道为 14% ～ 35%。这种损伤通常是广泛损伤区域的轴突断伤，预后差。但感觉和运动障碍是神经本身损伤，抑或缺血所致，在急性期难以区别。

(1) 并发神经障碍多发生于后脱位，而前、外、后外及骨折脱位组也有发生。在后脱位组中，并发腘部神经损伤者也占较大比例。因此，至少应考虑到其中一部分为缺血所致。

(2) 当肢体无血运障碍而仅神经障碍时，可明确为神经本身损伤。

(3) 存在神经障碍并不急于探查，可在复位后观察其转归。

四、治疗

诊断基本明确后，即应对治疗全面衡量。既要考虑治疗的步骤、主次，也要权衡手术的必要性和时机。

1. 复位

闭合复位是治疗的首要步骤，而且应尽快施行。记录肢体的血管神经症状十分重要，即使是在肢体有明显血供障碍时，也需先行闭合复改善。

(1) 充分麻醉，使肌肉松弛，同时有利于血供改善。

(2) 纵向牵引是复位的基本手法。前脱位时，牵引肢体，抬起股骨远端以达到复位；后脱位的复位则需牵引胫骨，伸直并向前抬起胫骨近端。有一个重要原则是，避免任何力量直接作用于腘窝，以免加重可能的血管损伤。内外侧脱位通过纵向牵引和适当移动股骨、胫骨复位。

(3) 脱位的两端间有软组织嵌夹，是妨碍复位的重要原因，这在后外旋转脱位最为典型。后外旋转脱位曾被称为“不可复位的脱位”，临床上可以观察到内侧线有“酒窝征”，这是由于内侧关节囊和侧副韧带内陷，股骨内髁穿过软组织裂口形成纽扣作用而造成的，使其无法成功复位。在复位困难时，禁忌采用暴力一再整复，以免造成更为严重的合并伤。应立即全麻下切开复位。

(4) 髌骨鹰嘴化固定。Grammout 于 1984 年首先提出，对于后脱位者，闭合复位以斯氏针纵向穿过髌骨内半，经髌韧带后方向下，钉入胫骨平台前部。不仅可维持复位，而且可进行 0° ～ 90° 的活动。Rouvillain 等认为虽然 X 线应力片仍显示后抽屉试验阳性，但较手术修复者恢复加快，应注意防止穿针误入关节。

任何复位前后都要注意记录神经与血管状况。复位后，膝关节制动于 20° ～ 30° 屈曲位，以待进一步评估，禁止管型石膏固定或过紧的包扎。

2. 血管损伤的处理

腘动脉穿行于腘窝之中，近侧固定于股部的内收肌管，远侧固定于腓肠肌上缘的纤维弓。这一解剖特点决定了其损伤部位即在此两固定点之间，而且概率很大。

(1) 在闭合复位后，如血供有所改变，则可以长腿石膏托将下肢维护于屈 15° 位，密切观察其进展。

(2) 如血供无任何改善，则应通过 Doppler 监测仪或动脉造影检查，明确血管损伤后，毫不迟疑地立即手术探查腘部。

(3) 单纯切除动脉内的血栓几乎不起任何作用。动脉结扎虽有少数病例得以保存肢体，但造成截肢的机会更多。腘动脉有 5 条穿支与胫前回返动脉相吻合，但不能供应足够的血供，以维持小腿及其下的存活，何况这些交通支也有损伤的可能。因此，动脉结扎术已渐渐被弃。

(4) 近年越来越多的报道表明，利用隐静脉倒置移植修复腘动脉，大多数肢体得以挽救。损伤的 (5) 所有腘动脉修复者，均必须同时行筋膜切开术。

3. 神经损伤的处理

神经损伤不急于立即处理，在血供改善后神经也随之改善者显然可以继续观察。肯定为神经本身损伤者，可以在病情稳定后再做进一步的诊治。一期探查修复术或移植术效果不佳，不推荐采用。完全性损伤在 3 个月后行二期手术探查及神经移植的疗效也不好。所造成的肌肉功能障碍常需要支具或肌腱移植术来改善足的位置和步态。

4. 韧带损伤的处理

全脱位的韧带损伤是在所有膝关节韧带损伤中最广泛、最严重者，必须予以修复或重建。但修复的时机和修复的范围，在认识上却有很大的差别。多数作者近来倾向于手术治疗所有的韧带损伤，术后早期活动，辅以功能性支具保护，以提高手术疗效。韧带修复的时机取决于全身及局部情况。手术的先后次序应遵循血管修复第一，骨折固定第二，韧带修复第三的原则。如果已行血管修复术，韧带修复术最多可延迟至 2 ～ 3 周，以待血管情况稳定及软组织的初步愈合。

手术入路应根据准确的韧带检查和不稳定的模式来选择。前内侧纵行入路可显露交叉韧带、内侧半月板及内侧关节囊韧带复合体。若后外侧间隙也有撕裂，可在外侧副韧带处做第二个纵向切口。由于关节囊和韧带都已严重撕裂，显露一般没有困难，而且一期修复会比单纯韧带损伤时更容易些。按序进行半月板、交叉韧带和侧副韧带的修复重建。一种常用的策略是先缝合或重建交叉韧带，但并不马上进行最终的固定。后交叉韧带从股骨处撕脱是十分常见的，可以用 Marshall 技术缝合。前交叉韧带往往需用自体移植物或同种异体移植物重建。一般先明确所有的损伤结构并做好标记，然后先修复后侧、深部的结构，再修复前侧、浅部的结构。半月板撕脱予以缝合，无法缝合的部分予以切除。后内侧和后外侧关节囊的损伤，若为实质部撕裂则予以缝合，若为附着部撕脱则用锚式缝合法固定于胫骨上。侧副韧带也做类似处理。检查髂胫束、双头肌腱和髌韧带是否有部分性或完全性撕裂，并予以修复。软组织修复牢固的话，一般没有使用穿关节针保持复位的必要。

5. 术后处理

膝关节全脱位往往遗留显的功能障碍或不稳定。如膝关节活动范围可以满足生理运动的要求（主要是行走，其次是上、下楼），晚期再做重建术以解决或改善不稳定较易达到目的。其关键在于充分掌握晚期重建的原则和技术要领。反之，如遗留严重的功能障碍，不稳定必然被掩盖。行松解术后活动范围得以改善，但关节不稳定却往往会得以显现，而给患者带来另一方面的功能欠缺。因此，从预防来反顾治疗，原则上应在防止不稳定的前提下，兼顾功能的保护。在具体措施上，即如何解决韧带修复和功能锻炼之间的矛盾，关键在于术后处理。

(1) 闭合复位后，在石膏固定中进行充分的肌肉收缩，和固定以外部分的等张收缩。病情稳定后或伤后 2 ～ 3 周，可短时间多次地部分负重练习骨折脱位者例外。6 周去石膏后进行全面康复。

(2) 早期修复韧带者，伤后 3 周可在限制支具的保护下，进行 30° ～ 60° 的小范围活动。Monteggomery 曾主张修复后立即进行 40° ～ 70° 的被动运动。过大范围的活动则会使修复组织被动牵拉而松动。术后铰链式支具有利于早期制动、伤口愈合及早期的受控活动。开始活动锻炼的速度决定于修复的可靠性，但一般可望在术后 6 ～ 8 周达到完全被动活动。保护下的负重可在 4 ～ 6 周开始。

6. 可能被忽略的问题

膝关节全脱位容易引起血管损伤日渐被认识，因而已很少被人忽略。髌骨关节紊乱及伸膝装置的损伤则仍需加以注意。上胫腓关节脱位也很少被提及。

(1) 髌骨关节紊乱：膝关节外脱位者很难避免同时引发髌骨的向外脱位，既有可能存在内侧肌和内侧韧带撕裂，也有可能因撞击而发生的关节软骨损伤。探查关节及修复韧带时需给予处理，并在预后方面加以评估。

(2) 伸膝装置损伤：后脱位合并伸膝装置损伤较为常见，可能发生髌韧带断裂、髌骨骨折、股四头肌断裂等，在闭合复位后务必注意检查，并给予处理。

(3) 上胫腓关节脱位：由于损伤较重，早期很难顾及是否存在，而在主要的治疗基本结束后，会偶尔发现上胫腓局部的疼痛和滑动。晚期处理并不困难。

(4) 半月板损伤：相当常见。由于它在全脱位的早期处理中几乎处于无足轻重的地位，所以易被忽略。偶尔妨碍复位，特别是骨折复位者，需考虑及此。在预后的评估中也应考虑这方面的因素，并给予必要的处理。

第八节　踝关节脱位

一、概述

踝关节是人体重量最大的屈戌关节，是由胫腓骨下端的内外踝和距骨组成，距骨由胫骨的内踝、后踝和腓骨的外踝所组成的踝穴所包绕，由韧带牢固地固定在踝穴内。距骨的鞍状关节面与胫骨下端的凹面形成关节，腓骨下端的顶点较内踝长 0.5 cm 且向后 2 cm。踝关节内侧的三角韧带起于内踝下端，呈扇形展开，附着于跟骨、舟骨等处，主要作用是避免足过度外翻。外侧韧带起于外踝尖，止于距骨和跟骨，分前、中、后 3 束，主要作用是避免足过度内翻。下胫腓韧带紧密联系在胫骨与腓骨下端之间，把距骨牢牢控制在踝穴内，此韧带常在足极度外翻时断裂，造成下胫腓联合分离，致踝距变宽，失去生理稳定性。当踝关节遭受强力损伤时，常常合并踝关节的脱位，因距骨体处于踝穴中，周围有坚强的韧带包绕，牢固稳定，故单纯踝关节脱位极为罕见，多合并有骨折。以脱位为主，合并有较轻微骨折的踝部损伤，称为踝关节脱位。

二、病因和病理

踝关节脱位多为间接暴力所致，如扭伤等。常见由高处跌下，足部内侧或外侧着地，或行走不平道路，或平地滑跌，使足旋转，内翻或外翻过度，往往形成脱位。踝关节脱位并不少见，而单纯的踝关节脱位是很少见的。由于生理解剖特点，踝关节脱位常伴内、外踝和胫骨前唇和后唇骨折。损伤时，依据距骨在胫骨下端关节面脱出的不同，分为外脱位、内脱位、前脱位、后脱位、分离扭转脱位。根据有无伤口和外界相通，分为开放性和闭合性脱位。根据脱位性质，分为急性脱位和复发性脱位。一般以内侧脱位较多见，其次为外侧脱位，后脱位和前脱位少见，分离扭转脱位更少见。

1. 踝关节内脱位常因间接暴力所引起，如有高处坠落，足踝误入坑道内，此时踝关节处于相对的内翻位，常常首先发生内踝骨折，其后暴力继续延续，致使外踝骨折，距骨连同双踝骨折一起向内侧移位，也可由过度的外翻、外旋暴力引起，如跌伤时以足内侧先着地，内侧韧带未断裂，而内踝发生骨折，外翻应力继续作用，距骨连同内踝骨块一起向内侧移位，不合并骨折的单纯内侧脱位很少见。

2. 踝关节外脱位常因间接暴力引起，当有高处坠落或扭伤时，足内缘着地，足踝呈过度外翻，内侧韧带断裂，外翻应力继续作用，继而外踝骨折，距骨连同外踝骨折远端骨块一起向外脱位。如果内侧韧带无断裂，亦可发生内踝骨折，同样是外翻应力作用的结果，使外踝发生骨折，距骨连同内、外踝骨折块一起向外脱位。

3. 踝关节前脱位常因直接或间接暴力所引起，如由高处坠落，足跟着地，踝关节处于背屈位，或由于足踝在背屈位，暴力来自跟后侧，胫骨下端向后相对移动，造成踝关节前脱位。踝关节背屈时，踝关节较稳定，前脱位时常合并胫骨下端前缘骨折；而踝跖屈时，距骨后部狭窄区属于踝穴内，且两侧韧带处于松弛状态，故这种姿势造成的前脱位，很少合并骨折，但临床也较少见。

4. 踝关节后脱位常因直接或间接暴力所引起，当高处坠落或误入坑道时，足踝部处于跖屈位，身体后倾，胫骨下端向前方撅起，而距骨向后上方冲击胫骨后踝，造成后踝骨折，关节前方韧带较软弱，又无跟腱一样的肌腱保护，骨折后暴力继续作用，致使距骨向后移位，脱至踝穴的后方。也可由于直接暴力作用于胫骨下端后侧，足前端受向后的暴力，两者剪力作用，造成距骨在踝穴内向后脱出，但这种损伤较少见；如足踝部处于跖屈位，遭受外旋外翻应力时，在发生三踝骨折的同时，距骨也可向后脱位。

5. 踝关节分离旋转脱位常因直接暴力引起，从高处垂直方向坠落，踝关节处于略外翻、外旋位，踝关节下胫腓韧带断裂，踝内侧韧带断裂，距骨被夹于分离的下部胫腓骨之间，常有旋转，有时距骨体发生嵌压性骨折，也常合并胫骨下端外缘粉碎性骨折，或腓骨下段骨折。

6. 踝关节复发性脱位或半脱位常见病因为踝关节初次损伤后，撕裂的韧带、关节囊等未经痊愈，有反复多次发生创伤性脱位或半脱位；也可由于先天性肌松弛或肌力不协调，关节力线异常等为其诱发因素。

三、临床表现

踝关节脱位患者有踝关节外伤史，踝关节肿胀、疼痛、斑、甚或起水疱，踝关节功能丧失。

1. 踝关节内脱位者足呈内翻内旋畸形，内踝高突，局部皮肤紧张，外踝凹陷，畸形明显，常合并有内踝及外踝骨折，或下胫腓韧带撕裂。有合并骨折时，可触及骨擦音，并有内或外踝部压痛。

2. 踝关节外脱位者足呈外翻外旋，外踝下高突，皮肤紧张，内踝下空虚，踝关节屈伸功能丧失，合并骨折时，可触及骨擦音，严重的损伤，可有内踝部的开放伤口。

3. 踝关节前脱位者踝关节呈极度背屈位，跟骨前移，跟腱区紧张，其两侧可触及胫腓骨下端向后突，跟骨向前移，前足变长，距骨体位于前踝皮下，踝关节背屈受限。

4. 踝关节后脱位者足踝呈跖屈位，或伴有不同程度的外旋、外翻畸形，踝关节功能丧失，踝关节前方高起、能触及胫骨下端前方，其下方空虚，胫骨前缘至足跟的距离增大，前足变短。后踝部突起，跟腱前方空虚，有时可触及内外踝骨擦音。

5. 踝关节分离旋转脱位者外观可见伤肢局部短缩，踝关节剧痛，弹性固定，踝关节内外踝距离增宽，内踝下方有空虚感。足有外旋或轻度外翻畸形，皮肤可出现张力性水疱。有时可合并胫骨下端外缘，或腓骨下端骨折。

6. 踝关节复发性脱位或半脱位者有踝部受伤史，并有多次复发病史。患者诉感到走路时踝关节不稳，尤其道路不平整时，易发生突发性内翻扭伤，伤后踝关节肿胀、疼痛，以外踝下方和前外侧明显，局部压痛，并有明显的沟状凹陷。用一手握住患足，另一手握住小腿，将踝关节内翻、足前部内收时，出现踝关节不稳现象。

四、诊断与鉴别诊断

踝关节外伤史，疼痛明显，踝关节局部肿胀、畸形和触痛。内脱位者足呈外翻外旋畸形；外脱位者足呈内翻内旋；前脱位者踝关节呈极度背屈位，跟骨前移；后脱位者足踝呈跖屈位，胫腓骨下端在皮下突出明显，并可触及，胫骨前沿至足跟的距离增大，前足变短；分离旋转脱位者外观可见伤肢局部短缩。常规 X 线片能够确诊，并可判断踝部骨折移位情况。CT 扫描可发现细微骨折。

五、治疗

1. 正确治疗的基础是对损伤机制及特点的充分理解，选择闭合复位外固定和切开复位根据每个病例的特点而定。不宜一律首选闭合复位，失败后再考虑切开复位，这反而会加重损伤。治疗应遵循以下原则。

(1) 闭合复位成功后，可用石膏夹板或小夹板固定，固定的位置应与其发生损伤的机制相反。

(2) 损伤的侧方韧带或撕脱的内、外踝骨折，闭合复位对合后不能完全恢复原有张力，应充分考虑切开手术修复及固定。

(3) 下胫腓分离往往伴有内、外踝均损伤，应同时修复内、外踝损伤。

(4) 内踝固定以拉力螺钉为宜，腓骨固定以接骨板为宜，后踝的骨片如较小通常不需固定，复位后即可获得好的治疗效果。

2. 手法整复方法

(1) 内侧脱位：患者仰卧位，稍屈膝，一助手固定小腿，将小腿抬起，术者一手握住足踝部，术者与助手做相对拔伸牵引，此时畸形容易矫正，如仍有内踝部或内踝下方凸起，则术者在保持牵引下，用双拇指按压高突区向外其余各指握住足做内翻动作，内外踝恢复原形后，将足踝背屈、跖屈数次，然后固定。

(2) 外脱位：患者仰卧位，患者在下，助手固定小腿，术者两手握住足踝部，加以拔伸牵引，此时用双拇指按压内踝部向下，其余各指扣板外踝，将足做内翻。检查内外踝复原平整后，使踝关节背屈，跖屈活动后，然后固定。

(3) 前脱位：患者仰卧位，稍屈膝，助手固定小腿，将小腿抬起，术者一手握住足背，另一手握住后踝近侧，术者与助手做相对拔伸牵引，牵引同时，术者一手将后踝上提，另一手将足背下按，使之跖屈，即可复位。必要时再于前踝区向后推按，以巩固复位效果。

(4) 后脱位：患者仰卧位，膝关节屈曲 90°，以放松跟腱，一助手握住小腿，另一助手握足跖部和足跟部，两助手先行扩大畸形的牵引，在牵引的同时，术者以两拇指下压踝前侧高起的胫腓骨下端，余指持足跟部上提，并令助手改变牵引方向，逐渐背屈，直至畸形消失，即告复位。

(5) 分离旋转脱位：患者仰卧位，一助手握住小腿，另一助手握住足跖部，两助手做相对拔伸牵引，在牵引的同时，术者以双手掌，各置内外踝侧，在助手保持牵引下，两手掌做向中央挤压动作，并令助手做轻度内旋和内翻，畸形矫正后，在术者两手掌仍在挤压下，做踝关节背屈、跖屈活动后，即告复位。

3. 固定方法

踝关节内脱位整复后以超关节夹板固定，保持踝关节外翻位 4 ～ 5 周；外侧脱位整复后以超关节夹板固定，踝关节中立位或略内翻位固定 4 ～ 5 周；前脱位整复后以石膏托板固定，踝关节保持跖屈中立位 4 ～ 5 周；后脱位用石膏托固定，保持膝关节屈曲及踝关节背屈中立 4 ～ 6 周；分离旋转脱位以超踝夹板固定踝于中立位 4 ～ 5 周。

4. 药物治疗

伤后踝关节肿胀明显，局部皮下组织少，皮肤张力高，易有张力性水疱，早期可予脱水药物及活血化瘀中成药物治疗，尽快消除肿胀。若疼痛明显，可予对症止痛治疗。

5. 康复锻炼

踝关节固定解除后，需进行康复锻炼 6 ～ 8 周，并可配合理疗等方法，积极恢复踝关节功能。

6. 手术治疗

伴有骨折的踝关节脱位大部分需要手术治疗，其适应证如下。

(1) 手法复位失败。

(2) 内踝骨折块大，累及胫骨下关节面 1/2 之上。

(3) 外展、外旋型骨折，内踝的撕脱骨折，其间隙有软组织卡压，影响骨折愈合。

(4) 胫骨下段前缘大块骨折。

(5) 胫骨下段后缘骨折复位失败。

(6) 下胫腓关节部分或完全分离。

(7) 三踝骨折。

(8) 开放骨折经彻底清创后。

(9) 陈旧性骨折愈合不良。

(10) 对于踝关节复发性脱位或半脱位，若对症治疗无效者，应采用手术治疗，并同时行外踝韧带重建术。

六、预后

踝关节脱位治愈后，由于周围韧带损伤，伴有不同程度的关节不稳，通常晚期出现骨关节炎，效果欠佳。

（韩文冬 颜 丽 董 慧）

第十章 慢性关节疾病

第一节 骨关节炎

骨关节炎 (osteoarthritis) 是一种慢性、非炎症性关节疾病，多发于中年以后人群。临床上以关节疼痛、变形和活动受限为特点。病理变化最初发生于关节软骨，以后侵犯软骨下骨板以及滑膜等关节周围组织，以关节面及其边缘的软骨变性以及新骨形成为主要特征。发病机制尚不清楚，一般认为与衰老、创伤、炎症、肥胖、代谢和遗传等因素有关。

一、流行病学

骨关节炎是最常见的关节炎，也是导致老年人疼痛和残疾的首要病因。在美国总人口中的15% 患有关节炎，其中患骨关节炎者占 43%。关节炎的发病率和受累关节的种类及数量可能与人种、年龄、职业、生活方式和遗传因素有关。白人妇女中手的骨关节炎常见，南非黑人、印度东部居民和中国人髋骨关节炎的发生率较欧洲和美国白人低，非洲人和马来人的手多发性骨关节炎少见。

膝关节骨关节炎以女性发病为主，在 Framingham 的研究中，女性每年发生的 X 线检查膝关节骨关节炎的发生率为 2%，症状型为 1%，而男性的比值分别为 1.4% 和 0.7%。Saase 等的调查显示，膝骨关节炎男性和女性患病率的峰值分别为 24.7% 和 54.6%，髋关节为 11.1% 和 26.0%。本病患病率随年龄的增长而增高。65 岁以上人群的患病率达到 68%。Butter 等报道，在 44 岁以下、45 ～ 59 岁和 60 岁以上三组人群中，X 线片上骨关节炎的患病率分别为 6.2%、2.06% 和 42.0%。Felson 等报道，70 岁以下和 80 岁以上人群的膝骨关节炎的患病率分别为 7.0% 和 11.2%，其中在放射学上可证实的膝骨关节炎则分别为 27.4% 和 43.7%。

二、病因

骨关节炎的发生，有观点认为是全身情况下关节特有的机械环境引起的，致病因素可以分为机械型和全身型。按病因学分类，骨关节炎有原发性和继发性两种。

1. 体重

Werb 等的研究发现，用 Framingham 法研究，女性的体重变化对膝关节骨关节炎的发生有影响。在后来的一项以 Framingham 方法对没有关节炎的人 (平均年龄为 70.5 岁) 进行基本评价的研究中进一步证实体重指数 (BMI) 高者发生骨关节炎的危险大，体重改变直接与骨关节炎发生危险有关系。另有国外文献报道，肥胖患者骨关节炎发生率为 12% ～ 43%，而骨关节炎患者伴发肥胖者占 12%～45%。有人收集了骨关节炎患者发生病变以前 30 年以上的材料发现，37 岁时超过标准体重 20% 的男性，患骨关节炎的危险性比标准体重者高 1.5 倍，而女性患骨关节炎的危险性比标准体重者高 2.1 倍。

其发生的主要机制是体重升高导致关节负重增加，使关节活动时受到的机械损伤增加。如体重升高使膝关节内侧软骨压应力升高，而关节内侧为骨关节炎好发部位，提示肥胖可能是严重膝骨关节病的重要危险因素。体重增加引起姿势、步态及运动习惯改变，也可能是产生骨关节炎的原因。髋关节也为负重关节，但肥胖者髋关节骨关节炎的发生率较低；手的远端指间关节并非负重关节，可手指骨关节炎也随体重的增加而增加。因此，推测这些可能与肥胖并存的脂类、嘌呤和糖代谢异常有关。

2. 年龄

年龄是骨关节炎最重要的致病危险因素之一。本病患病率随年龄的增长而增高，Hart 的一项 Chingfod 人群纵向研究显示，三个年龄组最高的人群膝关节炎的发病危险性有所升高。其具体机制可能包括两方面，首先在中年 (40 ～ 50 岁) 以后，人的肌肉功能逐渐减退，外周神经系统功能减低，反射减弱，神经传导时间延长，导致神经和肌肉运动不协调，容易引起肌肉损伤。其次随后年龄的生长，骨的无机物含量进行性升高 (如青年人为 50%，而中年人和老年人分别增加到 66% 和 80%)，无机物含量升高使骨骼的弹性和韧性变差。同时供应关节血流减少可导致关节软骨的软骨细胞的功能和软骨性质的改变，以及对细胞因子和生长因子的不同应答反应。关节的负重能力下降，一旦机械力超过关节软骨的承受能力，胶原蛋白基质发生破坏，软骨细胞损伤，释放降解酶而导致软骨丧失。另外随着老化，关节保护性神经和机械损害，增加了关节损伤的概率。

3. 过度应用及损伤

大多数的膝关节损伤，包括交叉韧带和半月板撕裂是膝骨关节炎的常见病因。半月板切除后的人中高达 89% 出现骨关节炎改变。绝大多数前交叉吻带完全破裂的人可发生膝骨关节炎。骨关节炎与多种体育运动，包括马拉松运动 (髋骨关节炎)、足球运动 (膝和髋骨关节炎) 等有关。在毫无准备的情况下，即使看来是很轻微的负荷，如路边的失足、楼梯踏空也可引起关节损伤，而成为“原发性”骨关节炎的主要致病原因。这是因为从冲击力负荷至神经肌肉器放射性反应的时间大约需 1/1 000 秒，意外的负荷使神经和肌肉没有足够的时间去激活防护性反射，在这种情况下，负荷可能传至关节而引致损伤。另外，负重关节的支持结构如韧带、肌腱或半月板有损伤者，或随年龄出现肌萎缩者，即使不从事增加关节负荷的紧张性运动，也会因关节保护功能减退或丧失而易发生骨关节炎。最近的研究提示，股四头肌无力可能是发生膝骨关节炎的危险因素，股四头肌无力可引起减震能力差和膝关节稳定性差，继而诱发膝骨关节炎。

4. 激素水平

50 岁以后的妇女比年龄相仿的男性发生骨关节炎概率高。流行病学研究显示，服用雌激素的妇女比不服用者发生放射学骨关节炎少。最近的研究还发现，人类和数种动物的关节软骨中有雌激素的受体，雌激素可能会影响调节软骨分解与合成代谢的促炎细胞因子和生长因子的水平。以上研究结果提示雌激素可能在骨关节炎的发病中发挥作用。但也有一些研究得出相反的结论，如雌激素可使切除半月板的兔骨关节炎模型恶化；雌激素对症状性膝关节或髋关节骨关节炎没有作用或甚致使症状加重。

5. 遗传

遗传因素对骨关节炎的影响可能包括先天性结构异常和缺陷 (如先天性髋关节脱位、髋内发育不良和股骨头骨骺脱位等)、软骨或骨的代谢异常、肥胖和骨质疏松症等。早在 20 世纪 40 年代就已认识到，伴有 Heberden 结节的骨关节炎妇女的母亲和姐妹患骨关节炎者分别是普通人群的2倍和3倍。最常见的遗传性骨关节炎与HLA-A_1 B_8和HLA-B_8单倍型及抗胰蛋白酶异构型相关。也有人认为，骨关节炎可能为异基因遗传，包括编码微量的胶原如Ⅸ、Ⅹ、Ⅺ的基因，编码细胞外基质、蛋白的基因如硫酸软骨素蛋白聚糖、连接蛋白及透明质酸等的突变参与了骨关节炎发病。

对软骨成分－胶原蛋白与遗传因素关系的研究也支持骨关节炎发病与遗传因素有关。Palotie等用限制性内切酶和限制性片段长度多态性研究发现，某些家族性骨关节炎与12号染色体长臂上的Ⅱ型胶原蛋白编码的基因COL2 AL的异常相关。

6. 其他因素

(1) 软骨基质改变：血色病、褐黄病、Wilson病、痛风性关节炎和二羟焦磷酸钙晶体沉积病患者，分别由于含铁血黄素、马尿酸聚合物、铜、尿酸盐晶体和二羟焦磷酸钙晶体在软骨基质内沉着，直接或者通过增加基质硬度间接损伤软骨细胞。但异物沉积前是否有基质的生物化学或物理化学方面的改变尚不清楚。

(2) 骨内压升高：正常情况下，骨内和软组织内的血液循环系统之间保持着一种动态平衡，当各种原因引起的骨内静脉回流受阻，动脉血流入过多，或关节内压明显上升时，均可引起骨内压升高，进而影响骨组织的血液供应，导致关节软骨发生退行性病变。

总之，骨关节炎病因迄今尚未阐明，其发病不是单一因素所致，可能为多因素作用的结果。

三、发病机制

骨关节炎的发病原因和机制相当复杂，涉及许多生物化学、生物力学、结构、生理、免疫和代谢的改变。由于病程较长，根据组织病理、生物力学和分子学变化，可将骨性关节炎的发病过程和机制分为以下三个。

1. 始发时相

造成损伤的机械因素、生物化学因素、物理因素等造成软骨基质的损伤。由于年龄或损伤造成的软骨损伤可以使软骨表面的胶原纤维断裂，蛋白多糖渗漏。这时软骨松散或解体，出现纤维性变。同时，软骨细胞有增生反应，释放出多种降解酶，加重软骨基质的损害。

2. 进展时相

当损伤时间进一步延长时，软骨表面反复进行修复，造成软骨细胞的增生，并且可以在关节表面缺损处形成来自成骨细胞的组织增生，同时也可有在骨软骨交接处的新生血管生成。

3. 扩增时相

这个阶段的主要特点是显著的骨硬化和边缘性骨质增生，即骨赘形成。起主要作用的是补充滑膜细胞因子和炎症介质。软骨下骨有局灶性坏死，在原发性骨关节炎，这是后期继发性变化。

四、临床表现

原发性骨关节炎多发生在50岁以后，女性患者多于男性。继发性骨关节炎的发病年龄较小。原发性骨关节炎受累关节较少，最常受累的是腕掌关节膝、髋、手指、腰椎、颈椎等关节。

1. 症状

本病起病缓慢，多因受凉、劳累或轻微外伤后会感到关节有疼痛和酸胀感。疼痛是骨关节炎的常见症状。疼痛多为间歇性钝痛，严重时可出现持续性疼痛，甚至出现撕裂样或针刺样疼痛。发病初期疼痛多发生于活动后，在负重后较明显，休息时可以缓解。随着病程时间延长，休息时甚至是夜间也可发生疼痛。晨僵也是骨关节炎的主要表现之一。表现为负重后出现暂时的僵硬，或者从一个姿势变为另一个姿势时活动感到不便，早晨起床或久坐后症状比较明显。僵硬持续时间短，一般为30分钟内，活动后多可缓解。疼痛也可在天气阴冷或下雨天症状加重，严重者可引起活动障碍。

上述症状可慢慢加重，晚期当骨赘形成时，骨赘刺激滑膜皱褶，产生炎症反应，疼痛加剧，可产生关节变形或关节活动受限。早期症状较轻微，多在久坐或晨起时感觉活动不灵便，随着病情进展受累关节活动范围减小，至固定于某一姿势。如果关节内出现游离体或漂浮的关节软骨碎片，可出现关节活动时的“交锁”现象。上述症状多间歇发作，多次发作后间歇期可逐渐缩短，最后症状变为持续性。

2. 体征

骨关节炎的常见体征为压痛，多数位于关节线上，也可出现关节周围的非特异性压痛；其次关节肿胀、膨大也是常见的体征。活动时可以出现关节摩擦感和关节响声；重度关节炎可以出现因屈曲挛缩、对线不良、半脱位或膨大而引起的关节畸形。伴发炎症时可出现关节部皮温升高、皮肤微红以及肿胀。

(1) 膝关节：是临床上最常见的骨关节炎，原发性较多见于女性。症状可隐匿发生，内侧胫股面和髌骨面受累较多，外侧胫股面受累较少。早期行走时可感觉到疼痛，晚期特别是夜间休息时亦可感觉疼痛。主、被动活动疼痛是关节受累的一个显著特征。疼痛可在活动时加重，尤其是上下楼时，关节局部有压痛，压痛点通常是不对称的。可因关节积液发生关节肿胀、活动障碍。渗出严重时，可在膝关节的后部出现孤立的囊肿 (Backer 囊肿)。多数患者可以出现活动时的骨摩擦音。随着关节炎的进展，可出现关节畸形，以膝内翻为主，偶尔可以出现膝外翻。美国风湿病协会诊断膝骨关节炎要求膝痛和放射学依据，并至少符合以下条件之一：年龄大于50岁；晨僵持续时间少于30分钟；活动时有关节摩擦感。

继发性膝骨关节炎相对较原发性少，可继发于：半月板破裂；局部血供障碍造成的剥脱性骨软骨炎；髌骨软化症；膝关节韧带损伤造成的关节不稳定；继发于佝偻病的骨关节炎。

(2) 髋关节：临床上男性患者多于女性，单侧患病多于双侧患病。在我国原发性患者较少，继发性髋骨关节炎多见于：先天性髋关节脱位；髋臼发育不良；股骨头缺血性坏死；创伤和炎症之后。以髋关节的上外方受累为多见，占60%。髋关节骨关节炎患者中80%合并先天性髋臼发育不良、股骨头骨骺软骨病等。主要的症状是在活动或承重时引起步态异常和髋部疼痛。髋部疼痛可经闭孔神经放射至腹股沟、大腿和膝关节。臀部周围及股骨大转子处也可有酸胀感，并向大腿后外侧放射。髋关节骨性关节病首先出现的活动障碍多为内旋和外展功能受限。X线片显示髋关节软骨下囊样变性、髋关节间隙变窄、骨赘形成等。

(3) 指间关节：多为远端指间关节，原发性较多，少见于近侧指间关节，偶见于手掌指间关节。受累关节常不止一个。主要症状为出现 Heberden 结节，表现为关节伸侧面的内侧或外侧出现骨性膨大，为增生的骨刺或膨出的关节囊，受累的关节常有轻度屈曲畸形。近端指间关节出现的膨大称为 Bouchard 结节，膨大的关节可以出现酸痛、活动受限、骨摩擦感等症状。

(4) 脊柱：脊柱的骨关节炎原发性和继发性都比较常见，是由下椎体、椎间盘和后凸关节的退行性病变，多发生于腰椎第3、4关节。原发者多由于中年后椎间盘退行性变、脱水，导致椎间隙变窄，椎体间稳定性降低，边缘及椎间关节软骨磨损，同时有骨赘生成。也可发生于颈椎，多发生与颈椎 5 ～ 6 和 4 ～ 5 关节。主要症状为颈、胸、腰椎的局部疼痛和僵硬感，严重者可发生由于神经压迫而产生的症状。当神经根受压时可引起神经分布区的麻木、反射消失以及肌肉萎缩。如果颈部基底动脉受到压迫，可引起椎一基底动脉供血不足，如眩晕、恶心、眼震等症状。腰部神经根受到压迫，可出现坐骨神经症状。

(5) 足和踝关节：临床较少见，第 1 跖趾关节经常受累，可导致典型的滑囊炎。病程多缓慢发展，滑囊炎等并发症发作时也可出现急性症状。局部疼痛、压痛和骨赘形成，严重者可伴有踇外翻，而出现行走困难。

(6) 原发性全身性骨关节炎：特点为进展缓慢，隐匿起病，初期累及一到两个关节。为常染色体显性遗传疾病，好发于绝经期中年妇女。手部症状比较突出，以远端指间关节、近端指间关节和第一腕掌关节好发。其他也可见于髋、膝、脊柱关节。受累关节可以出现发作性疼痛、局部发热、部分关节可合并关节积液。全身性骨关节炎可以分为两类：结节型和无结节型。结节型特点为手部受累为主，多为远端指同关节，体检可观察到 Heberden 结节，女性较多，多伴有家族史；无结节型以近端指间关节为主，家族聚集情况不明显。

(7) 侵蚀性骨关节炎：本病是骨关节炎的一个亚型，多见于绝经期的妇女，受累多为手部小关节，以远端和近端指间关节多见，部分患者可发展为类风湿性骨关节炎。症状多为反复发作的疼痛、僵硬而至关节活动受限。少数患者可伴有干燥综合征。

(8) 弥漫性特发性骨肥厚综合征：弥漫性特发性骨肥厚综合征是一种主要累及脊柱的骨质增生症。本病也多见于 50 岁以上的人群，可伴有糖尿病或糖耐量异常。症状以脊柱的僵硬感为主。弥漫性特发性骨肥厚综合征以骨赘形成为主，骨赘通常由一个锥体延伸到另外一个椎体，形成骨脊。与一般的脊柱骨关节炎不同的是，该病多不累及小关节，也不伴有软骨的退行性病变，影像学和病理学上也可与一般性的脊柱骨关节炎相鉴别。

五、影像学检查

1.X 线片

X 线片检查为骨关节炎诊断及观察病情进展的主要手段。骨关节炎早期可无明显变化，随着病程进展，可出现关节间隙不对称狭窄，这种关节间隙减小特征性地分布于承受最大压力的区域，如髋关节的外上侧和膝关节的内侧胫股间隙，与受累部位的软骨丢失有关。关节面下骨硬化和囊样变性也是常见的 X 线片表现，骨硬化与新生骨与骨小梁沉积有关，随着软骨间隙狭窄的增加，硬化程度加重，可延伸到邻近的骨段。囊变形成是骨关节炎的一大特征，囊变通常为多发，不规则，大小各异，在囊变的边缘 X 线上可见特征性的骨硬化缘。

骨赘形成也是主要特征之一，发生于退行性病变关节的低应力区，大多数为边缘性。在影像学上表现为包绕关节边缘的大小各异的新骨。多在关节的一侧更加突出。严重患者可显示出关节变形或关节半脱位。原发性全身性骨关节炎的 X 线检查示关节炎样改变，同时骨赘呈“溶蜡”样。与一般关节炎相比，初期改变不发生在关节软骨，而是发生在软骨下骨，引起软骨基底层增生和关节边缘向外侧生长。随着病程的进展，X 线变化不明显。侵蚀性骨关节炎的影像学检查显示明显的软骨缺损、软骨下骨硬化。受累关节可发展成胶冻样小囊，伴有疼痛或触痛。X 线显示有明显的骨侵蚀现象。弥漫性特发性骨肥厚综合征在 X 线上可显示椎体后缘、前缘和后纵韧带骨化，前缘可见骨赘形成，相邻骨可形成“骨桥”。病变范围较广，骨桥形态不规则。但本病不累及椎间盘，也不伴有椎体边缘的硬化现象。其他部位也可出现增生的改变，包括肘、肩、骨盆等关节。

2. 磁共振成像 (MRI)

MRI 可对软组织成像，故可直接观察到关节软骨、滑膜、半月板、关节周围韧带和关节周围软组织等情况。由于其连续多层次扫描，可对早期细微变化的创伤进行观察和诊断。骨关节炎患者利用 MRI 可检测到关节软骨丢失、软骨下囊性变、反应性骨髓水肿等。

3. 关节镜检查

关节镜检查为一种有创性检查，不是骨关节炎的常规诊断手段。由于关节镜可直接观察关节内部情况，并且能观察到关节软骨及关节周围的组织，是关节疾病检查和治疗的重要手段。新一代的关节镜可使因检查而造成的并发症减少。

六、诊断

根据患者的症状、体征、关节滑液及典型 X 线表现等，诊断骨关节炎并不难。对不典型关节受累的骨关节炎患者 (如掌指、腕、肘、肩或踝关节) 应考虑有无原发性疾病。各项关节炎的分类标准 (1995 年美国风湿病协会修订) 如下：

1. 膝关节骨关节炎分类标准

临床：

(1) 前月大多数时间有膝痛；

(2) 有骨摩擦音；

(3) 晨僵时间＜ 30 分钟；

(4) 年龄＞ 38 岁；

(5) 有骨性膨大。

满足 1+2+3+4 条，或 1+2+5 条，或 1+4+5 条者可做出膝骨关节病诊断。

临床 + 实验室 + 放射学：

(1) 前月大多数时间有膝痛；

(2) 骨赘形成；

(3) 关节液检查符合骨关节炎；

(4) 年龄＜ 40 岁；

(5) 晨僵时间＜ 30 分钟；

(6) 有骨摩擦音。

满足 1+2 条或 1+3+5+6 条，或 1+4+5+6 条者可做出膝骨关节炎诊断。

2. 髋骨关节炎分类标准

临床：

(1) 前月大多数日有髋痛；

(2) 内旋＜ 15° ；

(3) 血沉＜ 45 mm/h ；

(4) 屈曲＜ 115° ；

(5) 内旋＞ 15°；
(6) 晨僵时间＜ 60 分钟；
(7) 年龄＞ 50 岁；
(8) 内旋时疼痛。
满足 1+2+3 条或 1+2+4 条或 1+5+6+7+8 条者可诊断为髋骨关节炎。
临床 + 实验室 + 放射学：
(1) 前月大多数日有髋痛；
(2) 血沉＜ 20 mm/h；
(3)X 线片有骨赘形成；
(4)X 线片髋关节间隙狭窄；
满足 1+2+3 条或 1+2+4 条或 1+3+4 条者可诊断为髋骨关节炎。
3. 手骨关节炎的分类标准 (临床标准)
(1) 前月大多数时间有手痛，发酸，发僵；
(2)10 个指定的指间关节中有硬性膨大的＞ 2 个；
(3) 掌指关节肿胀＜ 2；
(4) 远端指间关节硬性组织肥大＞ 2 个；
(5)10 个指定的关节中有畸形的＞ 1 个。
满足 1+2+3+4 条或 1+2+3+5 条可诊断为手骨关节炎。

七、鉴别诊断

1. 类风湿关节炎

发病年龄多为 30 ～ 50 岁，以多发性对称性四肢大小关节受累为主，而骨关节炎以远端指间关节较为常见。类风湿关节炎多伴有全身症状，同时 RF 检测常为阳性，为与骨关节炎最重要的鉴别点之一。

2. 强直性脊柱炎

强直性脊柱炎以男性多发，并且以青年人为主，以下腰痛为早期主要症状，并且在 X 片上病变以骶骨关节炎为主，并且晚期可出现“竹节样”脊柱，90% 的患者为 HLA-B27 阳性，可以与骨关节炎鉴别。

3. 其他类型关节炎

可与其他类型的骨关节炎相鉴别，如银屑病性关节炎，也可同时伴有远端指间关节损害，但伴有原发病的皮肤损害，可进行鉴别。血友病性关节炎，多伴有反复出血倾向、家族史等，可与骨关节炎进行鉴别。

八、治疗

骨关节炎为一种退行性疾病，目前尚无有效的根治方法。可通过各种治疗干预方法来达到减轻疼痛，保持和改善关节的活动度以及预防关节功能障碍的目的。

1. 患者教育及锻炼

由于该病的发生与患者的年龄、体重、遗传、代谢等因素有关，因此应教育患者合理饮食、规律生活。首先应避免过重的负荷，调整劳动强度。对于膝、髋等负重关节骨关节炎患者应指导其适当减轻体重，同时减少爬山、蹬车等增加关节负荷的体育运动。有研究显示，每增加 0.45 kg 体重，可使步行时膝和髋关节上的负荷增加 0.908 ～ 1.362 kg；10 年中体重减少 5 kg 可使症状性膝骨关节炎的发生率降低 50%。同时也可辅助使用护膝、楔形鞋垫、把手、手杖等减轻关节负荷。

肌肉协调运动和肌力增强可减轻关节疼痛症状，流行病学研究的证据显示，膝骨关节病患者的总体健康状况能够影响其日常生活。Minotr 等合作研究发现，骨关节炎患者在医生指导下进行 12 周有氧运动后，其运动耐力、握力、灵活性较对照组有明显提高，对于膝骨关节炎患者，适当运动不会增加关节疼痛等症状。在医生指导下改善步态，同时进行以减肥为目的的步行对提高关节的活动功能也有较重要意义。

2. 物理治疗

理疗是骨关节炎的重要治疗方法之一，可以与有氧运动进行有效配合，有助于提高患者肌力，并且对于改善关节活动范围，增强局部血液循环，增强关节功能有重要的作用。

3. 药物治疗

(1) 非甾体类抗炎药：NSAID 是一类抗炎、镇痛和退热药物，主要用于缓解关节的疼痛，减少关节的僵硬，同时减轻关节的炎症，改善关节功能。其代表药物主要包括阿司匹林、布洛芬、吲哚美辛、双氯芬酸、萘普生、塞来昔布等。2000 年美国风湿病协会推荐对乙酰氨基酚为治疗膝和髋骨关节炎的初始治疗用药。但这类药物长期服用会产生胃肠道副作用，因骨关节炎发病率以老年人较高，故在选择非甾体抗炎药物时应重点考虑胃肠道不良反应。当合并严重的胃肠道疾病时，应避免使用非甾体类抗炎药。而 COX-2 选择性抑制剂可明显改善该类药物长期服用的胃肠道安全性问题，可用于老年患者。

(2) 软骨保护剂

①透明质酸：适用于对非药物治疗和止痛药无效的骨关节炎患者，尤其适用于对非选择性非甾体抗炎药物和 COX-2 抑制剂有禁忌的患者。对于骨关节炎晚期关节大量积液效果较差。透明质酸是关节液的主要成分，也见于关节软骨，主要位于蛋白聚糖的连接处。目前透明质酸主要应用于关节腔内注射，可明显缓解关节炎疼痛等症状，较关节腔内注射激素疗效维持时间长。国内目前应用的透明质酸为鸡冠提取物，主要剂型为玻璃酸钠注射液，关节腔内注射，每周一次，可持续半年左右时间。进口的剂型主要为欣维可，关节腔内注射，三次为一个疗程。副作用主要由关节内注射的操作引起，严重时可引起关节疼痛和肿胀。

② D- 葡糖胺 (D-Glucosamine)：本品是由硫酸角质索和透明质酸组成的氨基已糖成分，具有改善关节疼痛和修复关节早期病变的作用，长期使用有改善骨关节炎症状和延缓病情发展的作用。目前我国应用的主要为硫酸盐，化学名为硫酸氨基葡萄糖，可与非菌体抗炎药同时服用。该药物可有轻度胃肠不适、恶心、便秘等不良反应，由于为葡萄糖的衍生物，对糖尿病或糖代谢异常的患者应密切观察血糖情况。

4. 手术治疗

当患者伴有持续性疼痛或进行性畸形，可以考虑手术治疗。手术的方法选择需按患者的年龄、性别、职业、生活习惯等因素而定。可选择的手术方法包括骨或骨赘切除术、骨融合术、关节成形术、关节固定术、关节置换术等。

(1) 截骨术：当严重关节炎伴有膝内翻或外翻时，可采用胫股或股骨角度截骨术，以缓解疼痛，改善关节的承重分布。有学者认为，任何关节置换术都存在机械松动和失败的危险，因此相对年轻、活动较多或从事体力劳动的体重较重的患者建议考虑使用截骨术而不是关节置换术。截骨术最常见的并发症为矫正不足导致压力不能足够的传导到相对腔室，从而导致疼痛缓解不足，其他问题主要为不愈合、关节内骨折、血栓栓塞、感染等。

(2) 人工关节置换术：为晚期关节炎患者的常用手术术式，对解除患者的痛苦、改善关节功能、提高生活质量有较明显的作用。美国国立健康研究院 (NIH) 提出，全关节置换术手术指征包括：有关节损害的放射线证据及中重度持续性疼痛或残疾者，或经多种非手术疗法不能有效缓解疼痛和残疾者，同时应尽量避免对可使用其他治疗的年轻人行关节置换术。

新的外科治疗手段还包括骨膜及软骨膜移植术、自体软骨细胞移植术等，但目前尚处于研究阶段，其远期疗效与并发症还有待进一步验证。目前还面临着价格贵、技术复杂等问题，对于大规模推广尚有难度。

第二节 痛风

一、概述

痛风 (Gout) 是常见于男性的炎性关节炎，高尿酸血症是痛风的生化基础。整个病程分为急性发作期、间歇期和慢性期，急性发作期是由尿酸盐结晶引发的关节炎性反应，临床表现是突然发作的急性关节炎，其有突然发作、疼痛剧烈的特点。随着病程的进展，尿酸盐结晶沉积在关节及周围，可形成痛风石，手术时可导致关节畸形和功能丧失。人一生中的血尿酸的浓度与体重和血压一样存在着变化规律。从婴幼儿至青春期，男女两性血尿酸均较低。青春期后，随着年龄增加男女两性的血尿酸水平均有升高，男性的血尿酸升高更为明显。成年男性的血尿酸水平为 6.9 ～ 7.7 mg/dl，女性为 5.7 ～ 6.6 mg/dl，男性痛风发病率也高于女性，约为 (9 ～ 10):1。由于女性绝经期后雌激素水平明显降低，肾脏对尿酸的排泄减少，两性的发病率比较接近。痛风起病的平均年龄在 40 ～ 55 岁，青少年痛风大约占全部痛风患者的 1%。近年来，随着我国人民的饮食结构和生活方式的西方化，痛风的发病年龄明显提前，40 岁以前发病者并非少见。流行病学资料显示，痛风是一种全球性的疾病，在所有关节炎中约占 5%，患病率与当地经济和医学水平有关。第一次世界大战以前，痛风主要流行于欧洲和美洲，患病率占地区总人口的 0.13% ～ 0.37%，年患病率为 0.20% ～ 0.35%。自 20 世纪 80 年代以来，由于经济的迅速发展，食物中蛋白含量增高，痛风的发病率急剧上升，已成为世界性流行病。近年来我国的痛风住院患者人数明显增多，南方上升的趋势比北方更明显，与全国经济和生活水平的变化一致。并且我国痛风的发患者数将会逐年上升，因此痛风的预防和早期诊断不容忽视。

尽管痛风呈全球性分布，但新西兰的毛利族、移居夏威夷的菲律宾人、马里亚纳群岛的土著人、澳洲人和马来西亚的华裔等血尿酸水平较高，尚未找到合理的解释。有研究者发现来自平原的高原痛风性关节炎患者，返回原居住地后，大部分患者均可恢复正常；而世代居住在高原者痛风发病率相对较低。由此分析生活地理位置的快速明显变化可能导致生活方式和饮食习惯的迅速改变，与其身体固有的代谢率产生了不相适应，可能是环境因素与遗传体质的不匹配影响了血尿酸的浓度，从而导致了痛风的发病。大量研究表明，血尿酸的水平与接受教育程度、智能和社会地位等有明显的关系。在古代就发现痛风有家族性发病的倾向，而且有家族史者病情也比较重，男性患病率明显高于女性。在原发性痛风患者中，10% ～ 25% 有阳性家族史，而且发现痛风患者近亲中 15% ～ 25% 有高尿酸血症。原发性痛风属常染色体性或隐性遗传，部分则为性连锁遗传 (即 X 连锁隐性遗传)。有两种公认的通过性连锁遗传的先天性酶异常，即次黄嘌呤 – 鸟嘌呤磷酸核糖转移酶 (HGPRT) 缺乏和磷酸核糖焦磷酸合成酶 (PRPPS) 活性过高，女性为携带者，男性发病，多为隔代遗传，但在原发性痛风中仅占极少数。发病年龄多在 30 岁以下。痛风古代就有“帝王病、富贵病”之称，在知识阶层和商贸富豪中的患病率明显高于平民和体力劳动者。人们把痛风归罪于这些人的暴饮暴食，同时发现 50% 以上的痛风患者超过标准体重，血尿酸水平与体重呈正相关，3/4 的痛风患者有高血脂或高血压。无论年龄大小和种族区别，体重指数过高、高血压及高血脂是痛风的危险因素。在饮食因素中，高嘌呤、高蛋白及饮酒是影响痛风发病和关节炎发作的重要因素，国内外大量的流行病学调查均证实了这一点。

二、病因与发病机制

正常情况下，尿酸由肾小球滤过后 90% 经近曲小管重吸收，再经近曲小管远端分泌而排出体外。最终从尿中排出尿酸的量约为滤过量的 6% ～ 10%。肾脏功能正常时，肾小管分泌尿酸的能力很大，高达滤过率的 85%，肾小管分泌尿酸的多少与血尿酸浓度呈正相关，即当血尿酸水平升高时，近端肾小管分泌尿酸也增加。若体内内源性或外源性有机酸增加时，则可竞争抑制肾小管的尿酸分泌。

1. 病因

根据其发生原因可分为原发性和继发性两大类。

(1) 原发性

①酶及代谢缺陷：见于 PRPP 合成酶活性增加或 HGPRT 部分或全部缺乏，均使尿酸产生过多，为性连锁遗传，不足 1%。

②原因不明：主要指原因不明的肾脏排泄减少和原因不明的尿酸产生过多，为多基因遗传。

(2) 继发性

①葡萄糖 -6- 磷酸脱氢酶 (G6 PD) 缺乏使尿酸产生增加，如糖原贮积症 I 型等。

②核酸转换增加，常见于外科手术后，放、化疗后，危重患者，慢性溶血，红细胞增多症，恶性肿瘤，骨髓或淋巴增生病等。

③嘌呤摄入增加：饮酒及食用高嘌呤食物。

④肾清除减少：如药物、中毒或内源性代谢产物如酮体、乳酸等因素使尿酸排泄受抑和 (或) 吸收增加。多见于伴发慢件肾炎、高血压、脱水、糖尿病酮症或酸中毒、甲状腺功能低下或甲状腺功能亢进、慢性铅中毒、服用拌利尿剂以及胰岛素抵抗等

2. 诱因

(1) 膳食因素：远在古罗马时代就认为痛风与暴饮暴食有关。现代的观点认为，高嘌呤膳食，

致使体重超重、肥胖、高血脂，不仅使糖尿病、高血压的发病率上升，而且可诱发痛风性关节炎的发作，一般认为，高嘌呤膳食及大量饮酒，能使血尿酸值在短时间内迅速上升，导致痛风性关节炎急性发作，乙醇代谢使血浆乳酸浓度增高，从而抑制了肾小管分泌尿酸，降低了尿酸的排泄，同时乙醇促进腺嘌呤核苷的转化，导致尿酸合成增加。

(2) 药物：某些药物可导致急性痛风性关节炎的发作，如维生素 B_1，和维生素 $_{12}$、胰岛素和青霉素等。使用降尿酸药物治疗期间，由于血尿酸水平出现波动，使原有尿酸盐晶体脱落，导致关节炎加重或转移性痛风的发作。长期使用利尿剂，也可导致痛风的发作。

(3) 创伤：长途步行、关节扭伤、鞋袜穿着不当以及关节过度活动等促进痛风性关节炎急性发作，分析原因可能是局部组织损伤后尿酸盐脱落。第 1 跖趾关节的生理功能决定了它是最易受累的关节。国内学者对 232 例痛风关节炎发作的诱因进行分析后发现，疲劳过度占 45.7%，高嘌呤饮食为 43.2%，酗酒占 25.9%，感冒为 18.5%，关节外伤占 15.5%，运动过度为 9.6%。

3. 发病机制

(1) 嘌呤吸收过多：人体内嘌呤来源的两个途径为内源性和外源性。其中 80% 是内源性来源。因此，内源性代谢紊乱是发病的主要因素。近 10% 痛风患者采取限制嘌呤摄入的低嘌呤饮

食后，血尿酸水平降低也非常有限，24 小时尿尿酸排泄量依然较高。即使进食无嘌呤饮食，仍不能完全纠正高尿酸血症，也证实了这一点。

(2) 尿酸排泄障碍：目前认为尿酸排泄障碍是高尿酸血症的直接原因。约占痛风的 90%，在尿酸合成代谢正常的患者更是如此。研究显示，痛风患者既有肾小管分泌尿酸障碍，也有对尿酸的重吸收增加，前者更为重要。目前认为，高尿酸血症与痛风之间没有本质上的区别，属于疾病发展的不同阶段。临床上只有 5% ～ 12% 的高尿酸血症患者发展为痛风，各家报道不一。痛风发作与否与血尿酸水平高低及高尿酸血症持续时间，以及与患者年龄有直接关系。研究显示，痛风性关节炎具有炎症发作、炎症发展及炎症消失的基本过程。急性痛风性关节炎初期，因为关节局部温度降低、血尿酸突然升高、体液的 pH 降低，以及沉积晶体的脱落，大量的尿酸钠进入关节腔，尿酸钠与免疫球蛋白结合后被吞噬细胞所吞噬。接着，吞噬细胞在尿酸钠的刺激下，激活环氧酶和脂氧酶，花生四烯酸转化为前列腺素，以及其他各种致炎物质的作用，炎症得以进一步发展。进而，随着炎症的继续，某些血清因子、某些酶类的影响，以及前列腺素的抗炎作用，抑制了炎症的发展，导致炎症进入缓解期。

三、临床表现

1. 症状和体征

(1) 急性痛风性关节炎：突然发作的关节剧烈疼痛是本病的一个特征。典型的急性痛风性关节炎特点是起病急骤，呈暴发性，第一次发作通常在非常健康的情况下突然出现某个关节红肿、疼痛，接着几小时内皮肤发热、发红及肿胀，24 ～ 48 小时达到高峰，关节及其周围软组织明显红、肿、热、痛，痛如刀割样，局部甚至无法忍受覆盖被单和轻微的震动。70% 的患者首发于趾、跖趾关节，多为单侧发作，双侧交替出现。最常累及的趾、跖趾关节占受累关节的 90%，其次为跗骨、踝、膝、指及腕等关节。分析关节受累原因为：末梢小关节皮下脂肪很少，血液循环差，皮肤温度较躯干部位低，血尿酸易于沉积；由于血液循环差，组织相对缺氧，局部 pH 稍低，也有利于尿酸的沉积。发病前可有乏力、周身不适及关节局部刺痛等先兆。鞋袜

不适、足部劳累、环境湿冷、局部关节、损伤、饮食不当等是诱发因素。

急性痛风性关节炎有自限性，轻度发作可在 3 ～ 7 天内突然消失，严重者可持续数周。恢复期关节完好无损，是本病的另一个特征。不典型的急性痛风性关节炎主要见于：儿童及青少年患者，可先有肾结石，然后出现关节炎，而且症状较重，发作频繁，病情进展迅速，累及多个关节；多关节炎型多见于绝经后妇女，特别是长期使用利尿剂的患者。

(2) 间歇期痛风：间歇期是指两次痛风急性发作之间的时期，此时期可无任何关节症状。大多数患者在 6 个月至 2 年内出现第 2 次发作。未经治疗的痛风患者发作频率通常会随着时间推移而增加，以后很少骤然发作，多累及多关节，严重程度更高，持续时间更长，缓解更慢，但仍可完全缓解。

(3) 慢性痛风性关节炎：随着病程的延长，受累关节逐渐增多，不能完全缓解，最后导致关节畸形和关节功能丧失。体表出现特征性的痛风结节或痛风石 (tophi)，常见部位：耳轮、第 1 跖趾关节、指、腕、膝、肘等处，也可见于任何关节周围。最初小而软，以后变硬，破溃可见白垩状物质。痛风石多出现于关节炎发作 10 年以上者。对于发病年龄早、病程长、血尿酸控制不良者，痛风石出现得更早，体积也较大。

(4) 痛风性肾病：除痛风性关节炎外，肾脏疾病是高尿酸血症的最常见并发症。主要包括 3 种类型：尿酸盐性肾病、急性尿酸性肾病和肾结石。

①尿酸盐性肾病 (urate nephropathy)：是指尿酸盐晶体沉积在肾髓部和椎体的间质，伴有周围巨噬细胞反应，这是痛风肾的特征性组织学表现。其他因素在尿酸盐性肾病的发病中可能也起到了重要的作用，如并存的高血压、慢性铅接触史、缺血性心脏病和原有的肾功能不全等。

②急性尿酸性肾病 (acute uric acidnephropathy)：是指大量尿酸盐晶体沉积在集合管和输尿管所引起的急性肾衰竭。这种并发症最常见于白血病和淋巴瘤患者化疗期间，也称急性肿瘤溶解综合征，包括高尿酸血症、乳酸酸中毒、高钾血症、高磷酸盐血症和低钙血症。还可以见于其他恶性肿瘤、癫痫发作后、高温下剧烈运动后、血管造影和冠状动脉旁路移植术后。

③肾结石 (nephrolithiasis)：10% ～ 25% 的原发性痛风患者可出现肾结石，其发生率高于一般人群。痛风患者发生肾结石的可能性随血清尿酸盐浓度升高和尿尿酸排泄增多而增大。

(5) 特殊类型痛风

①女性痛风：女性患者占痛风人群的不到 1/4，多在绝经后并且多在使用降尿酸药物治疗时发生。与高血压和肾功能障碍有关。少见的幼年性家族性高尿酸血症性肾病患者均为女性，主要表现为儿童期或者青年期的痛风和肾衰。女性急性痛风和慢性痛风的表现与男性类似。女性患者中多发性关节炎型多于男性。女性服用降尿酸药物者痛风发作时容易侵袭 heberden 结节和 bouchard 结节，也易在这些部位形成痛风石。

②老年人痛风：过去一直认为老年很少发生急性痛风，多是单关节炎型、变形性关节炎。老年痛风患者中男女比例大致相仿。可以没有急性单关节炎或者多关节炎病史，在不典型的关节部位可以出现大的痛风石沉积和慢性多关节炎。关节内的痛风石可以造成相当严重的关节畸形。老年痛风患者往往同时患其他疾病包括高血压、肾衰、糖尿病，很多老年痛风患者是由降尿酸药诱发。

2. 实验室检查

(1) 血尿酸测定：目前国内外普遍采用尿酸氧化酶法测定血尿酸，国内血尿酸值男性为 3.0 ～ 7.0 mg/dl(178 ～ 416 μmoL/L)，女性为 2.5 ～ 6.0 mg/dl(148 ～ 356 μmoL/L)。未经治疗的痛风患者血尿酸水平多数升高，继发性痛风较原发性痛风升高更为明显。痛风性关节炎急性发作时血尿酸水平低于间歇期。测定血尿酸时应注意：清晨空腹抽血送检；抽血前停用影响尿酸排泄的药物如水杨酸类、降压药、利尿剂等，至少 5 天；抽血前避免剧烈活动；血尿酸浓度有时呈波动性，一次血尿酸测定正常不能否定增高的可能性，应多查几次。

(2) 尿尿酸测定：临床上用来判断高尿酸血症是属于尿酸生成过多还是尿酸排泄减少，抑或是混合型，有利于治疗药物的选择。低嘌呤饮食 5 天后，正常人 24 小时尿尿酸＜ 600 mg，或常规饮食时 24 小时尿尿酸＜ 1 000 mg；若血尿酸升高，24 小时尿尿酸＜ 600 mg，则为尿酸排泄不良型。否则可能是产生过多型。

(3) 关节滑液检查：膝关节正常滑液呈草黄色，不超过 4 ml，清亮而透明。镜下观察白细胞数＜ 200/mm^3，中性粒细胞比例＜ 25%。痛风性关节炎患者滑液的主要特征是滑液量增多，外观呈白色而不透亮，黏性低，白细胞计数＞ 500/mm^3，中性粒细胞比例＞ 75%。在偏振光显微镜下可见到白细胞内或呈游离状态的尿酸钠盐晶体，呈针状 (5 ～ 20 μm)，并有负性双折光现象，关节炎急性期的阳性率约为 95%。在高分辨数字影像显微镜下可显示细胞内和细胞外的尿酸盐晶体。偏振光显微镜下观察晶体时应注意：尿酸盐结晶有折光，折射角为 45° ，为棒状或菱形，辅以光学补偿器可明确地将不同晶体区别开来；玻片和盖玻片必须干净无划痕，否则影响观察结果；观察玻片的中央部分；关节液直接滴片，必要时用肝素抗凝。

(4) 组织学检查：可取疑有痛风石的组织标本，用无水酒精固定，切片分别在普通显微镜和偏振光显微镜上观察尿酸盐晶体。紫尿酸胺试验呈蓝色者为尿酸盐。

3. 影像学检查

痛风患者多在发病数年后才出现骨关节影像学病变，早期无明显 X 线变化。早期急性关节炎仅表现为受累关节周围的软组织肿胀，反复发作时可在软组织内出现不规则团块状致密影“痛风结节”，在痛风结节内可有钙化影“痛风石”。特征性慢性痛风性关节炎的改变是，痛风石在软骨沉积，造成软骨破坏和关节间隙狭窄，关节面不规则；在关节边缘可见偏心性半圆性骨质破坏，逐渐向中心扩展，形成穿凿样缺损。第 1 跖趾关节是痛风性关节炎的好发部位。骨质缺损常见于第 1 跖骨头的远端内侧或背侧，其次是第 1 跖骨的近侧，常合并邻近软组织的肿胀、趾外翻畸形、第 1 跖骨头增大。X 线片可观察到近端和远端指间关节病变，其次是掌指关节、腕骨间关节及腕掌关节破坏，膝关节同样可以累及。肘关节多表现为滑囊炎，尺骨鹰嘴骨质破坏，骨质破坏还可以见于肩关节及胸锁关节等。

由于尿酸盐结石属于阴性结石，腹部平片无法显影痛风性肾结石和肾间质病变，需要 B 超检查或肾盂造影确定。部分痛风患者双肾 B 超检查可以见到结晶物，重症患者可以发现结石样改变。随着双源 CT 利用双能成和痛风分析软件可以对痛风患者尿酸盐结晶及大小进行准确检测和精确测量。双源 CT 双能成像利用不同物质在不同能量下 X 线衰减值不同的原理，通过探测器接受不同的 X 线衰减信息，从而识别、区分密度相同或相似的物质化学组成，将不同组织用不同颜色标记出来，从而呈现出不同的颜色，使机体组织区分定性。从某种意义上说，双能技术开创了一个新境界，改变了以往只能通过 CT 值判别组织特性的局面。近年来，国内外不少学者利用双源 CT 双能技术对活体关节内尿酸盐沉积情况进行评估，发现双能技术对尿酸盐结晶的检测具有较高的特异性与敏感性，对痛风诊断具有重要价值。

四、诊断

1. 痛风性关节炎的诊断

当前国内外多采用美国风湿病协会 1977 年制定的分类标准：通过化学方法或偏振光显微镜证实关节液或痛风石中存在典型的尿酸盐晶体或符合下列 12 条中的 6 条及以上以诊断痛风性关节炎。

(1) 急性关节炎发作 1 次以上。

(2) 在 1 天内达到发作高峰。

(3) 单关节炎发作。

(4) 可观察到关节变红。

(5) 第 1 跖趾关节肿痛。

(6) 单侧发作累及第 1 跖趾关节。

(7) 单侧发作累及跗关节。

(8) 可疑的痛风石。

(9) 血尿酸增高。

(10) 单关节非对称肿胀 (放射学)。

(11) 骨皮质下囊肿不伴骨侵蚀 (放射学)。

(12) 关节液微生物培养阴性。

然而，1977 年 ACR 的痛风分类标准主要应用于急性痛风性关节炎、并不适用于间歇期和慢性痛风患者的分类诊断。该标准的敏感度为 57%100%，特异度为 34.3% ～ 86.4%，都并不令人满意。随着新的影像学技术的发展及其在临床的应用，迫切需要对痛风分类标准进行修订，这也是 2015 年 ACR/EULAR 标准制定的由来和目的。

2. 鉴别诊断

诊断典型发作时诊断不难，急性痛风性关节炎注意与下列疾病鉴别：

(1) 蜂窝织炎及丹毒：痛风急性发作时关节周围软组织发红、发热、肿胀和疼痛。下肢蜂窝织炎及丹毒也有局部皮肤发红、发热，但局部皮下软组织肿胀明显而无关节压痛，沿淋巴管走行，血尿酸不高以及无自发缓解趋势。

(2) 其他晶体性关节炎：晶体性关节炎 (crystal arthritis) 是由于代谢紊乱、遗传、劳损等因素导致体内晶体形成，并在关节及其周围组织沉积所引起的一组疾病。也常见于老年人。较多见晶体除了尿酸盐晶体外，还有焦磷酸钙、磷灰石、胆固醇、类固醇，以及较少见的 Charcot-Leyden 晶体。

特别是焦磷酸钙引起的类似痛风性关节炎发作 (假性痛风)。此类关节炎起病突然而严重，呈反复发作和自限性，症状很痛风性关节炎，其主要特点为：几乎累及所有滑膜关节，半数以上在膝关节；X 线片显示软骨斑点或线形钙化；偏振光显微镜下显示晶体呈菱形或棒状，正性双折光或无折光，折射角 20° ～ 30° ；无血尿酸水平升高。

(3) 强直性脊柱炎：多见于男性青壮年，有腰背痛和晨僵，以非对称性的下肢大关节炎为主。急性发作时有关节肿胀、发热，非急剧性疼痛，局部皮肤颜色正常。X 线显示典型的骶髂关节炎改变。90% 以上患者 HLA-B27 阳性。

(4) 反应性关节炎：常见于前驱感染之后，以非对称性的急性下肢大关节炎为主，无明显的关节周围组织发红。

(5) 风湿性关节炎：多见于青少年。有明显的链球菌感染史，可见四肢大关节游走性关节肿痛。伴有发热、咽痛、心肌炎、皮下结节、环形红斑等。如患者为成人，则关节外症状常不明显。血清 ASO 滴度明显升高。

(6) 骨关节炎：多见于 50 岁以上的患者，女性多见，关节疼痛较轻，累及负重关节如膝、髋为主。手指远端指间关节出现骨性增殖和结节为特点，形成“方形手”。X 线片显示软骨退行性改变同时伴有新骨形成。注意与慢性痛风性关节炎相鉴别。

(7) 银屑病关节炎：多有典型的皮肤银屑疹和指甲病变，为非发作性慢性关节炎，主要侵犯四肢小关节，可见腊肠样指（趾），手、足 X 线片显示特征性“杯中铅笔”样改变。

五、治疗

痛风的治疗是综合性的，主要包括一般治疗、关节炎急性发作期的治疗、间歇期和慢性期以及痛风并发症的处理。

1. 一般治疗

(1) 低嘌呤饮食：高嘌呤饮食能使血尿酸暂时升高，可诱发关节炎急性发作。因而控制饮食是必需的，避免高嘌呤饮食（主要包括动物内脏，水产品如沙丁鱼、虾、蟹等，火锅中的肉类、海鲜和青菜等，海鲜汤和浓肉汁）。适宜食用牛奶、豆制品、鸡蛋、各类蔬菜和谷类制品等。

(2) 严格戒酒：乙醇能使体内产生乳酸，降低尿酸的排出，尤其是啤酒中含有大量的嘌呤。有研究报道因大量饮用啤酒导致痛风的发病率明显上升。多饮水可以增加尿量，促进尿酸排出。

(3) 多食碱性食物：黄绿色蔬菜油菜、白菜、胡萝卜与瓜类等为碱性食物，可碱化尿液，提高尿液中尿酸的溶解度，增加尿酸排出量，预防肾脏尿酸结石形成。

(4) 活动和锻炼：关节肿痛明显时，注意保证休息和关节制动直至症状完全缓解。关节肿痛缓解后，强调多活动和关节功能锻炼。

(5) 减少用药：避免使用抑制尿酸排泄的药物，如呋塞米（速尿）、阿司匹林、维生素 B_1、维生素 B_{12} 等。

(6) 改善日常生活方式：避免急性痛风性关节炎发作的诱因，如过度劳累、精神紧张、环境湿冷、鞋袜不舒适、走路过多及关节损伤等。

(7) 积极治疗痛风伴发疾病：治疗高脂血症、高血压病、冠心病及糖尿病，防止体重超重。肥胖者要强调控制体重。低体重患者，强调严格控制高嘌呤食物的摄入。

2. 药物治疗

(1) 急性期的治疗：痛风性关节炎急性期不主张使用降尿酸药物，治疗原则是尽早使用抗炎止痛药，缓解症状。血尿酸下降过快，可诱使关节内痛风石表面溶解，形成不溶性晶体，加重炎症反应或引起转移性痛风性关节炎发作。同时，及时妥善处理诱发因素如急性感染、外科手术、精神过度紧张等，强调多饮水及注意休息也十分重要。常用药物分为 3 类。

①秋水仙碱：是治疗急性痛风性关节炎的经典药物。作用机制是通过抑制中性粒细胞趋化，抑制浸润和吞噬，阻止其分泌细胞因子，从而减轻尿酸晶体引起的炎症反应，终止急性发作。一般初次规律用药数小时内关节的红、肿、热、疼痛即消失。口服首次剂量1mg，每隔1～2小时服用0.5 mg，直至剧痛缓解为止，或出现胃肠道症状时立即停药。用药6～12小时症状减轻，24～48小时病情控制。每日总量不能超过4 mg。对老年人及肾功能不全者应减量为每次0.5 mg，每日1～2次，24小时内不超过3 mg。因毒性较大，秋水仙碱已不作为首选药物治疗关节炎的急性发作。

②非甾类抗炎药：具有抗炎止痛和解热作用。药物疗效肯定，短期服用不良反应少，已成为治疗痛风性关节炎的首选药物。常用的有双氯芬酸钠、舒林酸、依托度酸、昔康和昔布类等。选择这类药物时强调肾脏的安全性，老年人服用要特别注意肾脏功能的变化。

③肾上腺皮质激素：用于关节炎反复发作且症状较重、非甾类抗炎药和秋水仙碱治疗无效或存在使用禁忌证者。可选择泼尼松短期口服，剂量(一般＜15 mg/d)强调个体化治疗，症状控制即可停用。单关节肿痛时，可行关节腔内注射糖皮质激素治疗。

(2)间歇期及慢性期的治疗：高尿酸血症是痛风性关节炎急性发作的根本原因。间歇期的治疗目的是降低血尿酸水平，预防急性关节炎发作，防止痛风石形成及保护肾功能。降低血尿酸水平的药物有两类：一类是促进尿酸排泄的药物；另一类是抑制尿酸生成的嘌呤氧化酶抑制剂。降低血尿酸药物的应用原则：从小剂量开始，逐渐加量。合理选择降低血尿酸药物。

①促尿酸排泄药：经饮食控制血尿酸仍＞9 mg/dl，急性痛风每年发作在2次以上，有痛风石，肾功能正常或仅有轻度损害者可选用此类药物。

丙磺舒：首选药物，开始剂量为0.25～0.50 g，每日1～2次；根据血尿酸水平，每隔1周每日可增加0.58，直至维持1.0～2.Og/d，每日最大剂量为3.0 g。然后以最小有效剂量长期维持，并定期监测血和尿尿酸。该药的作用部位在肾脏，肾功能良好的患者方可使用。不良反应较低，一般可长期使用。应注意以下几点：饭后服用，同时大量喝水；同时加用碳酸氢钠，根据尿pH的变化调整碱性药物用量，维持尿pH在6.5～7.0，以防结石形成；对活动性溃疡、磺胺药物过敏、痛风性关节炎急性发作期及肾功能低下者不宜使用或慎用；有复发性肾结石及尿酸排出增多的患者也应慎用。

苯溴马隆：是目前常用的促尿酸排泄药物。主要通过抑制近曲小管对尿酸的重吸收从而达到降尿酸的作用。每日早餐时服用50 mg，一般维持量为50～100 mg。其主要毒副作用与丙磺舒相似。

②抑制尿酸生成药：别嘌醇通过抑制黄嘌呤氧化酶减少尿酸的合成，可用于24小时尿尿酸明显升高的尿酸产生过多型或肾功能中度以上损害(肌酐清除率＜35 ml/min)的患者；血尿酸升高特别明显，有大量痛风石沉积于肾脏，对大剂量的促尿酸排泄药物反应不佳时可合并使用。用法：从小剂量(0.1 g/d)开始，逐渐可加至0.3～0.6 g/d，每天分2～3次服用。血尿酸降至正常后，逐渐减少剂量，直到最低的有效维持量。较多见的不良反应有胃肠道反应(如恶心、食欲不振)、皮疹、药物热等，不良反应的发生与服用剂量及个体差异有关。别嘌醇导致的药物超敏反应综合征是其严重的不良反应，研究发现HLA-B5801阳性患者容易发生，建议有条件时应在应用别嘌醇前进行相关检测，尽量避免严重过敏反应的发生。应用过程中应定期复查

肝肾功能和血象，早期发现不良反应。

非布司他 (Febuxostat) 与别嘌醇均为黄嘌呤氧化酶抑制剂，但其化学结构与别嘌醇不同，对黄嘌呤氧化酶的选择性和特异性优于别嘌醇。这些特性意味着对于别嘌醇不耐受或有超敏反应的患者，非布司他是一种很好的替代药物。丰布司他的临床试验显示，其降尿酸效果优于别嘌醇，达到血尿酸标值的比例更高。非布司他的推荐剂量，在美国为 40 mg/d 或 80 mg/d，在欧洲为 80 mg/d 或 120 mg/d。另外，非布司他在轻中度肝肾功能不全的患者中无须调整剂量。非布司他不良反应总体较少，最常见的不良反应是腹泻、头晕、头痛、肝功能异常及甲状腺功能改变。实验表明，与别嘌醇组相比，痛风性关节炎急性发作在非布司他组发生率更高，提示在开始降尿酸治疗时需要给予长达 6 个月左右的药物进行预防。

③尿酸氧化酶：人类和一些灵长类动物由于编码尿酸氧化酶的基因出现错义编码而不能合成尿酸氧化酶。培戈洛酶 (pegloticase) 是一种聚乙二醇化重组哺乳类动物尿酸氧化酶（结构类似于尿酸氧化酶），最近已被 FDA 批准作为严重痛风石性关节炎的治疗药物，建议剂量为每 2 周静脉输注 8 mg。在可耐受的情况下，培戈洛酶可有效减少痛风石的形成。其最常见的撤药原因为输液反应，可在输注前应用药物预防输液反应的发生。

(3) 手术治疗

①痛风结节巨大，影响穿鞋疼痛症状明显而药物疗效不满意者。

②侵犯肌腱影响关节活动或对附近神经有压迫症状者。

③关节破坏导致关节不稳定者。

④手术治疗可使患者减轻症状，恢复关节活动，矫正畸形，同时也有减少尿酸池的作用。

3. 老年痛风的治疗

由于过分强调规避老年人胃肠道出血和发生急性肾衰的风险，加之部分患者使用了抗凝治疗，限制了非甾体抗炎药的常规使用。对于年龄大于 75 岁的痛风患者，建议短期使用糖皮质激素并迅速减量，或者肌内注射长效糖皮质激素或者关节内注射。老年人很难耐受秋水仙碱，故而痛风急性发作不推荐使用秋水仙碱。对于老年人来说，选择别嘌呤醇降低血尿酸比较安全，剂量为每日 50 ～ 100 mg。若因服用噻嗪类利尿剂后血尿酸浓度升高者，则改用呋喃苯胺酸类利尿剂。老年人痛风的另一特点是继发性痛风较多，累及踝关节、趾关节以及足关节。由于治疗存在一定困难，应慎重选择药物和剂量，特别要注意：

(1) 除戒酒和不能暴饮暴食外，对体重指数不超标的老年患者，不强调严格的低嘌呤饮食。

(2) 区别使用治疗痛风性关节炎发作的药物和用于降低血尿酸的药物。

(3) 严密观察药物疗效和不良反应。

六、预后与康复

痛风是一种慢性疾病，不仅损害关节还可能导致肾脏损伤。大多数患者随着发作越来越频繁，症状越来越重，导致残疾，严重者影响寿命。

1. 影响痛风性关节炎预后的主要因素

(1) 病程长，血尿酸长期增高，降尿酸药物疗效不佳。

(2) 起病年龄小。

(3) 有阳性家族史。

(4) 未控制饮食。

(5) 伴发肾脏疾病。

(6) 急性发作期未及时控制症状，间歇期未坚持服药，发作次数频繁。

(7) 较早出现痛风结节且数量较多、体积较大。出现以上情形者预后较差。

2. 痛风的主要死亡原因

(1) 肾功能受损导致慢性肾衰竭，有少数患者死于急性肾衰竭，约占 20% ～ 30%。

(2) 因皮肤痛风石破溃未及时处理，引起感染血性播散。

(3) 伴发疾病如高血压、冠心病、糖尿病等。

(4) 痛风性肾结石或肾盂积水导致顽固性尿路感染，特别是坏死性肾乳头炎等等。

3. 痛风预防的有效途径

(1) 培养良好的生活习惯

①尽量避免吃含嘌呤较高的饮食，多饮水。

②定量进食，不随意增加进餐次数，以免导致营养过剩。

③戒烟、少饮酒。

④每年检查 2 次血尿酸，以及时发现早期高尿酸血症，及早采取有效措施使血尿酸尽快恢复正常。

(2) 开展高危人群的监测

对高危人群进行血尿酸常规检测，积极预防痛风的发生。高危人群包括：

①肥胖的中年男性和绝经期后的女性。

②高血压、动脉硬化、冠心病、脑血管病患者。

③ 2 型糖尿病患者。

④中年以上原因不明的单侧关节炎。

⑤多发性及双侧肾结石患者。

⑥长期嗜食肉类，喜欢饮酒的中老年人。

第三节 假性痛风

一、概述

假性痛风 (pseudogout) 是由二羟焦磷酸钙沉积引发的晶体性关节炎。1960 年 Zitnan 和 Sitai 对这种关节内钙化进行了描述。此后 Mccarty 和 Gatter 证实关节软骨钙化是因钙盐沉积于关节内的纤维软骨和透明软骨所致，钙盐以二羟焦磷酸钙为主，因此也称为焦磷酸盐性关节炎或软骨钙质沉着病。基本病理改变为关节纤维软骨和透明软骨内点状和条状钙化，同时可累及滑膜、关节囊、肌腱、关节内韧带及半月板。病因至今不明了，其关节软骨或关节软组织钙化，推测与并发症如血红蛋白沉着病或原发性甲状旁腺功能亢进等相关。

二、临床表现

发病多无明显性别差异，多见于30岁后的中、老年人，与痛风相似。根据临床表现分型如下:

1. Ⅰ型

假痛风 (pseudogout)，症状与痛风发作相类似。膝关节发病最常见，但髋、肩、肘、腕、踝等均可受累，约占10%～20%。典型表现为一个或多个关节的急性、亚急性、自限性关节炎发作。关节疼痛常突然出现，关节红肿，在数小时至一天以内即达到高峰，发作时间为1天至2周左右。可伴有发热、血沉增快，部分病例关节液外观混浊，容易与化脓性关节炎混淆。此型发病急促，但症状常快速消退。

2. Ⅱ型

假类风湿关节炎 (pseudo-rheumatoid arthritis)，表现为持续性、急性发作的关节炎，症状可持续4周以上至数月不等，血沉加快。约占2%～6%。

3. Ⅲ型

假骨关节炎 (pseudo-osteoarthritis)，分为两个亚型：一种临床表现为慢性进行性关节炎，偶有急性感染表现，常大关节对称性发病，如膝、髋及掌指关节、肘、踝、腕和肩关节，受累关节易发生屈曲挛缩，以膝、肘关节居多，此型最常见，约占35%～60%。另一种临床表现为慢性进行性关节炎，而无急性加重，约占10%～35%。

4. Ⅳ型

无症状性关节病 (asymptomatic joint disease)，有研究表明，焦磷酸钙盐晶体沉着病患者无症状者可占10%～20%，但实际临床中无症状患者比较少见。对无症状的关节作抽吸，可证实焦磷酸钙盐晶体的沉着，此型患者可有或无假痛风的放射学表现。

5.V 型

假神经性关节病 (pseudo-neuroathropathy)，为双水焦磷酸钙 (CPPD) 晶体沉着病

少见的临床类型。放射学检查常表现为类似神经性关节病的破坏。

6.VI 型

多种形态混合型 (miscellaneous pattern)，为最少见型。

个别患者临床表现可类似于强直性脊柱炎。有报道认为假性痛风还能够产生风湿热与精神病样症状。

三、诊断

1. 放射学表现包括关节内钙化、关节周围钙化以及焦磷酸盐关节病。

(1) 关节和关节周围的钙质沉着

①纤维软骨钙化: 最常受累的是膝关节的半月板、腕关节的三角软骨盘、耻骨联合、髋臼唇、肩胛盂唇及椎间盘纤维环。X线上表现为不规则的、增厚粗糙的致密区，尤以关节腔中部明显。

②透明软骨钙化：最常位于膝、腕、肘与髋关节。X线上沉着物较薄，呈线样，平行于邻近的软骨下骨。

③滑膜钙化：滑膜内的钙化是焦磷酸盐性关节炎中常见征象。通常与软骨钙化并存，但常表现得更为明显。滑膜沉着最多见于腕部，特别是桡腕关节周围、下尺桡关节、膝关节、掌指关节和跖趾关节。X线表现为呈云样的沉着物影，尤以关节边缘为明显。有时可见钙化滑膜碎

片并有钙化软骨的碎片。

④关节囊钙化：最常见于肘和跖趾关节。X 线表现为微细的、成堆的或不规则的线形钙化跨越关节，可合并关节挛缩。

⑤筋腱、滑囊和韧带钙化：常见的部位是跟腱、三头肌、四头肌、棘上筋腱以及肩峰下滑囊。筋腱的钙化薄而呈线形，由骨边缘延伸。肩部的肌腱、滑囊钙化，可见于肩袖撕裂伤。

⑥软组织和血管钙化：部分病例可见软组织内和血管钙化，表现为边界不清楚的钙质沉着。软组织钙化最常见于肘、腕和骨盆区域。

⑵ 焦磷酸盐关节病：焦磷酸盐性关节病的关节改变，具有一定特征性。最常见于膝、腕和掌指关节。病变的分布通常为双侧但不对称。X 线中可见关节间隙狭窄、骨硬化和囊样变等改变，与骨关节炎相类似，但二者仍有所不同：

①两者均可累及负重大关节，如膝、髋。焦磷酸盐关节病还可累及腕、肘、肩等不负重关节，而在骨关节炎中则较为少见。

②焦磷酸盐关节病常累及关节中的特定小关节，如膝关节的髌骨关节，腕关节中的桡腕关节或小多角骨与舟骨关节，足距跟 - 舟关节等。

③焦磷酸盐关节病中软骨下囊变常常多且大，可导致压缩骨折，偶尔表现为肿瘤样改变。

④焦磷酸盐关节病中关节骨破坏性改变常较严重，进行性加重，部分患者关节面塌陷、碎裂并形成关节内游离体，与神经性关节病相类似。

⑤焦磷酸盐关节病常有关节周围骨赘形成，可见关节内游离体。

2. 实验室检查

关节液中可见盐结晶，偏振光显微镜下显示晶体呈菱形或棒状，正性双折光或无折光，折射角 20° ～ 30° 。血尿酸检查通常无血尿酸水平升高。

四、鉴别诊断

1. 痛风性关节炎

两者均可见有关节内和关节周围软组织内的钙化或钙质沉着。假痛风多累及大关节，而痛风常见于手、足小关节。关节液及血尿酸检查通常可明确鉴别。

2. 神经性关节病 (Charcot 关节)

假痛风有时可能与增生肥大型神经性关节病混淆，均有关节囊和关节软骨钙化、关节间隙变窄和关节面硬化，但 Charcot 关节结构紊乱，临床有患病关节的痛觉减退或痛觉丧失等，通常容易鉴别。

3. 创伤性关节病

关节结构的损伤与出血，可出现关节囊、滑膜、肌腱与韧带的钙化或骨化。关节内可见游离体，并表现关节间隙变窄、关节面硬化和关节端的囊变等，与假痛风类似。但创伤性关节炎通常有明确的外伤史，同时多为单关节发病。

4. 甲状旁腺功能亢进

甲状旁腺功能亢进能引起骨钙解离，导致血钙升高，引起关节软骨钙化和周围软组织钙化。但甲状旁腺功能亢进通常伴有骨膜下骨吸收、普遍性骨质疏松和纤维囊性骨炎等，可与假痛风鉴别。

5. 黑尿酸性关节炎

可引起膝、髋、肩关节内或关节周围软组织钙化，有时可亦导致耻骨联合与椎间盘钙化，与假痛风类似，但黑尿酸性关节炎于婴、幼儿期即有黑尿酸症状，可以鉴别。

五、治疗

与痛风不同，目前尚无有效的方法去除关节内的焦磷酸盐沉积。治疗目的主要为减轻疼痛，保持和改善关节的活动度以及预防关节功能障碍。对于大关节的急性假痛风可行关节液抽取及关节内注射。

第四节 神经性关节炎

一、概述

神经性关节病由 Charot 首先在神经性梅毒、脊髓痨病例中发现，故又称为 Charot 病、Charot 关节或神经病理性关节炎。可由于各种不同类型的神经系统病变引起。

二、病因病理

常见导致 Charot 关节的神经系统疾病有脊髓痨 (约 5% ～ 10%)、脊髓空洞症 (Steindler 称本病发生率可达 25%)、脊髓脊膜膨出、先天性痛觉缺如、脊髓损伤后遗症、麻风、糖尿病性神经炎 (本病发生率为 6%)、周围神经炎、周围神经损伤及脊椎肿瘤等。亦可见于感染或外伤引起的脊髓损伤。反复多次关节内注射氢化可的松，可以发生类似 Charot 关节病。

由于支配关节的感觉神经，尤其是痛觉和位置觉的功能丧失，使正常关节的保护性反射消失，加上局部软组织和骨的神经营养障碍，使骨质代谢发生紊乱，关节囊和韧带松弛。患者失去自觉调整肢体位置的本能后，使关节经常遭受比正常大得多的冲击，振荡和扭转性损伤，很快发生退行性病变，软骨被破坏，软骨下骨质硬化和碎裂。已破坏的软骨在尚未修复时因无感觉而再次损伤，软骨可自骨面上剥离。又因关节囊和韧带松弛，继发关节半脱位或完全脱位，至发生关节内骨折。关节面迅速崩解，骨端碎裂或吸收，新骨形成杂乱无章，整个关节支离破碎。

三、临床表现

发病隐渐，多有外伤为诱因，常由一个大关节或多数小关节开始。关节肿胀，无力，畸形，动摇不稳定。往往有关节积液，穿刺可得血性液体。局部温度常增高。关节内有时可触到许多碎骨块，但无疼痛。关节活动功能受限不显著。有时还存在异常的关节活动，如对和膝的过伸和侧向活动。有时可见软组织钙化。本病的特点是疼痛，功能障碍和关节破坏的程度不成正比。关节可以有严重破坏，而疼痛及功能障碍并不显著。由梅毒引起的脊髓痨在我国已很少见。患者年龄一般在 40 岁以上，男性多于女性，约为 4:1。血清和脑脊液的康氏 – 华氏反应只有约半数呈阳性，故不能因康氏 – 华氏反应阴性而忽略本病的诊断。病变可发生于身体的承重关节如膝、髋、踝和下腰椎。膝和跟腱反射常消失，下肢深感觉消失。骨质可因关节功能受限而出现点状脱钙。可见瞳孔改变和共济失调。

脊髓空洞症时病变发生于上肢者居多，以肩关节最常见，其次为肘和颈椎，偶见腕和手。

一侧或两侧上肢有感觉分离体征，即温、痛觉减退或消失，但触觉存在。有时可见肌肉萎缩或瘫痪，常合并脊柱侧凸。脊柱脊膜膨出时关节症状多出现在12岁以后，常累及踝和足部小关节。腰骶部常见软组织包块。该部皮肤凹陷或多毛。患侧下肢常有肌肉萎缩，跟腱反射消失。有马蹄足畸形和无痛性溃疡。先天性痛觉缺如患者有患肢痛觉减退或消失。常合并其他神经系统的先天性缺陷如癫痫、无汗、智力差等。受累关节常为膝和足。患足有时有无痛性溃疡。糖尿病性神经炎有足部感觉障碍，可继发足部多数小关节病变。患足有无痛性肿胀，以后变小或发生畸形，早期在严格的抗糖尿病治疗下，破坏的骨、关节可以重新修复。

早期X线征象为关节囊膨胀、关节间隙增宽，可有半脱位。关节内可出现少量结构不清、大小不一的游离钙化碎片。软骨被破坏后，关节间隙变窄，边缘有小骨赘形成。当病变进展时骨皮质破坏明显，继而软骨下骨质密度增高、硬化、碎裂成不规则骨块。边缘的骨赘逐渐长大，可碎裂成游离体。至晚期，骨端可有明显毁损，并伴有多发性骨碎屑，漂浮下关节间隙内。有明显的骨硬化和脱位。骨旁和关节周围可出现广泛的新骨和钙化。髋臼和肩胛盂可部分被破坏。指间、掌指关节处病变，常伴有局部软组织的炎性改变。跖骨头可产生骨质吸收，呈铅笔头样畸形，常伴有软组织慢性感染和周围血管病变。

脊柱病变好发于腰2～5。早期相邻椎体的相对面骨质密度增加，椎体边缘有大的骨赘，最终整个椎体骨质密度增加且体积增大。少数椎间关节面显示硬化和产生边缘性骨赘。椎间隙不规则，变窄，呈侧凸，后凸或前凸。晚期椎体骨质破坏碎裂，并有大量新骨形成，骨质硬化和有大的边缘骨赘，出现骨旁和关节旁碎片。椎间关节对线不良、狭窄、分解，椎体可有半脱位并产生明显的序列异常。因脊髓损伤或肿瘤而致截瘫时，可发生截瘫性神经性关节病。

除上述病变外，某些患者腿部肌腱、肌肉和关节囊处可出现大量钙化和骨化，引起关节僵硬，其原因尚不明确。

四、治疗

1.积极治疗原发病变。

2.用适当的支架保护关节病变，减少关节面的承重和损伤，并可稳定关节，防止发生畸形。由于关节失去神经的营养作用，关节融合术容易失败，而且切口可能不愈合，故不宜采用。如踝关节发生严重破坏，应考虑作截肢手术。

3.对各种关节痛的治疗，应严格掌握关节内注射氢化可的松的指征，以免发生类似神经性关节病。

第五节　血友病性关节炎

一、概述

血友病为X连锁的遗传性疾病，以凝血障碍及出血为主要表现。均发于男性，致病基因在X染色体内，健康女性可携带该基因，部分患者有阳性家族史。血友病分为甲、乙、丙三型。甲型为第Ⅷ因子缺乏，即缺乏抗血友病因子(AHF)或抗血友病球蛋白(AHC)；乙型为第IX因子即血浆凝血激酶缺乏，也被称为Christmas病；丙型则为XI因子缺乏，多为轻度出血，为常染色体隐性遗传病，关节和肌肉出血较少。血友病的发病率为0.005%～0.01%，以血友病甲型最多见，约占85%。由于血友病造成的关节内出血在血友病临床中较常见。随着病情进展而导致的反复关节腔内出血可造成关节组织退行性病变，临床上称为血友病性关节病血友病性关节病。严重者可导致关节畸形和严重活动功能障碍。

二、病因病理

血友病由于缺乏凝血因子，可影响内源性凝血系统中的凝血酶原向凝血酶的转变，使纤维蛋白原无法形成纤维蛋白而致出血。而且由于正常关节的滑膜组织中缺乏组织因子，不能通过外源性凝血系统的代偿功能止血。因此血友病患者的突出临床特征是关节滑膜出血。关节腔反复出血，而由于关节腔内缺乏凝血因子，影响血液凝固，刺激关节滑膜，引起炎症反应发生。红细胞被吞噬细胞破坏，形成含铁血黄素，同时释放的铁沉积在关节滑膜表面、深层组织以及关节软骨中。反复的炎症刺激促使滑膜增厚和纤维化，同时软骨受到侵蚀，肉芽组织形成，阻碍软骨与滑液接触，从而导致软骨的摄取营养障碍而发生软骨的破坏、脱落，并最后导致软骨下骨质破坏和关节功能丧失。

三、临床表现

血友病关节受累包括关节内出血、血友病滑膜炎和血友病关节病。血友病体内各个关节均可发生出血，但好发于一侧或双侧膝关节，约占70%。其他受累关节依次为踝、髋、肘、腕和肩关节，而小关节少见。5岁以下儿童极少发生关节反复出血。关节出血前往往右手术或过多活动史，患者往往感到关节内不适，表现为局部疼痛和肿胀，根据关节血肿的临床进程，可分为3期：

1.急性关节炎期

关节出血早期，因新鲜出血，使局部发红、肿胀、热感，伴活动受限。检查局部出现波动感或浮髌征阳性。出血如及时停止，则积血在数日内逐渐吸收，关节症状消失，可不留痕迹，关节功能恢复。

2.慢性关节炎期

由于关节腔内反复出血，新旧血液混杂，造成关节持续肿胀，临床表现时轻时重，迁延不断，多则数月或数年。可因关节血肿压迫或失用性肌萎缩致使关节邻近骨质缺血，退行性病变和疏松。

3.关节畸形期

由于出血时间长，陈旧性关节积血，血块机化，滑膜逐渐增厚，使关节软骨破坏，骨质受损，以致关节僵硬，强直及畸形。最后也可能成为骨性愈合，造成永久性残疾。血友病除关节血肿外，还可在此基础上或单独发生血友病假肿瘤，其特点表现为骨质囊性破坏性缺损，这是本病在骨骼上的一种继发改变。少数患者在关节穿刺或手术后，关节出血继发细菌感染，好发于单侧膝关节，常伴局部疼痛、肿胀明显及发热，大约3%的血友病患者在病程中出现感染性关节炎，故对高热持续不退、外周血白细胞明显增高及经治疗后出血症状改善而关节症状加重者要考虑感染性关节炎的可能，致病菌多为金黄色葡萄球菌、肺炎链球菌及嗜血流感杆菌。

四、实验室检查

凝血功能检查，本病患者激活的部分凝血酶时间延长，白陶土凝血酶时间延长及凝血时间延长。同时在不同类型的血友病患者中可有不同的因子含量下降。

五、X 线检查

急性关节炎期 X 线片上可见关节周围软组织肿胀、关节间隙增宽、髌上滑囊密度增加，但骨质没有改变。慢性关节炎期表现为干骺端骨质疏松、骨小梁变粗、关节间隙变窄、软骨下骨不规则侵蚀且有骨骺形成。血肿长期压迫可导致骨皮质囊性缺损，多空腔样溶骨，边缘有骨质增生。关节畸形时可见骨性强直和关节结构破坏。

六、诊断

1. 男性患者，以关节出血为主要临床表现，或持续性关节肿胀。

2. 阳性家族史。

3. 实验室检查激活的部分凝血时间或白陶土凝血活酶时间延长，纠正试验显示Ⅷ因子缺乏，Ⅷ:C 或Ⅸ:C 明显降低。

七、鉴别诊断

1. 风湿热

风湿热以急性发热和游走性大关节炎为特点，可出现关节的红、肿、热、痛症状，需与血友病关节炎鉴别。血友病的血沉、C 反应蛋白和抗链球菌溶血菌“O”增高，而凝血功能检查多为正常，且既往无出血史和阳性家族史。

2. 感染性关节炎

本病多为单关节发病且伴全身中毒症状，血常规检查白细胞增高，血培养和关节滑液细菌培养阳性，抗感染治疗有效，而凝血功能检查正常，故不同于血友病性关节病。

3. 类风湿关节炎

类风湿关节炎多累及四肢大小关节受累，病史较长，无出血倾向，且血清类风湿因子阳性，可与血友病性关节病鉴别。

4. 关节型过敏性紫癜

过敏性紫癜常伴有下肢多发性紫癜、血小板正常及激活的部分凝血酶时间和白陶土凝血活酶时间正常等特点，可与血友病性关节病区别。

八、治疗

1. 患者教育

教育患者了解血友病方面的知识，避免外伤和过度活动，预防出血。

2. 急性关节出血期的处理

(1) 受累关节的制动：出血早期应采取绷带压迫止血，将出血关节的肢体抬高和固定在功能位，但通常不要超过 2 天。

(2) 关节穿刺：在积极补充凝血因子的前提下，于症状开始 24 小时内进行关节腔穿刺，尽量抽出积血，可使关节腔内减压，减轻疼痛及控制症状，但必须严格无菌操作，防止继发感染。如怀疑并发感染，则应及时穿刺引流，将引流液做细菌培养，以明确诊断，同时也可缓解症状。

(3) 药物治疗：非甾体抗炎药双氯芬酸、布洛芬及舒林酸等非甾体抗炎药一般不影响血小板功能，使用安全，关节疼痛或肿胀者可选用。对其并发的血友病性关节病的治疗有一定疗效。

3. 补充疗法

补充相应的凝血因子，严重出血者宜用抗血友病球蛋白浓缩制剂 (如冷沉淀物) 及高浓度的浓缩物，控制关节腔出血。

4. 抗纤溶制剂

可以用氨基己酸、对氨基苯甲酸等，往往与补充疗法共用，阻止已形成的血凝块溶解。

5. 手术治疗

(1) 关节镜：已有滑膜增厚的关节肿胀者可行滑膜切除术。切除滑膜后可控制症状并减少出血次数，近年已有成功的报道。

(2) 人工关节置换：关节强直、畸形及功能丧失者可考虑人工关节置换，但必须在积极补充凝血因子的前提下，以确保手术安全。

第六节 色素绒毛结节性滑膜炎

一、概述

色素绒毛结节性滑膜炎 (pigmented vilonodular synovilis) 是一种以滑膜绒毛样或结节样增生，形成大量含铁血黄素沉积的增生滑膜结节，并可侵犯关节软骨及软骨下组织为特征的关节疾病。多见于青壮年发病，男性略多于女性。发病原因尚不清楚。1865 年 Simon 首先报道了本病，1941 年命名为色素绒毛结节性滑膜炎。

二、病因病理

本病病因尚不清楚，一般认为与以下原因有关：

1. 外伤

有些学者认为本病为一种滑膜的特殊炎症性疾病。推测可能为外伤导致的出血后含铁血黄素沉着刺激造成滑膜细胞、纤维组织及毛细血管大量增生，形成绒毛样结构。

2. 肿瘤学说

也有人认为是一种介于炎症与良性肿瘤之间的滑膜疾病。以肿瘤作为色素沉着性绒毛结节性滑膜炎的病因在近年来为大多数学者所接受，并认为色素沉着性绒毛结节性滑膜炎是良性的肿瘤性过程，是滑膜成纤维细胞和组织细胞的瘤性增殖。大体病理表现为滑膜增厚，呈暗红色或棕黄色，伴皱襞和绒毛状突起，有些病例绒毛细长，另一些病例绒毛融合成结节样，形成小叶和分叶的团块。滑膜病变可分为局限型和弥漫型两种。局限型可见滑膜面附有结节状黄色瘤样赘生物，广基而有蒂与滑膜连接，并可脱落而在关节内形成游离体。弥漫型表现为滑膜普遍增厚，表面呈绒毛样或有多个小结节。镜下可见滑膜细胞增生，血管丰富。巨噬细胞浸润和含铁血黄素沉着是本病的特征性病理表现。本病还可侵蚀骨、软骨组织。

三、临床表现

本病发病缓慢，随时间的延长而逐渐加重。患者常无明显全身症状。弥漫型以膝关节最为多见，髋、踝、肘也可发生。一般为单关节发病，较少累及多关节。主要症状为关节疼痛、肿胀，有游离体时可出现交锁。可伴有受累及关节的肿胀、慢性疼痛、关节无力等症状。一般疼痛症状较轻而肿胀较严重。局部皮温升高，有弥漫型的压痛和功能障碍，膝关节受累时可因积液而浮髌试验阳性。体检可发现关节内滑膜增厚，或可扪及结节状瘤样组织。关节积液为深褐色血性关节液或黄褐色关节液。关节积液可导致关节压力升高，进一步压迫软骨和软骨下骨，而使其发生破坏。局限型亦多见于膝关节，关节肿胀较轻，多表现为间歇性。其症状与弥漫型相似。在关节周围可触及质地较韧，有弹性，可移动的肿块，关节局部压痛较局限，关节积液较少为血性。

四、诊断及鉴别诊断

由于本病好发于青壮年，小儿较少见，起病隐袭，进展缓慢，诱因不明，容易误诊，因此临床医生对本病要有足够的重视。对曾按其他诊断治疗的慢性单发性关节肿痛，尤其是发生在膝关节者应考虑发生本病的可能。关节积液呈血性对该病的诊断具有重要的意义。关节镜检查对诊断极有帮助，但确诊必须依靠病理检查。鉴别诊断：

1. 类风湿关节炎

多发生于小关节，多对称性发病，以疼痛、肿胀、晨僵为主要表现。关节病变呈进行性加重，X线可显示关节侵蚀、畸形。多发于女性，可与色素绒毛结节性滑膜炎相鉴别。

2. 滑膜结核

亦有肿胀、积液、慢性过程等特征，但X线检查及关节穿刺很容易区别。

3. 血友病性关节炎

以单关节炎为主，患者有血友病病史，并有反复出血史。

五、治疗

1. 滑膜全切术

是首选治疗。对有明显的骨、软骨侵蚀，导致功能障碍者在滑膜切除的同时行关节置换术。手术务必彻底，以免复发。

2. 关节镜治疗

在膝关节，局限性滑膜病变可用关节镜进行滑膜刨削清理。手术创伤小，术后恢复快，是治疗的首选方法。

3. 放射性治疗

弥漫型以绒毛形成为主的病变，可先作滑膜刨削或切除，然后酌情加用放射治疗。

第七节 大骨节病

一、概述

这是我国的一种地方病，主要分布于我国东北、西北、内蒙古、河南等地的山谷潮湿寒冷地区，在平原则较少见。Kashin和Beck两人最先报道，故又称Kashin-Beck病。由于患者发育障碍呈侏儒状，步态不稳呈摇摆状而得名。病因是由于摄入带有败病真菌寄生的小麦和玉米制的面粉引起，是一种慢性食物中毒。经动物实验，真菌中有毒的镰刀菌能使动物发生类似的病变。近年来我国科学工作者发现病区的小麦和玉米受镰刀菌污染严重。镰刀菌在小麦和玉米里产生大量的T-2毒素，导致大骨节病的T-2毒素是已知四十余种单端孢霉素的代表，毒性强，化学性质稳定。T-2毒素的毒性表现为抑制DNA、RNA和蛋白质的合成，导致细胞坏死，破坏细胞膜的完整性，可致红细胞变形乃至溶解。该毒素经口摄入后，在肝脏代谢为HT-2，所以直接作用于软骨组织的是HT-2而不是T-2原型。动物实验也直接证明，软骨组织较其他组织对HT-2的毒性作用更为敏感。

大骨节病骨的软骨改变是全身性的，但以负重较大及活动较多的部位如跟骨、距骨、腕骨、胫腓骨下端、股骨、尺骨、桡骨和指骨等变化最显著。主要变化为发育障碍及变形。首先侵犯骨端软骨，以骨骺的破坏最为明显，然后累及关节软骨。骺板软骨及关节软骨内发生明显的营养不良性变化，受累骺板弯曲，厚薄不均，软骨细胞层次排列不齐，骨化紊乱或停顿。骨髓内的毛细血管侵入骺板软骨并将它分割成软骨岛。有时可见软骨带钙化，形成横形的骨小梁。骺板软骨机制发生变性，变性区软骨细胞消失，附近的软骨细胞增殖成团。由于骺板软骨被破坏，使骨的纵向生长受阻，骨骺早期融合，长骨过早停止生长，因而患骨短缩。指骨骨骺要比正常早闭合6～7年。关节软骨也有类似的改变。软骨面变粗糙，并可形成溃疡。部分软骨可脱落形成游离体。骨髓内的毛细血管向软骨内侵入，使关节软骨变薄，表面凹凸不平，厚薄不均，呈紫红色，失去正常的韧性。晚期在软骨边缘常有明显的骨质增生。滑膜也呈绒毛样增生，绒毛脱落后亦可形成游离体。骨端松质骨内骨小梁排列紊乱，骨髓内可出现坏死灶和囊腔。由于受到机械应力的影响，骨端粗大变形。

二、临床表现与诊断

主要发生于骨骼生长旺盛期中的儿童和青年，发病大都集中于某一地区，得病晚者其临床症状可出现于成人期。绝大多数发病隐渐，仅3%左右呈急性或亚急性过程。临床过程可分为下述4期：

1. 前驱期

症状少而轻，发病部位顺序为踝、手指、关节、膝、肘、腕、足趾关节和髋，受累部位常有隐痛及关节活动不灵和疲乏感。各关节外表尚正常，有明显的压痛。关节活动时可偶然听到捻发样摩擦音，握拳和开拳皆感不适，并有酸痛。

2. 早期

关节疼痛，不灵活和疲乏感逐渐加重。手指、膝、踝关节渐增粗，各关节伸屈不便关节活动时可听见摩擦音。

3. 中期

关节外形显著增粗，疼痛和功能障碍比较明显，常常伴有屈曲畸形，关节内有积液，手指伸直和屈曲障碍。四肢肌肉中度萎缩，扁平足明显。

4. 晚期

患者身材矮小，四肢和手指明显短缩，关节粗大，伴有挛缩畸形，活动障碍明显，常常伴有膝内翻或膝外翻畸形。两髋不能伸直，甚至有髋内翻畸形。

三、治疗

本病重点在于预防。对于本病高发地区应主食大米，可阻断病因。对病区内 3 ～ 16 岁的儿童应及时补充微量元素硒。发病早期使用维生素 A，可制止病变发展，效果显著。对病程中期的患者，以止痛和保持关节的功能为主，晚期患者关节畸形严重者可考虑行矫形手术。特别注意的是本病禁用激素类药物治疗，激素可加快病情的发展。

第八节 其他慢性关节疾病

一、血液透析性骨关节病

近年来在长期接受血液透析的患者中，血液透析性骨关节病逐渐增加，需要足够重视。血液透析性骨关节疾病主要包括肾性骨病、焦磷酸盐沉着病以及 β_2 微球蛋白引发的血液透析性淀粉样变性。

1. 肾性骨病

肾性骨病包括：甲状旁腺功能亢进症，为最常见的肾性骨病。长期透析患者通常有高磷酸血症、肾脏的维生素 D 生成障碍与钙摄取、吸收低下，甲状旁腺功能亢进，甲状旁腺功能亢进通常伴有骨膜下骨吸收、普遍性骨质疏松和纤维囊性骨炎等，其特征性的 X 线改变为骨膜下骨吸收，以第 2、3 中节指骨桡侧缘为明显。铝蓄积性骨病，通常在透析时长期使用高铝离子透析液或含铝的磷酸结合剂后发生，主要表现为骨痛、近位肌肉肌力低下及应力性骨折，应力性骨折尤以第 1 肋多见。

2. 焦磷酸盐沉着病

主要表现为二羟焦磷酸钙沉积于关节与关节周围，可引发急性晶体性关节炎与关节周围炎。基本病理改变为关节软骨内可见点状和条状钙化，同时可累及滑膜、关节囊、肌腱、关节内韧带及半月板。这种钙质沉着有时候会非常大，以至于与肿瘤混淆。

3. 透析性淀粉样变性

在长期透析患者中，由于淀粉样变性的前驱物队微球蛋白的分解与排泄均发生障碍，引起蓄积。引发手腕管综合征、破坏性脊柱关节症、淀粉样变性关节炎、淀粉样囊肿、股骨颈部骨折等。

二、黑尿酸性关节炎

黑尿酸性症 (alkaptonuria) 是隐性遗传疾病，比较罕见。其病因为基因异常致尿黑酸氧化酶完全缺如，引起黑尿酸在体内蓄积，进而在软骨、皮肤与巩膜等处以聚合体形式沉积。因色素沉积导致组织黑变，因此也称为黄褐病 (ochronosis)。黑尿酸症可引起关节及关节周围软组织钙化，早期常在脊柱关节出现，然后逐渐累及膝、髋、肩关节以及耻骨联合，在关节液中，常常可见黑色的软骨碎片。黑尿酸性关节炎于婴、幼儿期即出现黑尿酸症状。

三、弥漫性特发性骨肥厚综合征

DISH 病是一种主要累及脊柱的骨质增生症，影像学和病理学上可与一般性的脊柱骨关节炎相鉴别。本病多见于50岁以上的老人，可伴有糖尿病或糖耐量异常。症状以脊柱的僵硬感为主。弥漫性特发性骨肥厚综合征以骨赘形成为主，骨赘通常由一个锥体延伸到另外一个椎体，形成骨脊。与一般的脊柱骨关节炎不同的是，该病多不累及小关节，也不伴有软骨的退行性病变。

X线上可显示椎体后缘，前缘和后纵韧带骨化，前缘可见骨赘形成，相邻骨可形成“骨桥”。病变范围较广，骨桥形态不规则。但本病不累及椎间盘，也不伴有椎体边缘的硬化现象。其他部位也可出现增生的改变，包括肘、肩、骨盆等关节

四、异位骨化

软组织在外伤等刺激因素下发生的异常骨化现象，也可见于麻痹及颈部外伤的患者。异位骨化可分为：进行性异位骨化；外伤性局限性异位骨化；非外伤性局限性异位骨化。文献报道75%的局限性异位骨化为外伤所致。骨外异位骨化可发生在肌肉和其他软组织。在肘关节与膝关节周围骨折患者中，部分可自然发生异位骨化，更多的异位骨化是由不正确的、粗暴的反复手法复位引起。人工髋关节置换术后可发生异位骨化。在异位骨化早期，可有患部疼痛及轻度皮温升高，此时应制动休息。通常异位骨化可经部分吸收，形成表面光滑的骨化影。广泛的异位骨化可导致关节强直。进行性异位骨化较少见，诊断比较容易。局限性异位骨化应与骨肉瘤相鉴别。

（韩文冬 王敬涛 褚洪雪）

第十一章 肩关节超声显像

肩关节是人体活动度最大的关节，不可避免受到损伤，主要包括慢性劳损和外伤等病变。在肩关节软组织结构中，肩袖是最易损伤的部位，也是超声诊断的重点。超声观察肩关节具有自身的探测方法学所独有的优势，即不但能提供大体解剖学信息，而且能观察运动状态下肌腱的功能解剖学信息，能发现静止期所不易发现的病变。同时，介入性超声对于某些病变可以达到微创的治疗效果。因此，超声已作为肩袖病变的首选影像学检查方法。本章重点讨论肩袖病变的超声诊断。

第一节 肩袖超声显像

一、肩袖的超声应用解剖

肩关节的周围起于肩胛骨不同部位的冈上肌、冈下肌、小圆肌和肩胛下肌共同构成肩袖，包绕盂肱关节，以维持肱骨头的稳定性。其中，冈上肌、冈下肌、小圆肌分别止于肱骨头大结节的上、中、下部，而肩胛下肌止于肱骨头的小结节。这四个肌腱在肱骨头解剖颈处形成袖套状结构，包绕肱骨头，形象上称为肩袖。肩袖对盂肱关节的稳定和活动作用很大，并维持上臂多种姿势和完成多种运动机能。

二、肩袖超声动态探测方法学

自 20 世纪 80 年代开始，肩袖的超声显像已发展成为肩袖损伤的常规诊断技术，但是由于肩部复杂的三维结构解剖，掌握这项技术比其他超声技术可能更困难。超声检查者应熟练掌握解剖学知识，而且在每个肌腱司职其正常生理功能状态下探测尤为重要。注意双侧对比检查在判断肩袖病变中具有重要的意义，可首先检查无症状的一侧或者症状较轻的一侧作为对照。肱二头肌长头腱不属于肩袖结构，但是由于它的近段位于肱骨头的结节间沟内，易于识别。该肌腱也是肩胛下肌腱与冈上肌腱分界的标志，因此，超声检查时，可首先探测肱二头肌长头腱，然后依序扫查肩胛下肌腱、冈上肌腱、冈下肌腱和小圆肌腱等。

1. 肱二头肌长头腱

肱二头肌长头腱的近段受检者坐于可旋转的椅子上，充分暴露双肩，被检的肢稍微内旋，探头横置于结节间沟处，结节间沟声像图呈凹面的强回声，结节间沟内可清晰显示肱二头肌长头腱的横切面，呈卵圆形结构。然后，探头旋转 90°，保持声束方向与肌腱垂直，显示肱二头肌长头腱呈紧靠肱骨的较高回声的线状纤维样结构。对于无症状者，肱二头肌长头腱的腱鞘可有少许液体的无回声。

2. 肩胛下肌腱

在显示肱二头肌长头腱纵切图后，探头向近端及内侧移动，显示肩胛下肌腱在肱骨小结节的附着处。肩胛下肌腱声像图呈中等回声。嘱受检者肘部贴着胸壁，被动内旋和外旋受检上肢，可更大范围的动态显示该肌腱。由于肩胛下肌腱超声探测时声束方向常常不能与肌腱纤维方向垂直，声束的各向异性使得肩胛下肌腱静态检测时部分区域呈低回声表现，而且肩胛下肌腱超声能显示的部分也局限，所以该肌腱必须动态观察。

3. 冈上肌腱

显示肩胛下肌腱后，探头向后、侧方移动，在三角肌与肱骨头之间可探及中等弧形回声，为冈上肌的横切图。冈上肌的表面呈现高线状回声，提示肩峰下滑囊的回声界面，探头稍向内侧并且倾斜有助于观察冈上肌腱的侧前部，该部为肩袖的“危险区”。上肢配合稍稍内旋有利于显示。在冈上肌腱的横切而上，可见肱二头肌长头腱的横切面。探头旋转 90°，显示冈上肌的纵切图，喙状中等偏高回声。上肢被动外展和内收时更容在纵切面上显示冈上肌腱。

超声可测量肩峰下空间的距离，与 X 线测量结果相比具有较好的相关性。肩峰下空间的测量对于辅助判断肩袖病变、肩峰下撞击症具有一定的价值。方法是受检者上肢内旋并且手部置于后腰部，探头置于相当于肩关节的冠状切面，测量肩峰的边缘于对侧肱骨头之间的距离。

4. 冈下肌和小圆肌

探头在显示冈上肌腱横切的位置上，向后、侧方移动，探头声束垂直于肱骨干，可显示三角形的冈下肌以及肌腱。探头偏内侧时，可显示冈下肌后盂唇，该处的后隐窝也是观察肩关节积液的常见部位。探头继续向远侧移动，可显示小圆肌及其肌腱，呈菱形。上臂外展时被动的内旋和外旋对于这两种结构更易显示。

5. 肩关节其他结构

对于其他的非肩袖肌腱，一般可根据解剖标志较易显示。如在显示冈上肌横切面时，探头稍向内侧平行移动，显示肱二头肌长头腱和肩胛下肌腱的边缘时，可显示喙肩韧带，呈条状高回声纤维状结构。

第二节 肩袖撕裂的超声诊断

肩袖撕裂可以由急性创伤造成，也可以在慢性肌腱劳损、退行性变的基础上发生。超声诊断肩袖撕裂的准确性和特异性均在 90% 以上。肩袖完全撕裂的超声诊断较容易，但是对于肌腱不完全撕裂，尤其是腱内局限性的异常回声的识别是难点问题。肌腱运动状态下超声探测可能对于部分腱内异常回声的识别具有帮助，从探测方法学上来说，超声具有其他影像学所没有的独有优势。

一、肩袖撕裂的超声声像图

1. 肌腱不显示

这种类型在冈上肌腱和肩胛下肌腱多见。三角肌与肱骨头之间没有正常肌腱回声，两者直接相贴，或者肩峰下滑囊直接与肱骨头相贴。肌腱不显示是完全性肩袖撕裂的表现。

2. 肌腱部分缺损

表现为肌腱不连续，在肩关节被动运动时缺损区显示更为清楚。可见残留肌腱组织。

3. 肌腱局限性变薄

肌腱局限性变薄在肌腱的滑囊面或者关节面均可存在，在肌腱的结节附着处多见。肌腱的滑囊面撕裂需结合运动试验与肩峰下滑囊的病变鉴别。

4. 肌腱内局限性回声异常

该种声像图表现超声没有特异性。对于肌腱内局限性的无回声，尤其是可压缩的无回声，超声较易据此判断肌腱撕裂。而肌腱内局限性的高回声等表现，可能存在撕裂，也可能是炎症表现，或者两者共存。超声在肌腱动态运动时检测，可鉴别一部分肌腱病变。笔者对于 54 例肌腱内局限性回声异常在肌腱运动状态下发现存在不同程度的运动失调现象，一部分表现为异常回声区与正常肌腱交接处在肌腱连续运动开始时存在失运动现象，一部分表现为肌腱内异常回声在肌腱运动时有不规则的形状改变。

5. 肌腱内可活动的局部高回声或者强回声

这种高回声往往是通过肌腱撕裂处进入的气体或者结晶等。

二、肩袖撕裂的部位

冈上肌腱是肩袖撕裂最常见的部位，尤其是结节附着处。冈上肌腱离肱骨大结节止点 lcm 内存在乏血管区，被认为是造成冈上肌腱变性甚至撕裂的主要解剖学原因。较严重的创伤可能合并其他肌腱的撕裂，单独的冈下肌腱和小圆肌腱撕裂相当罕见。

三、肌腱撕裂的伴随征象

可表现为肱二头肌长头腱周围积液、肱骨头表面回声毛糙、肩峰下滑囊积液、相对肩峰的肱骨表面抬高和冈上肌腱上缘凹陷等。

第三节 肩周炎症性病变的超声显像

1872 年 Duplay 首次提出肩周炎的概念，以后很多学者从不同的角度分别提出了冻结肩、肩峰下滑囊炎、冈上肌腱病变等观点。这些不同的病因学说，也证明了肩部功能障碍和疼痛是一种综合征，所以目前仍然在沿用的肩周炎的概念不能提供病变的定位，也不能指出病变的性质。显然以肩周炎这种名称不能满足临床诊断和治疗的需要，必须确定单一诊断，予以针对性的治疗。

一、部位

肩周炎症性病变以冈上肌腱和肩胛下肌腱最为好发，尤其是前者，占肩袖肌腱炎症性病变的 50% ～ 70% 以上。

二、声像图表现

声像图主要表现为四种类型。第一种类型是肌腱弥漫性回声增厚、减低，表现为肿胀。第二种类型是肌腱回声杂乱，不均匀，内有点状或斑片状高回声散在分布。第三种类型是肌腱内的局限低回声或者高回声。后两型患肩一般多伴有肱骨头表面毛糙。第四种类型是特殊的钙化性肌腱炎，表现为肌腱内局限的强回声，伴有或不伴有声影。一般有点状钙化、团块状钙化和条状钙化等表现。

肩周炎症性病变的患肩，往往同时存在两处或多处的病变。如合并肩关节周围滑囊炎或者肱二头肌长头腱的腱鞘炎等。由于多数患者可能具有慢性劳损的基础，超声诊断尤为重要的是双侧对照检查彩色超声显示增多的血流信号对诊断具有帮助，能量多普勒对低速血流的良好显示使得其更多的应用于肌腱病变中。

第四节 超声引导下钙化性肩周炎的治疗

钙化性肩袖肌腱炎在女性较男性多见，右侧较左侧多见病变大多发生在冈上肌腱，病因目前尚不十分明确。可能与长期的各种原因造成的肌腱磨损、退行性病变及钙质代谢失常有关。临床治疗方式有多种、包括口服镇痛药、局部封闭治疗和手术疗法等，治疗效果文献报道不一。超声引导下对吸收期的患肩具有明确疗效。

钙化性肩周炎多位于冈上肌腱，肩胛下肌腱也可发生。对于无症状的静止期钙化病变，一般无须治疗。超声引导下治疗吸收期的钙化性肩周炎的方法较多、大多采用粉碎吸出法。以 1% 利多降因皮下局麻后，在超声引导下 16 G 穿刺针接近钙化灶，注射 1% 利多卡因，然后反复穿刺钙化灶，穿刺时可感觉到针头穿入钙质后的粗糙感。一般穿刺时间 10 ～ 20 分钟，视患者疼痛情况可注入少量 1% 利多卡因。钙化灶粉碎后，利用同一穿刺针，用无菌注射用水反复洗、尽可能地去除钙化物部分钙化灶不能洗干净时、尽可能的将其导入肩峰下间隙，然后在局部和肩峰下滑囊内注射醋酸泼尼松龙 25 mg 和 1% 利多卡因 1 ml 的混悬液，若患者症状无任何缓解，可重复治疗 2 ～ 3 次，两次治疗的间隔相距 1 ～ 2 周。注射后嘱患者口服非甾体类镇痛药止痛，并结合相应的物理康复治疗。

对于部分钙化物难以抽出的病例，不必过分追求完全抽出钙化物反复针刺后，也可刺激局部毛细血管的增生，也可缓解症状笔者对于 16 例钙化性肩周炎的患者随访 6 ～ 52 个月，81.2% 的患肩症状改善，81.2% 的患肩钙化灶消失或者缩小，钙化灶平均消失时间为 (6.1 ± 0.5) 周。吸收较好的钙化灶，局部多表现为低回声。

第五节 肩关节其他病变的超声显像

除了上述的肩袖病变外，超声诊断价值比较肯定的还有肱二头肌长头腱病变、肩关市周围滑囊炎以及肩锁关节病变等。

一、肱二头肌长头腱病变

1. 肱二头肌长头腱鞘炎

表现为两种类型：一种是腱鞘回声局限性增厚、减低，CDFI 或 CDE 显示彩色血流较对侧明显增多。另外一种类型是腱鞘回声不规则增厚，回声明显增高，彩色血流未见明显增多。这两种肱二头肌长头腱鞘炎一般多伴有肱二头肌长头腱周围积液。

2. 肱二头肌长头腱炎

多继发于肱二头肌长头腱的腱鞘炎。表现为两种类型：一种是肌腱回声增厚、减低，CDFI 或 CDE 显示彩色血流较对侧明显增多。另外一种类型是肌腱回声杂乱，不均匀，内有点状高回声散在分布。彩色血流未见明显增多。肱二头肌长头腱炎一般多伴有肌腱周围积液。肱二头肌长头腱起于盂上粗隆，经结节间沟内，它的滑液鞘位于结节间沟段。因此任何肩关节的慢性炎症、反复的机械性刺激，都可引起肱二头肌长头腱腱鞘的水肿、纤维化，腱鞘增厚、粘连等，甚至撕裂。肱二头肌本身也会受累。

3. 肱二头肌长头腱撕裂

肱二头肌长头腱的完整性对肩袖撕裂手术治疗方式的选择较为重要。严重的创伤也可能存在肱二头肌长头腱的撕裂，超声显示肌腱回声的不连续，多伴有肌腱周围积液。肱二头肌长头腱的附着处撕裂超声诊断较难。在上肢被动运动时检查，有助于诊断。

4. 肱二头肌长头腱脱位

正常情况下，肱二头肌长头腱在肱骨的结节间沟内滑动。先天发育不良、退行性变或者外伤等均可引起肱二头肌长头腱的脱位。超声诊断较易，表现为肌腱在结节间沟的内缘之上滑动，或者完全移至结节同沟的外面。

二、其他常见疾病超声显像

1. 肩关节周围滑囊炎

肩峰下滑囊病变多见。可以是滑囊本身的病变，也可能继发于肩关节其他病变。表现为滑囊回声增高、增厚，部分患肩局部彩色血流增多，也可表现为滑囊积液等。肩峰下滑囊又称三角肌下滑囊，成人相互沟通，一般可视为一个整体。肩峰下滑囊积液的患肩多伴有冈上肌腱不同程度的炎症或者撕裂表现。

2. 喙突炎

喙突炎是肩部疼痛的常见原因之一，一般多见于青壮年。超声显著特点是探头“触诊”阳性。超声可发现喙突部骨表面钙化灶、喙突部滑囊积液、周围韧带肿胀等表现。

3. 肩锁关节损伤

肩锁关节的损伤多见于外伤，超声对于肩锁韧带的肿胀或者撕裂等可提供诊断信息。双侧对比检查易于发现病变，声像图可表现为肌腱增粗，关节间隙增宽和关节内钙化等。

（颜 丽 宋风荣 赵云峰）

第十二章 手的慢性损伤

第一节 桡骨茎突狭窄性腱鞘炎

一、概述

桡骨茎突狭窄性腱鞘炎是桡骨茎突处，拇长展肌腱和拇短伸肌腱在腕背鞘管处发生疼痛、肿胀，引起的炎症。伸拇及腕尺偏时症状加重。桡骨茎突狭窄性腱鞘炎于 1895 年由瑞士外科医生 de Quervain 首先报道并详细描述，故此病亦称为 de quervain 病。

二、临床表现

1. 多见于中老年、手工操作者，女性多见。

2. 起病缓慢，也可突发症状。

3. 桡骨茎突处疼痛，可向前臂或拇指放射；伸拇及腕尺偏时症状加重。

4. 桡骨茎突处可触及结节，似骨性隆起，有明显的压痛。

5. 严重者拇指伸展活动受限。

三、诊断要点

1. 病史

多见于中年、手工操作者，女性多见；起病缓慢，也可突发症状。

2. 体征

桡骨茎突处疼痛，伸得及腕尺偏时症状加重；桡骨茎突处可触结节，似骨性隆起，有明显的压痛。

3.Finkelstein 试验阳性

拇指屈曲握于手掌内，腕尺偏，桡骨茎突处疼痛加剧。

四、发病机制

桡骨茎突狭窄性腱鞘炎的发病机制与局部解剖结构及反复慢性机械刺激有关。桡骨茎突处有窄而浅的骨沟，上面覆以腕背侧韧带，形成骨纤维性鞘管。拇长展肌腱和拇短伸肌腱通过此鞘管后折成一定角度后，分别止于第 1 掌骨基底和拇指近节指骨基底。当肌腱滑动时产生较大的摩擦力，尤其是腕尺偏或拇指活动时，折角加大，增加了肌腱与鞘管壁的摩擦。长期反复慢性刺激后，肌腱与鞘管壁结构发生变化，从而产生狭窄性腱鞘炎的临床表现。

五、治疗方案及原则

1. 非手术疗法

适用于早期症状较轻的病例，包括减少局部活动、热敷、外用药物涂抹、类固醇药物鞘管内注射等。

2. 手术疗法

适用于桡骨茎突狭窄性腱鞘炎反复发作，经多次局部封闭及其他保守治疗无效，症状严重者。手术注意事项：沿皮肤纹理做横形切口，术后瘢痕小。注意保护桡神经浅支。彻底松解鞘管内的纤维间隔、粘连带或肉芽组织。术中活动拇指以确认松解程度。避免过多切除肌腱腱鞘而发生肌腱滑脱。检查肌腱有无变异。注意切除多余的迷走肌腱，是手术成功的重要因素。

第二节 指屈肌腱狭窄性腱鞘炎

一、概述

指屈肌腱狭窄性腱鞘炎又称“扳机指”。可发生于不同年龄，多见于中年妇女及手工劳动者，亦可见于婴幼儿。前者是由指屈肌腱在纤维鞘管起始部反复摩擦造成，后者多为先天性所致。

二、临床表现

1. 女性发病率高于男性，尤以中老年多见。也可见于婴儿，多为先天性。

2. 多发生在拇、中、环指，双手同时发病并不少见。

3. 起病多缓慢。早期局部酸痛，晨起或劳累时加重；晚期疼痛持续，并向腕部或手指远端放射。

4. 手指屈伸活动时伴弹响发生；婴幼儿拇指末节呈半屈曲位，不能伸直。

5. 掌指关节掌侧可触及硬韧结节，局部压痛。

6. 病情严重者，手指屈伸活动受限。

三、诊断要点

1. 发病特点

中老年多见，女性发病率高于男性；多发生在拇、中、环指。

2. 症状和体征

手指屈伸活动时伴弹响发生；掌指关节掌侧可触及硬韧结节，局部压痛；手指屈伸活动障碍。

四、发病机制

成年人指屈肌腱狭窄性腱鞘炎确切的病因尚不明确，一般认为是在体质因素及局部退行性变的基础上，手指的过度屈、伸活动，造成的反复机械刺激所致。病变好发于掌骨头处指屈肌腱纤维鞘管的起始部、拇指则发生在掌指关节籽骨与韧带所形成的环状鞘管处。这些部位的纤维性骨管相对狭窄，指屈肌腱通过此处时受到的机械性刺激而使摩擦力加大，肌腱与鞘管壁结构发生变化，从而产生狭窄性腱鞘炎的临床表现。指屈肌腱失去原有的光泽，变成暗黄色，呈梭形膨大。发病早期，手指屈、伸时，膨大的肌腱勉强可以通过鞘管的狭窄环，即产生扳机样动作及弹响。严重时手指不能主动屈曲或交锁在屈曲位而不能伸直。拇长屈肌腱狭窄性腱鞘炎其发病机制与指屈肌腱狭窄性腱鞘炎一致。

五、治疗方案及原则

1. 非手术疗法

适用于早期症状较轻的病例。包括减少关节活动，局部热敷，外用药物涂抹，类固醇药物鞘管内注射等。

2. 手术疗法

适用于反复发作、病程较长的狭窄性腱鞘炎，经多次局部封闭及其他保守治疗无效者。同时适用于先天性指屈肌腱狭窄性腱鞘炎观察 6 个月至 1 年后不能缓解者。

手术注意事项：手术切口选用横切口；切开皮肤后注意保护两侧神经血管束，尤其注意拇指桡侧指神经血管束位于掌侧皮下；完全切除腱鞘，充分松解肌腱；术中检查手术效果。术后进行不受到任何限制的屈伸指 (拇) 活动。

第三节 月骨坏死

一、概述

月骨坏死又称 Kienböck 病，是一种以月骨硬化和塌陷为主要影像学特征的疾病，临床主要表现为腕背部疼痛、肿胀、局限性压痛，握力和腕关节活动度减低，并严重危及腕关节的稳定和功能。早在 1843 年，Peste 就曾报道了腕部月骨进行性骨软骨病的病例，但直到 1910 年，奥地利医生 Robert Kienböck 才较为系统地描述了月骨 (无菌性) 坏死的临床和 X 线表现，当时由于观察到月骨的塌陷，所以此病被描述为“月骨的软化症”。后人为了纪念 Kienböck 在此病研究中所做出的贡献，遂以其名字命名此病。事实上，随着研究的不断深入，此病曾有多种不同的表述，如月骨缺血性坏死、月骨慢性纤维性骨炎、压缩性骨炎、创伤性骨质疏松和囊性骨萎缩等。但由于很难有一种名称能较全面地概括此病的特点；因此，到目前为止，国外仍然广为采用 Kienböck 的名字来命名。

二、流行病学

本病的发病率较低，到目前为止，无论是国内还是国外都还没有报道此病在人群中发病率的准确数据。但是，普遍认为此病好发年龄为 20 ～ 45 岁，男性多发，男女发病比例大约为 2:1，病变绝大多数累及利手侧，且体力劳动者好发此病。 本病可偶见于老年人，但在老年患病者中女性多于男性；所以，有文献推测老年人患月骨坏死的原因与青壮年不同，可能与老年性的骨质疏松有关。本病在儿童非常罕见，且多继发于上肢痉挛性脑瘫或有过度腕部运动病史者 (如早期职业性体操训练)；所以，此类患者的患病肢体与利手无明显相关性。

三、临床分期

月骨坏死的临床分期对于该病的治疗选择和预后评判都有至关重要的作用，基于不同的着眼点，对此病有多种不同的分期方法；但是，目前临床最为常用、并被广泛接受的是 Lichtman 分期。分为 4 期：I 期患者常在近期有腕关节过伸性损伤，腕关节中度疼痛，常可在数周缓解，X 线片显示月骨的结构和骨密度基本正常，但可有线状或压缩性骨折，体层摄影有助于明确可疑的骨折；Ⅱ期患者临床上表现为反复的腕部疼痛、肿胀和压痛，X 线片表现为月骨与其他腕骨相比骨密度有明显改变，但在大小、形状和解剖关系上基本正常，在此阶段的晚期，前后位的 X 线片可见月骨桡侧的高度有所降低；Ⅲ期患者的临床表现与Ⅱ期大致相同，仅腕关节的僵凝更加明显，X 线片可见整个月骨塌陷，并有头骨的近侧移位和腕部结构的紊乱，在前后位片中可见舟月分离、舟骨旋转和三角骨尺侧偏移，而在侧位片中最明显的表现为月骨的掌背向带状延长；Ⅳ期患者腕关节的疼痛和肿胀可能较轻，但腕关节活动的丧失为其典型表现，X 线片除了Ⅲ期的特点外，主要表现为腕关节全面地退行性改变，包括关节间隙的狭窄、骨赘形成、软骨下硬化、甚至出现退行性囊肿。在此基础上，依据舟骨与周围腕骨的对应关系又将Ⅲ期划分为Ⅲ A 期（舟骨与周围腕骨的对应关系正常）和Ⅲ B 期（舟月骨间关节间隙变宽，舟骨掌屈度加大，三角骨尺侧偏移）。随着 MRI 技术的普及和应用，Lichtman 对其传统分期进行改良，使其临床操作性更强。

四、组织病理学改变

由于对 I 期和Ⅱ期的患者获取月骨组织的方式只能依靠术中的针刺或刮匙活检，因此组织样本较少，在镜下可见活骨与坏死骨并存，只是因个体不同而两者的比例有所不同。为了更明确地证实月骨中活骨的存在，研究者大多采用了在术前一周给予四环素 (lg/d) 的方法，四环素在体内可与钙结合；因此，骨骼组织对注入体内的四环素的摄取可以反映活骨的矿化情况。术中取材后进行不脱钙处理，在荧光显微镜下以 360 nm 的紫外线激发，就可看到活骨骨小梁上有黄绿色荧光。

由于在治疗中对于部分Ⅲ期患者采用了月骨摘除的手术，使得对整块月骨的病理学检查成为可能。在所有受检病例中均可见到骨坏死灶，表现为空腔、脂肪坏死和骨质消失。破坏性反应包括坏死骨被破骨细胞型巨细胞所吸收，以及肉芽组织长入坏死区。在Ⅲ期的初期，骨坏死多集中于月骨近侧凸面的中心区；且坏死区的软骨下骨和关节软骨也仅在月骨近侧凸面骨折和塌陷。在几乎所有样本中均可在多个区域观察到连续的三层组织结构，即坏死骨、类骨质（软骨样化生）和肉芽组织。在类骨质区，可观察到由存在于坏死骨表面的成骨样细胞形成的新骨。坏死区和类骨质区的界限可通过 Velaneuva-Goldner 染色清楚地界定。而在晚期的标本，则坏死区与修复区混杂，难以区分，且存在多种形式的骨折和塌陷。

五、显微解剖学研究进展

近年来，随着 MicroCT 技术的发展，使得我们细致地研究月骨骨小梁的分布特点成为可能，我们最新的研究结果显示，正常的月骨远端关节面部位的骨小梁呈现为致密的板层状排列，但这种致密的排列仅局限于中央部位，即月骨与头状骨的接触部位，而在前、后两端呈现为较为疏松的骨小梁结构。也就是说两端的骨强度应远低于中央部位的强度。在 Kienbck 病发病的早期，我们发现在月骨远端关节面的一端（即在致密的板层骨小梁的终止部位）出现了骨折，且骨折线在月骨内部广泛延伸，使月骨中央部位的纵向骨小梁断裂，也就削弱了对远端致密的板层骨小梁的支撑，而此时月骨塌陷不太明显。随着病情的进展，我们发现由于中央纵向骨小梁的断裂，加上头状骨的纵向应力，在致密板层骨小梁的另一端也会发生骨折，继而，整个中央段头月关节面会向近端塌陷，整个月骨内部的骨小梁明显增粗、重塑。我们的这一研究结果也可以解释为何在 Kienböck 病得不同时期，MRI 表现为各种不同征象。

六、病因及危险因素

关于此病的病因有很多推测，到目前为止都还没有定论，普遍认为是创伤后多因素共同作用的结果，其危险因素包括尺骨负向变异、桡骨远端尺偏角、月骨原始血供状况、损伤机制、患者年龄和月骨形态等。虽然也有月骨坏死与痛风、系统性红斑狼疮 (SLE)、镰状红细胞贫血和脑瘫所致的腕关节屈曲畸形等有关的个案报道，但不少研究者也明确地指出诸如使用皮质醇激素、血管炎、血管病变、慢性酒精中毒、高凝状态和 Caisson 病等常见的引起其他部位骨坏死的因素与月骨坏死

并无明显的相关性，这提示月骨坏死与股骨头坏死的致病病因和发病机制可能不尽相同。很难有任何一种危险因素能够很充分地解释月骨坏死的病因。目前比较一致的意见是对月骨反复地创伤或应力压迫合并月骨的压缩性骨折会造成月骨内部的血运障碍，并最终导致月骨坏死的发生。

七、影像学检查

由于此病的早期临床表现没有特异性，所以其早期诊断很大程度上有赖于影像学检查。早期 X 线片常不能提供有效的证据，而 CT 则对于骨折的检测更为敏感，近来由于将 CT 的三维重建技术用于腕关节疾病的诊断，使其在表现月骨形态及其与周围各骨的关系方面具有较大的优势。核素扫描是目前认为最敏感的检测方法，其表现为月骨或其周围乃至整个腕关节的核素浓聚和延迟显像，这可能系月骨修复过程中富含血管的肉芽组织以及腕关节的滑膜炎症成像所致。有报道认为核素扫描如果表现为核素聚集减少和延迟显像减弱可能与月骨缺乏再血管化和骨修复有关，从而提示预后不良。尽管此方法的敏感度接近 100%，但特异性不高。相比而言，MRI 的特异性较高；因此，有学者建议将核素扫描作为早期筛查方法，而将 MRI 作为确诊依据。

在 MRI 影像中正常的骨髓组织由于富含脂肪和造血细胞而呈现为高信号，如果正常的骨髓组织被坏死骨、炎性组织或其他病理组织 (诸如 Gaucher 病等) 所取代，则病变区表现为低信号，如果病变发展为硬化和塌陷，病变组织仍为低信号。所以，在月骨坏死的早期，即可发现月骨出现灶性或整体的信号减低。

在评估治疗效果和预后方面，虽然 MRI 的低信号区不能提示坏死区内的组织学内容，也不能区分新生骨和肉芽组织，但如果在矢状位的 T_1 加权中见到一条低密度弧，则常提示为环绕坏死区的组织反应带。Nakamura 等将月骨坏死患者的月骨 MRI 表现分为 5 级：Ⅰ级为正常 (等密度)；Ⅱ级为局部区域轻度的信号强度减低；Ⅲ级为较为广泛的轻度信号强度减低；Ⅳ级为低信号中包含有高信号或等信号区；Ⅴ级为广泛的低信号。并认为术后 T_1 加权的信号强度增加与月骨的 X 线片表现改善显著相关。随着 MRI 增强技术的应用，使得对月骨血供的检查更加准确，目前认为月骨影如果能被增强，则提示血供良好。

八、诊断

月骨坏死的早期 (Lichtman 分期的 I 期) 症状并不典型，仅表现为局限于月骨部位的疼痛和压痛，X 线片无明显改变，此时非常容易漏诊而错失最佳的治疗期。对于出现这类症状的患者，应结合其腕关节反复外伤的病史 (如矿井内的风钻工人或石材打磨工人都有较长时间的腕关节振动和应力集中病史) 优先考虑此病，在有条件的地区，可进行腕关节核素扫描或 MRI 检查来确立诊断。对于 Lichtman 分期Ⅱ期以上的患者，结合症状、体征和多种影像学检查结果，确立诊断比较容易；但应该注意，对于月骨坏死的病例仅做出诊断还是不够的，一定要准确分期，这样才能选择比较合适的治疗方法，达到较好的治疗效果。

九、治疗

月骨坏死的治疗与其临床分期密切相关，总体而言，Ⅰ期和Ⅱ期的病变仅局限于月骨，尚未引起其他腕骨排列的异常，而Ⅲ A期的患者虽有月骨的塌陷和头状骨向近侧移位，但还没有出现月骨周围乃至整个腕关节的骨性关节炎。所以，习惯上，通常将Ⅰ期、Ⅱ期以及Ⅲ A期的患者视为早期的月骨坏死，此时的治疗主要是围绕减轻月骨病变来展开的。而Ⅲ B期和Ⅳ期的病变除了月骨本身的塌陷和碎裂外，都会出现月骨周围或者全腕关节的骨性关节炎表现，此类病变常被称为晚期月骨坏死。此时，仅仅试图解决月骨的病变就不够了，因为腕关节的骨性关节炎的临床症状要远远比月骨本身的病变症状严重，需要对腕关节的病变进行综合判断和全面治疗，才能取得较为满意的疗效。

1. 早期月骨坏死的治疗

治疗的总体原则是减轻月骨应力和改善月骨的血运。具体的治疗方法包括对Ⅰ期的患者采用腕关节制动、使用支具和外固定架等，Ⅱ期和Ⅲ A期的患者采用桡骨短缩 / 尺骨延长术、桡骨楔形截骨的方法，以减小尺骨负向变异并改善桡骨远端关节面的尺偏角，从而减小通过月骨的应力，或者采用血管或带血运的肌、骨瓣植入术来增加月骨的血供；对Ⅲ A期的患者，为了遏制头状骨向近侧移位而对月骨造成更大的压力，同时导致近排腕骨和腕中关节的不稳定，可以采用头钩骨融合术或者头状骨短缩术。

2. 晚期月骨坏死的治疗

晚期月骨坏死（Ⅲ B期和Ⅳ期）的组织病理学改变为较广泛的骨坏死，月骨碎裂和塌陷，以及腕关节全面的退行性改变。这使得试图通过手术方法来挽救月骨的治疗方案难以实施。针对此类患者，几乎没有一种治疗方法能得到广泛的认同，较多使用的手术包括月骨摘除、假体植入、肌腱悬吊、腕关节成形、各种腕骨间关节融合、近排腕骨切除和全腕关节融合等。

除了以上对因治疗方法以外，尚有一些对症治疗，如腕关节神经支切断术，术中所切断的神经有骨间背侧神经、骨间掌侧神经、桡神经和尺神经的关节支。此手术不仅创伤小、恢复快，而且能明显减轻腕关节疼痛，在近期还可基本保持腕关节的活动度和握力，但该术式使腕关节失去了疼痛机制的保护，腕关节骨性关节炎的发生和进展都会较快。所以，此手术适用于年龄较大的患者或者一些有特殊要求的患者（如职业运动员）。

十、预后

对于少年儿童的月骨坏死治疗的效果普遍比较好，无论是治疗后月骨的再生能力，还是整个腕关节在发育过程中适应月骨病变的塑形能力都较强；所以，不少病例可以得到完全的恢复。对于大多数青壮年的月骨坏死，其预后与病变的严重程度直接相关，多数Ⅰ期和Ⅱ期的患者经过合理的治疗，都能取得比较不错的临床疗效；但对于Ⅲ期和Ⅳ期的患者，虽经过合理的治疗，患侧的腕关节都会或多或少地丧失一定的功能。对于老年的月骨坏死，由于其骨质疏松等基本病变的存在，致使其治疗效果需与全身的整体治疗情况结合起来综合考虑。

第四节 掌腱膜挛缩症

1831 年，Dupuytren 首次介绍了用掌腱膜切断术治疗皮下挛缩，由于 Dupuytren 认识到屈曲挛缩是由掌腱膜引起，并提出手术松解的方法，所以掌腱膜挛缩症又称 Dupuytren 病或 Dupuytren 挛缩。

一、病理生理

掌腱膜挛缩症与成肌纤维细胞和成纤维细胞有关。根据对筋膜结节中炎性组织超微结构的研究，人们对这种疾病各个阶段的形态学特点有了清楚的了解。Chiu 和 Mcfarlane 把该病分为 3 期：早期、活动期、晚期，认为成肌纤维细胞是造成手指屈曲挛缩的根本原因。在疾病早期，出现结节，结节在镜下显示在血管周围有大量增生肥大的成纤维细胞。在活动期，结节增厚，关节出现屈曲挛缩，病变组织在镜下主要是成肌纤维细胞。在疾病晚期，形成纤维样增厚组织，在镜下显示在成熟的胶原纤维间质中成肌纤维细胞和成纤维细胞的数量较少。这种分期法与 Luck 提出的分期法相似。Luck 分期法分为：增生期、退化期、残留期。在增生期，结节中以成肌纤维细胞为主；在退化期细胞数量作常多，但单个成肌纤维细胞比较纤细，体积小，沿张力线排列成行；在残留期，结节中细胞数量少，细胞纤细，伴有增厚的胶原纤维束，大体外观球肌腱。成肌纤维细胞的出现和消失与 Darby 等人描述的伤口愈合的情况相似。

超微结构、免疫组化和生化分析显示掌腱膜挛缩症的成纤维细胞与正常组织的成纤维细胞样。在掌腱膜挛缩症的成肌纤维细胞上雄激素的表达有异常，这可以解释为什么掌腱膜挛缩症更容易发生于男性。掌腱膜挛缩症的成纤维细胞数量很大，围绕微血管结构分布，间质中含有较多的重型胶原纤维。细胞数量增多可能是在微血管水平局部缺血所致。局部缺血刺激形成大量的成纤维细胞，沿张力线排列，在掌腱膜上形成条索样结构。其机制与缺氧产生大量氧自由基团有关，此外游离脂肪酸浓度和短链脂浓度增高也提示局部组织内有缺氧。

变形生长因子 β_1 对调节成纤维细胞变为成肌纤维细胞起重要的作用。血小板起源生长因子和成纤维细胞生长因子刺激增生反应。变形生长因子 β_1 能促进平滑肌肌动蛋白在培养的 Dupuytren 病的成肌纤维细胞和正常掌腱膜成纤维细胞上的表达。变形生长因子 β_1 的出现，对成肌纤维细胞在掌腱膜中的数量的增加起十分显的作用，从而引起挛缩的发生。病变组织表现为纤维结节和纤维条索，两者具有截然不同的组织学表现。结节是由成肌纤维细胞密集而成，细胞代谢高度活跃。纤维条索则不含成肌纤维细胞，而是由排列紧密的胶原纤维组成，与肌腱相似。电镜分析发现结节中成肌纤维细胞挛缩造成手指屈曲挛缩。结节牵拉到跨越关节的纤维条索上，造成手指近指间关节屈曲挛缩。

二、病因

与掌腱膜挛缩症有关的致病因素有许多，如酗酒、吸烟、人类免疫缺陷病毒感染、糖尿病、癫痫、遗传因素、长期的手工劳动等都可能是致病因素，但截至目前还不能肯定哪个因素就是病因。掌腱膜挛缩症在北欧人群和澳洲人群中发病率高，而在地中海人群和亚洲人群中发病率很低，于是人们自然而然想到遗传因素可能是致病因素，推测具有常染色显性遗传的规律。组织相容抗原与本腱膜挛缩症之间有什么关系？在许多掌腱膜挛缩症患者身体内存在人类白细胞抗原，它们之间有什么关系？有关这方面的研究一直在进行，结果尚未得出。

三、病理改变

掌腱膜挛缩症的病理表现通常从手掌远侧腱前束上出现结节开始，由于腱前束浅层挛缩造成在远掌横纹与掌指纹之间的皮肤上出现小凹陷，随着病情的进一步发展，腱前束的主要部分受到侵犯，出现腱前纤维条索。一旦螺旋束受累，就会与手指外侧鞘和 Grayson 韧带一起形成螺旋形条索，这些纤维条索引起掌指关节屈曲挛缩。Natatory 条索挛缩引起 PIP 屈曲挛缩，限制手指外展，中央条索位于手指近节，从腱前束分出到螺旋束。手指外侧鞘受累形成手指外侧条索，位于螺旋束的远侧。

四、诊断

掌腱膜挛缩症的典型表现多数患者为男性，年龄 40 ～ 50 岁，双手受累，无症状，病情进行性发展。最早的特征是在远掌横纹与掌骨头之间出现结节，但是也有不少患者出现结节比较晚。有时患者直到出现纤维条索和关节挛缩后才来求医。结节形成以后，皮肤发生改变，表现为皮肤增厚、皮下脂肪纤维化、皮肤凹陷等。结节退化后纤维条索就形成了。纤维条索一开始在手掌，逐渐发展到手指上。环指最容易受累，其次依次是小指、拇指、中指和示指。腱前条索随着成熟发生挛缩，引起掌指关节屈曲挛缩。手指上出现条索较晚，一旦出现就会引起近指间关节屈曲挛缩。

Dupuytren 病是一种全身性疾病，除侵犯手掌和手指以外还会侵犯其他部位。侵犯手指近指关节背侧形成皮下纤维化，称 Carrods 结节。54% 以上的患者有这种特征，预示双手受到累及。身体远端受累部位还包括足底 (称 Lederhose 病) 和阴茎 (Pyeronie 病)。Duputren 体质指的是病情严重的患者，患者年龄比较小，双手受累，身体末端受侵犯，病情发展快。单个手指纤维条索则是另一种不典型性表现，患者手指上从来没有出现过结节，而是一开始就形成纤维条索，在手的其他部位有掌腱膜挛缩症的表现。

五、治疗

1. 保守治疗

在疾病早期可以采用保守治疗。向患者介绍有关掌腱膜挛缩症的知识，如疾病发展的过程。对处于疾病早期手部还没有发生屈曲挛缩的患者，指导患者学会定期把手平放在桌面上观察，一旦发现手不能平放在桌面上，就尽快来医院诊治。在过去有各种不同的非手术疗法，总体的效果一般。在出现手术之前，采用外力撑断挛缩的条索是唯一的解决手指屈曲畸形的方法。采用外固定架延长是一种比较现代的方法，相比掌腱膜切除术而言，复发率很高。其他方法有放疗、二甲基硫酸注射、理疗以及类固醇注射等。虽然现在有些医生仍然采用这些方法，但是没有远期效果良好的客观证据。注射丙酮缩曲安西龙对结节具有软化作用，但注射后 1 ～ 3 年疾病复发率高达 50% 以上。在纤维条索内注射胶原纤维酶是一种比较新的方法，这种方法能否顶替手术成为一种有效的治疗手段尚需进一步的研究。

2. 手术治疗

手功能障碍、病情发展快、屈曲挛缩是手术的适应证。具体说来掌指关节屈曲挛缩＞30°，近指间关节屈曲挛缩是手术的适应证。挛缩的掌腱膜切除以后，近指间关节仍然不能伸直就应该同时松解近指间关节。

手术方法有皮肤掌腱膜切除术、根治性掌腱膜切除术、部分掌腱膜切除术以及掌腱膜切断术等。术中的并发症有神经血管损伤，尽量马上进行修复。术后的并发症有血肿形成、感染、皮瓣坏死、疾病复发等。

3. 理疗

术后理疗的目的是帮助伤口消肿、预防关节僵直，以获得良好的治疗效果。理疗师指导患者进行功能锻炼，使用并及时调整支具。指导患者进行主动运动或进行有外力帮助的主动运动，防止手指关节僵直，改善局部血液循环。给患者佩戴前臂掌托，把指间关节控制在伸直位。对于术前手指屈曲挛缩严重的患者，被动伸直手指时需要小心观察手指血运变化，以免发生手指坏死。必要时逐渐伸直指间关节（逐步调整支具伸直的程度），直到手指能够完全伸直。在这个过程中，要配合使用静态支具和牵引支具。通常术后需要 3 ～ 6 个月恢复期。

六、预后

有关手术治疗掌腱膜挛缩症远期结果的报告有许多。术后患侧手指活动度有明显的改善，可达到健侧的 90% 以上。复发率为 47% ～ 74%，指神经血管受到损伤的概率比较大，有报告手指感觉减退发生率达到 68%。但是患者的满意率达 95%。造成结果不好的危险因素有发病年龄早、PIP 严重受累、小指受累等。术前对患者进行教育使其对术后的情况有清楚地认识非常重要。

第五节　掌指关节交锁

掌指关节交锁，是一种以关节主、被动伸屈运动突发障碍，而远、近侧关节面对应关系正常为特征的临床病症。

一、功能解剖

掌指关节由掌骨头、近节指骨基底、掌板、关节囊、侧副韧带及副侧副韧带所组成，具有屈伸、外展内收和环绕回旋运动功能。掌板位于关节掌侧，为纤维软骨，远端附着在指骨基底掌侧面，近端附着在掌骨颈的掌侧；关节屈伸展运动时，它与近节指骨基底关节面一起围绕掌骨头关节面移动。侧副韧带和副侧副韧带，起自掌骨头两侧，在近节指骨基底两侧结节及掌板两侧的边缘部。掌板、近节指骨基底关节面、侧副韧带及副侧副韧带，相互连接，形成一个包绕掌骨头关节面的 U 形结构体：掌板和近节指骨基底关节面为底，侧副韧带和副侧副韧带为侧壁。

二、发病机制

掌指关节屈伸展运动，与 U 形结构体在掌骨头关节面上的滑动密切相关，任何阻碍 U 形结体构滑动的病变，如关节腔内游离体、关节囊撕裂、关节内骨赘增生等，都可引发掌指关节运动突发障碍，即关节交锁。也就是说，U 形结构体滑动受阻是掌指关节交锁的根源，病因既可是骨性的也可是软组织性的。

三、病因

先天关节畸形、创伤及退行性变，如关节内索条、关节软骨畸形、骨赘增生等，均可引发关节交锁。

四、分型

根据病因，Taylor 将交锁分成原发、退变两型：前者由先天关节畸形所致，后者与关节退变有关。以后，Harvey 又提出混合性交锁。此型交锁多与创伤有关，称创伤交锁也许更为适宜。根据部位，分手指、拇指掌指关节交锁两类。前者病因多样，后者多与创伤有关。

五、临床表现

1. 手指掌指关节交锁

(1) 原发性掌指关节交锁：与关节发育畸形有关。现在已知的畸形有：掌骨头桡掌侧纵形骨软骨嵴、掌骨头远侧和掌侧关节面交界区横形软骨嵴、关节内纤维束带、关节游离体、掌板内面反折体 / 横形裂隙 / 膜状物、掌板内血管瘤、掌骨头桡侧髁突出过大等。多见 50 岁以下的成人，女性多于男性，主要累及示指。

多是突然发作，无明确的诱因。患者就诊前多有交锁反复发作史和自行牵引按摩解锁史。除短指畸形外，其他病因所致的交锁均发生在关节屈曲位，表现为主、被动背伸展运动受限，通常差 90° ～ 20° 到中立位。掌指关节掌屈运动和两指间关节屈伸展运动正常。累及示指者，关节桡侧可有局限性压痛，X 线片可见第 2 掌骨头桡侧髁突较大，间或有桡侧籽骨、关节内游离体和短指畸形存在，但不少病例的 X 线片无异常发现。C 丁、MRI 或体层摄影有助于明确关节软骨及骨有无畸形存在

(2) 退变性掌指关节交锁：为关节炎晚期畸形所致。如骨关节炎、类风湿关节炎、痛风关节炎等。多发生于 50 岁以上的成人，常常发生于中指。发病突然，极少能自行手法解锁。掌指关节主、被动背伸展运动受限，差 50° ～ 20° 到中立位。掌指关节掌屈、两指间关节屈伸展运动正常。少数病例表现为关节交锁在固定位置，既不能伸，也不能屈。X 线平片检查可见关节面不光滑、变形或有骨赘生成。

(3) 创伤性掌指关节交锁：常有明确的外伤史，多是过伸或过屈伤，有时是扭伤、震荡伤。发病与年龄无关，但多累及食、中指。此交锁既可在伤后急性发作，也可潜伏多时再骤然出现。病因包括关节囊撕裂、掌板撕裂、关节内骨折、骨折畸形愈合等。关节有明显的活动痛和压痛，有时还见明显的肿胀。关节既可交锁在屈曲位，表现为背伸受限；也可交锁在背伸位，表现为屈曲受限。X 线平片检查可见关节内骨折或畸形愈合。关节造影、MRI 对诊断关节周边软组织损伤极有帮助，由此可以推断出关节交锁的原因。

2. 拇指掌指关节交锁

基本都是创伤性交锁，多由背伸暴力所致。发病机制多是掌板近端大部分撕裂，远侧断缘随近节指骨基底一起向背侧移动，羁绊于掌骨头掌侧凸起远侧不能回移。掌指关节常常处在轻度过伸位，少数为中立位，主、被动背伸展运动正常，但掌屈运动受限；关节掌侧有疼痛及压痛；X 线片检查多无异常发现。有时，可见籽骨移向远侧，靠近掌骨头的顶端。

六、鉴别诊断

1. 扳机指

又称指屈肌腱狭窄性腱鞘炎。既可是先天的，见于婴幼儿；也可是后天获得的，发生于成人。此病也表现为手指关节屈伸展运动受限，X线平片检查也多无异常发现，容易与关节交锁相混淆。但其病变部位不是在关节内而是在关节外的腱鞘，病因是指屈肌腱与腱鞘发生了羁绊。先天的，出生后即可见到，常常累及拇指；后天的，则发病缓慢，除了拇指还可发生于任一手指。运动障则是以指间关节屈、伸展运动受限为主，而掌指关节屈、伸展运动多正常，且还常伴有疼痛和弹响。于掌指关节掌侧皮下，即指屈肌腱鞘管近端，可触及随指间关节屈、伸展运动而远近侧来回移动的疼痛结节，后者为指屈肌腱增生膨大之结果。

2. 指伸肌腱滑脱

指伸肌腱在行经掌指关节背侧时，两侧缘各有纤维束带发出，称矢状束，经掌骨头侧方与掌板的两侧缘相连，以避免其在掌指关节屈伸展运动时出现过大的侧方移动。外伤、类风湿关节炎常致矢状束断裂，掌指关节主动背伸展运动不充分，但被动背伸及掌屈运动正常。在掌指关节屈曲时，可见到并能触及伸指肌腱滑向掌指关节的侧方。在急性期，关节背侧有局限性压痛。MRI、CT检查可确定矢状束断裂及肌腱滑脱的存在。

3. 掌指关节脱位及半脱位

以拇指和食指多见。有明确的强力背伸的外伤史，关节呈过伸畸形，不能屈曲运动。X线平片检查可见关节掌侧间隙较背侧宽，关节呈脱位或半脱位。有些学者将拇指掌指关节半脱位称之为交锁，这似乎不太合适，毕竟前者是关节面对应关系的改变，后者是U形结构体羁绊关节面的缘故，有着截然别样的发病机制。关节半脱位是一种伤情重于交锁的损伤，不应归属关节交锁的范畴。

七、治疗

1. 自然解锁

嘱患者正常活动，或同时予以物理治疗。经过一段时间之后，交锁可自然解除，此法成功率甚低。但对年迈体衰或不愿配合治疗者来说，也是一种可取的方法。

2. 闭合解锁

原发性交锁，多有自行闭合解锁经历，再次闭合解锁，成功率高。退变、创伤性交锁，如果没有骨赘之类的结构，也可以试行闭合解锁。但动作要柔和，切忌粗暴，以免引发骨折，尤其是骨赘骨折。解锁后，做X线片检查，如果是骨折，应该及时处理，或制动或切开取出。

3. 切开解锁

病因不去除，即使闭合交锁成功，日后仍有复发可能。多次复发者、闭合解锁失败者，可切开解锁：关节侧方或背侧方纵形切口，切断病变侧的侧副韧带或骨性异常如骨赘等，即可解除交锁。术后，不需要制动，手指正常活动。

（韩文冬 王敬涛 颜 丽）

第十三章 肌间隔综合征

第一节 肌间隔综合征概论

肌间隔综合征系指处于由骨、骨间膜、肌间隔和深筋膜形成的间隔区之中的肌肉和神经血管，由于肢体创伤后肌间隔区内的压力增加，肌肉和神经急性缺血而产生的一系列症状和体征。如果不及时处理将会发生缺血性肌挛缩、坏疽，挤压伤综合征而威胁生命。肌间隔综合征病情发展快，恶化急剧，所有临床医生应该熟悉该病的诊断和治疗。但是它的定义和使用名称诸多，如 Volkmann 缺血性挛缩、骨筋膜室综合征、胫前肌综合征或急性肌肉缺血性坏死等，缺乏统一的名称，对其发病原因也了解得不够深入。

一、解剖特点

在四肢的肌肉组群之间，如屈肌与伸肌之间有坚韧的纤维间隔将肌组分隔并多附着于骨干，肌组外层为肢体筋膜包绕，因而肌间隔与骨之间组成一个相对封闭的骨筋膜室，亦称间隔室。间隔室内容纳肌肉、血管和神经。由于前臂和小腿都有 2 个骨骼，其间由强韧的骨间膜相连，其周缘又有较坚实的深筋膜包绕，一旦因各种原因造成了肌间隔室内压力增高，其缓冲余地则很小。因此肌间隔综合征多发生在前臂和小腿，其他部位较难出现。前臂有掌侧和背侧 2 个骨骼间隔；小腿有前外、后深、后浅及外侧 4 个骨骼间隔室。

二、病因

综合征的发生，既可由于肌间隔室内压力的增加，或空间变小 (肢体外部受压)，也可由于间隔区内组织体积增大 (肢体内部组织肿胀) 所致。

1. 肌间隔室容积骤减

(1) 外伤或手术后敷料包扎过紧，如石膏或夹板固定包扎过紧等，可使筋膜隔间隔的容积减小，压力升高，发生筋膜隔间综合征。

(2) 长时间严重的局部压迫，肢体受外来重物或身体自重长时间的压迫。

2. 骨筋膜室内容物体积迅速增大

(1) 缺血后组织肿胀，组织缺血毛细血管的通透性增强，液体渗出、组织水肿、体积增大。

(2) 损伤、挫伤、挤压伤、烧伤等损伤引起毛细血管通透性增强、渗出增加、组织水肿、容积增加。

(3) 小腿剧烈运动，如长跑、行军。

(4) 肌间隔室内出血，血肿挤压其他组织。

肢体内部组织肿胀的原因有多种，如血管损伤出血造成的血肿，组织缺血后毛细血管通透性增加引起的肿胀；血管损伤(股动脉或腘动脉损伤)，受其供氧的肌肉组织，缺血在 4 小时以上，血管修复恢复血流后，肌肉等组织反应性肿胀；骨折出血，流入筋膜间室内，由于肌间隔的完整结构并未受到破坏，积血不能流出，而内容物的体积增加等，均可导致肌间隔综合征。肱骨髁上骨折，骨折端压迫、刺激或损伤肱动脉，导致血管痉挛血流淤滞，可致前臂肌肉缺血，发生 Volkmann 挛缩，亦是肌间隔综合征。

三、病理变化和病理生理

肌间隔综合征是组织压力升高造成组织血液灌注不足，经过大量的基础和临床研究，提出了以下 3 种解释：

1. 有人通过实验研究和临床观察发现肌间隔内压力上升可能引起动脉痉挛。

2.Burton 于 1951 年曾指出，小动脉的管径较小，但管壁的张力很大，因此一定要有较大的血管壁内、外压力差即小动脉压减去组织压，才能使之保持开放，如果组织内压力上升，或小动脉压力下降到一定程度，以致上述临界压力差不复存在，则小动脉将发生关闭。

3. 因为静脉管壁较软，如果组织内压力超过静脉压力则会造成静脉塌陷。但如果血液从毛细血管继续流入静脉，则静脉压将逐渐上升直到它高于周围的组织压力时，静脉血管才重新开放，重新恢复血流。不过此时的静脉压较正常时为高，使得动、静脉压力差变小，对组织的血流极其不利。

近年来的观察表明，组织压较之动脉舒张压低 10 ～ 30 mmHg 时，即已达到小动脉的临界关闭压力，小动脉内血液停止流动，导致组织缺血。若患者的血压较低，则组织压不需升高很多，即可影响组织的血液灌流。例如在舒张压处于正常 70 mmHg 时，则 50 mmHg 的组织压肯定会使血流停止，从而造成组织缺血。有人认为，即使是血压正常的人，当组织压上升到 40 ～ 45 mmHg 时，有可能使组织微循环减慢或完全停止。Ashton 的观察表明，当血压和血管张力均属正常的情况下，使组织内血液循环停止的组织压，在前臂为 64 mmHg，在小腿为 55 mmHg。

组织缺血后造成的损害与缺血时间之间存在密切关系，而神经干、肌肉与皮肤的耐受性亦不相同，神经干对缺血的反应比较敏感，一般缺血 30 分钟，即可出现神经功能障碍，完全缺血 12 ～ 24 小时后则可致永久性功能丧失；缺血 6 小时，血运获得恢复后，不完全坏死的神经干其功只能可获得部分恢复。肌肉在缺血 2 ～ 4 小时后即出现功能改变，而在缺血 4 ～ 12 小时后，可以发生永久性功能丧失。完全缺血 4 小时即可出现明显的肌红蛋白尿，在血循环恢复后 3 小时可达到最高峰，肌肉组织坏死后其代谢产物的吸收将引起全身症状，肌肉完全缺血 12 小时即足以产生坏死。坏死的肌肉因纤维化而开始挛缩，肌间隔内容物减少，因而压力减低，静脉及淋巴回流得以改善，肿胀也开始消退，伤后 1 ～ 2 个月肢体肿胀可完全消退，3 ～ 4 个月后则由于肌肉挛缩而出现挛缩畸形。因前臂肌肉缺血性坏死而致挛缩可形成屈腕、屈指畸形，因小腿肌肉缺血性坏死而挛缩可形成马蹄内翻足等畸形。皮肤对缺血的耐受性最强，肢体皮肤虽部分缺血，但一般不发生坏死。

肌肉坏死时可释出大量 K^+、肌红蛋白。组织缺血缺氧进行的无氧酵解可产生大量酸性代谢产物。受累组织发生无菌性炎症，在炎症过程中产生大量毒性介质。这些物质当血循环改善以后进入血循环，会引起全身的损害，如休克、肾功能改变、心功能障碍或心律失常等，严重者可危及生命。

四、诊断

由于肌间隔区内压力上升后，可以造成肌肉及神经的改变，时间过久，将导致不可逆的损害，甚至危及生命。因此，早期诊断和及时治疗尤为重要。

1. 疼痛

这是最主要、最典型的症状。疼痛剧烈，进行性加重。虽然组织肿胀和肌肉缺血可以产生疼痛，但是受伤的肢体有骨折时，也会发生剧痛，这样就容易掩盖了肌间隔综合征所造成的疼痛，使之发生漏诊。应注意的是肌间隔综合征早期的疼痛是进行性疼痛，直到肌肉完全坏死之前疼痛持续加重，不因肢体固定或口服止痛药物而使疼痛减轻。

2. 皮肤苍白

在病程早期，肢体皮肤可以出现青紫、皮肤微红、水疱或花斑，晚期由于主要动脉被关闭，肢体皮肤表现苍白。

3. 感觉异常

因神经缺血，相应神经分布区感觉减退或消失。

4. 脉搏减弱或消失

尤其应注意的是，当组织内压力升高到一定程度时，虽然能使小动脉关闭，但或许尚不足以影响肢体主要动脉的血流，因而仍可以触及受累肢体远端的动脉搏动，并且也可能存在毛细血管的充盈，以至被误认为肢体血运未受障碍，而不考虑已经形成了肌间隔综合征。

5. 运动障碍

由于压力增高的间隔区内的肌肉缺血，所以它的主动活动无力，而被动活动时可引起疼痛，如胫前肌综合征时，被动屈曲足趾，可引起胫前肌及伸趾肌肌腹的剧烈疼痛，这就是所谓的“被动牵拉试验”阳性。

脉搏消失对诊断的帮助作用极其微小，直到晚期前他还可能存在。感觉异常发生在病情进展时，对感觉功能的动态观测是非常重要的。麻痹是一种不十分可靠的体征，因为受伤后的肢体常常是不能正常活动的。由于肢体损伤或骨折后出现的疼痛可能会掩盖筋膜间室综合征的疼痛，故疼痛也是不可靠的诊断依据。对于有经验的医生来讲，被动牵拉痛是最可靠的临床体征。但诊断的金标准是筋膜间室内的压力：当筋膜室内压力高于 30 ～ 35 mmHg 或低于舒张压 3 OmmHg 以内时应进行筋膜切开术。当因条件限制不能行筋膜间室压力测定时，如症状明显且进行性加重时，应果断行筋膜切开术。因为一旦出现血管、神经和肌肉的不可逆损伤，会给患者带来巨大的功能障碍。

下面对临床常见的肌间隔综合征进行简述：

1. 小腿各间隔区

(1) 小腿后浅间隔区：内有比目鱼肌、腓肠肌。此间隙受压多见于股动、静脉及腘动、静脉损伤。临床体征表现为小腿后方有肿胀及压痛，背伸踝关节时引起上述肌肉的疼痛。晚期表现为强直性马蹄足畸形。

(2) 小腿后深间隔区：内有屈趾肌、胫后肌、胫后动脉、胫后静脉及胫神经。此间隙受压多见于屈趾肌及胫后肌无力，伸趾时引起疼痛。胫后神经分布区域的皮肤感觉丧失。在小腿远端内侧，跟腱与胫骨之间组织紧张，并有压痛。

(3) 小腿外侧间隔区：内有腓骨骼群以及腓浅神经。此间隙受压后，足底外侧以及足背皮肤感觉丧失。足部内翻时引起疼痛，在小腿外侧腓骨部位的皮肤存在紧张及压痛，但在临床上此间隙受压少见，出现上述体征时，首先要考虑到腓总神经损伤的可能。

(4) 小腿前外侧间隔区：内有伸趾肌、伸肌、胫前肌、腓深神经。当间隔区内压力上升时除小腿前侧有组织紧张及压痛外（有时红肿），可有腓深神经支分布区域的皮肤感觉丧失，伸趾肌及胫前肌无力，被动屈趾可引起疼痛。

2. 前臂间隔区

(1) 发生在背侧时，局部组织紧张，有压痛，伸拇肌及伸指肌无力，被动屈曲拇指及手指时，可引起疼痛。

(2) 发生在掌侧时，组织紧张，前臂掌侧有压痛，屈拇及屈指无力，被动伸拇及伸指均引起疼痛，尺神经及正中神经分布区域的皮肤感觉丧失。

Whitesides 等提出一种测定组织压的方法，将针头与塑料管相连，另一头接一个 20 ml 的注射器，并通过三通与水银血压计相通。先将针头一侧塑料管内充盈部分盐水，然后将注射器针栓抽空气至 15 ml 处，再将针头插入欲测定组织压的肌肉中。向下推动针栓，使三通开放，当所加压力稍大于组织压力时，在塑料管中的盐水即注入肌肉内，能见到盐水柱的移动，此时的压力可由血压计上读出。该作者指出在正常情况下，组织内压力应为 0 mmHg，组织压上升到距患者的舒张血压只有 10 ～ 30 mmHg 时，即表明组织的血液灌注远远不足，出现缺血。例如在怀疑有肌间隔综合征的患者，组织压力为 40 ～ 45 mmHg，而其舒张压为 70 mmHg，则表明需要进行切开减压。有作者用此法为 20 例肌间隔综合征患者测定了组织压，及时进行了减压，收到良好的效果。目前市场上已有用于测量组织压力的专用压力器商品出售。

肌间隔综合征的患者，其体温可能升高，白细胞计数增加，血沉也可能增快，但不一定说明患者有感染。肌间隔综合征为一种发展性疾患，刚发生时可能症状不明显，遇到可疑情况，应密切观察，多做检查，以便早期确诊，并及时采取治疗措施。

五、治疗原则

1. 由于肌间隔综合征是间隔区内压力上升所致，治疗关键就是早期减压，使间隔区内组织压下降，静脉血液回流，并使动、静脉的压力差加大，以便有利于动脉的血流灌注。组织压下降后，由于小动脉内、外的压力差变大，可使小动脉重新开放，组织重新得到血液供应，消除了缺血状态。组织压下降后，也可以减轻反射性的血管痉挛。要达到减压的目的，就要把覆盖该间隔区的筋膜彻底而完全地切开，所以早期彻底切开受累间隔区的筋膜，是防止肌肉和神经发生坏死及遗留永久性功能损害的唯一有效的方法。

2. 临床上需要引起注意的是在治疗肌间隔综合征时，任何抬高患肢、用冰袋降温、从外面加压及观察等待等措施，只能加重肌肉坏死，是错误的治疗方法。

第二节 小腿肌间隔综合征的超声表现

小腿肌间隔由前室、外侧室、后浅室及后深室组成，主要由肌肉组织构成，肌间隔综合征的本质是肌肉水肿 – 缺血 – 坏死 – 水肿的恶性循环，肌间隔坚韧而缺乏弹性，肌肉因挤压等外界因素导致水肿，肌肉水肿引起骨筋膜体积骤增，则肌间隔内压力急剧增加并压迫血管、使血管腔变细至闭合，最终导致缺血，肌肉组织坏死并进一步加重水肿。小腿急性肌间隔综合征主要发生于前室及后深室。

一、小腿急性肌间隔综合征超声表现

针对小腿急性肌间隔综合征的病理机制，超声可以从以下四方面进行研究：小腿灰阶超声声像；前室横切面积；胫前动脉内径及频谱形态。

1. 灰阶超声声特征

小腿发生急性肌间隔综合征时，其皮下层增厚，回声不均匀增强，皮下层与肌肉之间可见液性暗区，所累及肌间隔区增厚，深筋膜连续性好，室内肌肉肿胀，整体连续性尚好，回声不均匀增强、可见云雾状或磨玻璃样强回声，肌纹理不清或消失。小腿皮下层及肌间隔变化范围与小腿肌间隔综合征病情呈正相关，范围越大，病情越重。

2. 小腿前室横切面积变化规律

小腿前室横切面积随着压力的升高而扩大，前室横切面积扩大率与前室压力呈直线相关 ($r = 0.607$，$P < 0.001$)；以前室横切面积扩大率为自变量，前室压力为因变量的直线回归公式为 $Y=0.906X+39.139$($R^2=0.368$，$P < 0.001$)。前室横切面积扩大率 < 20% 患者中，大部分可保守治疗；面积扩大率 ≥ 20% 患者中，则大部分需要手术切开治疗。

3. 胫前动脉管径变化规律

小腿胫前动脉管径随着压力的升高而缩小，前室压力与胫前动脉管径缩小率呈直线相关（上段：$r=0.194$，$P=0.265$；中段：$r=0.559$，$P < 0.001$；下段：$r=0.487$，$P=0.003$)，中段相关性最好；以胫前动脉中段管径缩小率为自变量，前室压力为因变量的直线回归公式为 $Y=0.521X+42.92$($R^2=0.312$，$P < 0.001$)。胫前动脉中段管径缩小率 < 40% 患者中，大部分可保守治疗；胫前动脉中段管径缩小率 ≥ 40% 患者中，则大部分需要手术切开治疗。

4. 胫前动脉频谱变化规律

胫前动脉多普勒频谱形态各异，大致分为 6 种：A 双期双向三相波；B 双期单向三相波；C_1 双期双向双相舒张早期反向波；C_2 双期双向三相舒张期全期反向波；C_3 双期双向双相舒张期递减波；C_4 双期双向双相舒张期等腰波波；C_5 双期双向双相舒张期递增波；D 双期单向单相波；E 单期单向单相波；F 类静脉频谱波。

小腿发生急性肌间隔综合征时，随着小腿前室压力的增高，胫前动脉多普勒频谱形态有从 A 型波向 E 型波转换的趋势；A 型波、B 型波及 C_1 ～ C_3 型波的患者，多可保守治疗，C_4 ～ C_5 型波、D 型波及 E 型波的患者，则大部分须手术切开减压治疗。

二、超声诊断小腿急性肌间隔综合征指标

通过对临床高度怀疑或确诊小腿急性肌间隔综合征的患者进行超声检查及小腿前室测压，并与临床诊断及治疗措施进行对比研究，提出超声诊断小腿急性肌间隔综合征的具体指标有如下几点：

1. 小腿肌肉大范围肿胀，回声不均匀增强，肌纹理不清或消失，室内积液、血肿。

2. 小腿中段前室横切面积扩大率 ≥ 20%。

3. 胫前动脉中段管腔内径缩小率 ≥ 40%。

4. 胫前动脉频谱出现双期双向舒张期全反向波、双期单向单相波及单期单向单相波。

以符合上述任 3 项指标作为诊断标准，其敏感性、特异性及准确性分别为 86.4%、71.4% 及 80.6%。

研究发现，小腿急性肌间隔综合征病变的早、中期，胫前胫后动脉最高流速 (Vmax) 随压力升高而升高，至晚期则流速逐渐减低，甚至消失；RI、PI 也无明显规律性变化。因此，动脉血流参数在小腿急性肌间隔综合征诊断中不具特征性作用。

（宋风荣 颜 丽 赵云峰）

第十四章 足外科

第一节 足部的功能解剖

一、足部骨及关节的构成

足部由趾骨（除踇趾为二节外，其余四趾均为三节）、跖骨（5 块）及附骨（7 块）所构成。并由跗跖关节和跗中关节将足分为前、中、后三部：前部有跖骨和趾骨；后部有跟骨和距骨；中部则包括其他 5 块跗骨。如自足内缘中点至外缘中点画一线，此斜线即相当于跗跖关节的位置，在此线的前部为足前部，在此线的后部为足的中部和后部。也有人将足部骨骼分为三组，前组（前足）为跖骨和趾骨；中组（中足）足舟骨、骰骨、第 1、2、3 楔骨；后组（后足）为跟骨和距骨。第 1、2 跖骨间有一定角度，其轴线之间的夹角称为 IMA(Inter Metatarsal Angle) 角，正常为 6°～11°，也有报道为 6°～10°；IMA＞11°应诊断为踇外翻。踇趾跖骨与趾骨之间也有一定的角度，其轴线之间夹角称为 HVA(Ha11 usx Valgus Angle) 角，正常为 15°～20°；若＞20°应诊断为蹲外翻。

舟骨与第 1、2、3 楔骨有 3 个关节面相接。骰骨与第 3 楔骨及跟骨之间各有一个关节面相接。第 1 跖骨最短最粗，第 2 跖骨较长，其基底嵌于第 1、2、3 楔骨之间，第 3 跖骨基底与第 3 楔骨相接，第 4、5 跖骨与骰骨相接。足部跗骨对支持身体的重力及稳定体位均较重要，并且由跟骨、距骨、舟骨和骰骨所组成的跟距、距舟及跟骰 3 个关节，使足具有较灵活的运动功能。这 3 个关节虽然在解剖构造上是分开的，但在功能上是统一的。跟距、距舟两个关节，统称为距骨下关节或称跟距舟关节，主要使足做内、外翻运动；距舟及跟骰两个关节合称为跗中关节，其主要功能是使足做内收与外展运动，同时也参与足内翻、外翻运动。三关节融合术就是将这三个关节做适当地切除，然后再融合在一起，以矫正足部的畸形，并增强足部的稳定性。跖骨头与相应的趾骨基底构成跖趾关节。在跖趾关节中以第 1 跖趾关节的活动度最大，结构也最复杂。正常人的第 1 跖趾关节活动范围为跖屈 35°，伸直时为中立位的 0°，可有很少度数的背伸；一般背伸范围 20°～30°。踇趾有一定的外翻倾斜度，一般为 15°～20°。另外尽管踇趾有外展和内收肌，但正常情况下跖趾关节没有侧方的活动。趾间关节如同手的指间关节，由近侧趾骨的滑车与远侧趾骨的底构成。趾间关节属于屈戌关节，踇趾的趾间关节活动度最大，可跖屈 60°左右。

二、足背

足背的肌腱和肌肉可分为两层。浅层自内向外有胫骨前肌腱、伸踇长伸肌腱、伸趾长肌腱和第三腓骨骼腱 深层有趾短伸肌和踇短伸肌，此两肌起始于跟骨背侧面，分别止于踇趾及 2～4 趾，有伸趾作用。足背动脉在伸踇长肌腱和伸趾长肌腱之间走向第一跖骨间隙，在足背形成血管弓，并向前分出跖背动脉及趾背动脉。足背动脉还发出足底深支，自第一跖骨间隙进入足底，并且与足底外侧动脉形成足底动脉弓。

三、足底

1. 跖腱膜与足底筋膜间隙

(1) 跖腱膜：足底筋膜分为深浅两层，浅层称跖腱膜，深层称骨间跖侧筋膜。跖筋膜起自跟骨结节，在足底前部大约相当于跖骨颈部，分为深浅二层，深层厚而强大，又分为五束，沿跖骨行走，在跖骨头处分为两支，其间有屈肌腱走过，外侧四束止于跖趾关节囊下方增厚而形成的跖板的内外侧；内侧束的两分支则分别止于第 1 跖骨头下的两颗籽骨，后者又有强大的韧带连于近节趾骨基底及第 1 跖骨颈。相邻的跖筋膜及跖筋膜与跖骨头处的跖深横韧带相互交织，组成强大的筋膜韧带系统，维持足弓的三维形态。

(2) 足底筋膜间隙：跖腱膜向足部深处发出两个筋膜隔，分别止于骨间跖侧筋膜。将足底分为 3 个筋膜室，即内侧室、外侧室及中间室。内侧室有足底内侧动脉及神经通过，在足底内侧沟前行；外侧室有足底外侧动脉及神经通过。神经血管的近段及远段越入中间室，中间室内有趾短屈肌、趾长屈肌、蚓状肌、跖方肌和踇收肌以及在各趾的屈肌腱之间通过的神经血管等。

(3) 骨间跖侧筋膜：足底的骨间跖侧筋膜覆盖于骨间肌的跖侧面，与跖骨跖侧面骨膜愈合，与骨间背筋膜及相邻两侧的跖骨共同构成 4 个跖骨间隙，各间隙内含有神经血管。所以在行足部手术时一般主张从背侧进入，而尽量不选择跖侧切口。总之，足底的跖腱膜、骨间跖侧筋膜之间共形成了 3 个肌间隙，各间隙的内外侧均有紧密的筋膜所限制，如足底某一间隙的感染可向深部或浅部蔓延，细菌或脓液可穿过跖腱膜至皮下或趾蹼。中间室鞘内的疏松结缔组织与小腿后肌群的深筋膜相续，故中间室的感染可向小腿蔓延。另外，足底跟部存在弹性脂肪组织，形成弹性纤维组成的致密间隔，一旦细菌进入，极易繁殖，且抗生素难以到达这些小间隔内，感染不易控制。所以临床对足底的外伤处理、皮瓣的选择、清创操作等方面都应非常慎重。

2. 足底肌肉

足底的肌肉分为两类，一类是短小的内在肌，在负重时有稳定足的作用，这些肌肉多呈纵行以加强足的纵弓，只有少数呈横行，以支持足的横弓；另一类是起源于小腿的长肌，在运动中负担大部分体重，并能使足做跖屈、外翻、外展或内翻、内收运动。足底肌肉覆盖于跖腱膜之下，共分为四层。第一层：由内向外有蹲展肌、屈趾短肌及小趾展肌。第二层：有屈趾长肌腱、屈踇长肌腱、跖方肌及蚓状肌。第三层：有屈踇短肌、踇收肌及屈小趾短肌。第四层：有骨间肌、胫骨后肌腱及腓骨长肌腱。

3. 足底血管与神经

足底内、外侧动脉是胫后动脉的两个分支。足底外侧动脉走行于屈趾短肌与跖方肌之间，再沿外侧肌间隔至第 5 跖骨基底，然后转向内侧，在第跖骨间隙与足背动脉的足底深支形成足底动脉弓。自此弓向远侧发出数支跖骨底动脉，再发出趾底动脉以供应各趾的血液。足底内侧动脉，于屈趾短肌和踇展肌之间走行，供应邻近肌肉，发出深支与第跖骨底动脉吻合。足底内、外侧神经均为混合神经，是胫后神经的延续，并与同名动脉伴行，支配足底内、外侧的皮肤。此外，内侧神经发出肌支，支配踇展肌、屈趾短肌、屈踇短肌和第 1、第 2 蚓状肌；外侧神经发出肌支，支配小趾展肌、跖方肌、回收肌外侧二个蚓状肌和骨间肌。

四、足弓

足纵弓分为内、外两侧弓内侧纵弓较高，由跟骨、距骨、舟骨、三个楔状骨和内侧三个跖骨所构成，距骨头和舟骨位于弓的顶部。第1跖骨和楔骨以及其他跖骨和楔骨韧带的联系比较薄弱，在重力压迫下容易移位。内侧纵弓主要由胫骨后肌、趾长屈肌、踇长屈肌、足底的小肌、跖腱膜及跟舟跖侧韧带维持，此弓曲度大、弹性强，故有缓冲震荡的作用。外侧纵弓较低，由跟骨，骰骨和第4、5跖骨所构成，骰骨位于弓的顶点，骨与骨间的韧带联系较强，此弓较稳定。外侧纵弓曲度小、弹性弱，主要与维持身体的直立有关。站立时外侧纵弓几乎全着地、内侧纵弓并不着地，故临床上可作足印检查。

足横弓由跗骨及跖骨构成，以中间和外侧楔骨以及2～4跖骨为主。由5个跖骨基底及跗骨的前部构成，全体作拱桥，其背侧面较跖侧面大，上宽下窄，在足的跖面形成一个很深的凹，全体作为横弓。主要由腓骨长肌及踇收肌的横头等维持结构。纵弓的改变可引起横弓的变化。足弓的功能：足弓是人类直立行走后的产物，是进化的结果。人的内外侧纵弓和横弓在人体的足部形成了一个力学性能非常合理的拱形弹力结构系统，能够使足底应力分布均匀，足弓和维持足弓的韧带、肌肉共同能够完成吸收能量、缓解震荡，保护足部以上的关节，防止内脏损伤的作用。

第二节　足外伤

一、足部开放性损伤的诊断和治疗

足部开放性损伤在临床中并不少见，多数涉及足部皮肤、软组织及骨骼的损伤。开放性骨折最常发生在高能量损伤之后，大约占所有肢体骨折的3%，并有上升趋势。由直接暴力引起的开放性骨折，软组织碾锉严重，肢体血运差，且发生感染的概率较大。间接暴力引起的开放性骨折，多由骨折端由内向外刺破软组织和皮肤，故损伤较轻。

1. 开放性骨折的分型

正确的分析伴有软组织损伤的开放性骨折的分型，有助于指导医生采取最合适的治疗方案。最常用的分型是Gustilo-An-derson分型，Ⅰ型：皮肤开放伤口小于或等于1 cm，清洁，多为骨折块由内向外损伤所致，软组织损伤轻，骨折为简单横形或短斜形。Ⅱ型：伤口撕裂超过1 cm，广泛软组织损伤，皮瓣形成或撕脱，骨折为简单横形或短斜形，但有小骨折块。Ⅲ型：广泛软组织损伤，包括皮肤、肌肉和神经血管结构，多为高能损伤，伴严重挤压。ⅢA型：广泛软组织撕裂伤，但骨表面有软组织覆盖，节段性骨折。ⅢB型：广泛软组织损伤，伴骨膜剥离和骨质外露。通常有严重污染。ⅢC型：伴有血管神经损伤需要修补。

2. 诊断

在急诊室，注意力首先集中在生命功能的复苏，并立即处理可能危及生命的损伤。询问病史重点在于年龄和职业、创伤发生经过、致伤器械、伤后时间等。局部检查的重点在于确定受伤的种类和范围，创口大小、深度、周围皮肤状况、远端肢体的血运、感觉及运动。初步评价血管、神经和肌腱的受伤情况。然后，暂用无菌巾、夹板固定后行X线检查，必要时补充CT或MRI。

3. 治疗

开放性骨折的治疗可分为四个阶段：挽救生命、保全肢体、防止感染、保存功能。首先做好抗休克治疗，要做细菌培养及药敏试验，早期应用抗生素可降低感染的发生。污染的创口经过正确的清创也可减少感染的发生，故要掌握好清创的时限，伤后 6 ～ 8 h 为清创的黄金时间，绝大多数创口可以一期缝合，并进行重要组织的修复和骨折固定伤后 8 ～ 12 h 如污染较轻，损伤不重，根据创口感染可能性的大小，骨折固定可以选用外固定架或钢板固定，清创缝合或部分创口缝合；伤后 12 ～ 24 h 酌情是否清创，骨折可选择骨牵引或外固定架，创口缝或不缝。遇骨外露时，选择合适时机，尽早采用皮瓣移植消灭创口。清创术包括清理和修复两部分。

(1) 清理包括：伤肢的清洗；创口边缘及皮下脂肪组织的清创；肌肉、肌腱、筋膜、血管、神经的处理；骨外膜及骨折端的清理；异物及组织碎片的清除等。

(2) 修复包括

①开放性骨折的固定：直视下复位后、根据稳定情况选用石膏托、骨牵引或外固定架固定。

②血管的修复：重要的动脉或静脉断裂，应立即进行吻合，使伤肢尽快恢复血液循环。

③神经的修复：在条件允许时，应争取缝合。缝合前先将两断端用锋利刀片切成平整的新创面，再做神经外膜或束膜的缝合。若部分神经缺失，可将临近关节屈曲后凑近两端缝合。若条件不允许，先将神经两断端用黑丝线缝合固定于附近软组织，作为标记，利于二期修复。

④肌腱的修复：断裂的肌腱如断端平整，无挫伤，可予一期缝合，常用“双十字”或 Kessler 缝合法。

⑤创口的闭合：6 ～ 8 h 的一、二度开放性骨折的创口清创后可一期闭合，缝合时无张力可直接缝合，并放硅胶管引流 24 ～ 48 h。对于皮肤缺损较多的创口，应用减张缝合或植皮术。对于二度开放性骨折的创口难以闭合时，可延迟闭合创口。

二、跟骨骨折

跟骨骨折是最常见的跗骨骨折，占跗骨骨折的 60%，占全身骨折的 2%，多见于 30 ～ 50 岁的年轻工作人群，男女比例约为 5:1。约 7% 为双侧骨折，98% 为闭合性骨折。在成年人，约 75% 为关节内骨折；在儿童和青少年，仅约 25% 为关节内骨折。

1. 病因与损伤机制

跟骨骨折的病因多样，约 75% 为高处坠落伤，为足跟着地后遭受撞击所致，其他如交通伤、挤压伤、运动伤等，其骨折的机制相应也比较复杂。

关节外骨折最常见类型是累及前结节和结节。前结节骨折可进一步分为撕脱性骨折和压缩性骨折。前结节骨折是足跖屈和内收的结果。结节骨折分为鸟嘴样骨折和撕脱性骨折，产生结节骨折的机制是跟腱的强力牵拉作用。关节内骨折多是由距骨在跟骨上的直接垂直暴力造成，少部分可能由于扭转力造成。低能量损伤导致无或轻微移位的骨折，高能量损伤导致粉碎性骨折。

2. 分型

由于跟骨骨折的损伤机制和病理解剖不同理解产生了多种骨折分型，应用较多的是 Essex-lopresLi 及 Sanders 等提出的跟骨骨折分型。

(1)Essex-lopresti 分型：Essex-lopresti 将跟骨骨折分为两组：Ⅰ型未波及距下关节面骨

折：A 结节骨折（鸟嘴样骨折、撕脱性骨折、垂直骨折、水平骨折）；B 累及跟骰关节的骨折(Parrot-nose 骨折、多形态的骨折)。Ⅱ型波及距下关节面骨折：A 无移位骨折；B 移位骨折（舌形骨折、外侧关节面塌陷骨折、载距突骨折、较严重的舌形和关节压缩骨折、距下关节面前后分离移位骨折）

(2)Sanders 分型：Sanders 将跟骨骨折分为关节外骨折和关节内骨折两大类。其中针对波及后距下关节面骨折，他依据冠状位 CT 扫描图像进行分类。首先选择距骨后距下关节面最宽的断面为标准，定出通过后距下关节面的 A、B 两线，此两线大致将距骨划分为相等的三个柱，在跟骨后距下关节面上则亦形成三个潜在骨块，C 线则于距骨后距下关节面的内侧缘平齐，于是载距突成为跟骨潜在的第四个骨折块，其按上述骨折线的不同，划分为四型，Ⅰ型：所有的未移位的骨折，不管骨折线位于何处和多少，该类型骨折以保守治疗为主；Ⅱ型：劈裂后距下关节的二部分骨折，在基于骨折线通过的位置划分为Ⅱ A、Ⅱ B、Ⅱ C 型，该类型骨折选择切开复位内固定术治疗为主；Ⅲ型：三部分骨折，同样依据骨折线的组合分为Ⅲ AB、Ⅲ Bc、Ⅲ Ac 三种类型，该类型骨折在选择切开复位内固定术同时应进行植骨术为佳；Ⅳ型：四部分骨折，即粉碎型，通常不止 4 个骨块，该类型骨折手术效果不佳。

2. 临床表现

患者多有明确的外伤史，最多见为高处坠落伤，足跟着地后遭受强烈撞击，其他如交通伤、挤压伤、运动伤等也不少见。

(1) 症状：后跟疼痛、肿胀，活动受限，不能着地，着地时疼痛加剧，伴有脊柱骨折时则存在胸腰部疼痛，活动受限，应予注意。

(2) 体征：足跟部肿，皮下斑，足底扁平，足跟增宽，呈外翻畸形，跟骨压痛，叩痛，足踝部主动活动受限。当合并肌腱断裂、神经损伤及足骨筋膜室综合征时，可出现足部运动障碍、感觉缺失和肿胀、张力异常增高等体征。

(3) 辅助检查：常规拍摄双侧跟骨前后位 X 线片、侧位片和轴位片，观察跟骨骨折的类型、骨折块位置和数量、关节面的塌陷情况等，测量跟骨的高度、宽度、后跟内外翻的角度、Böhler 角和 Gissane 角等。对关节内跟骨骨折，应拍摄双侧跟骨的 Broden 位片。对合并伤患者还应拍摄相应部位的 X 线片。应常规作跟骨 CT 扫描，包括横轴面及冠状面扫描，明确跟骨骨折的部位、类型、移位和碎裂程度，特别后关节面的骨折情况，并根据 CT 扫描及三维重建对跟骨骨折进行分型，为制定合理的治疗方案提供依据。

3. 诊断

根据患者的外伤病史、症状、体征、X 线片和 CT 检查结果不难做出诊断，但全面的诊断还应包括骨折的分型和病情的评估。病情评估主要包括以下三个方面的内容：

(1) 跟骨骨折本身：关节内外骨折的类型、跟骨长、宽和高度的变化，跟骨丘部高度的变化、骨折块的数目、部位和移位程度，Gissane 角和 Böhler 角，关节面骨折的部位、骨折块数量、塌陷深度和骨折台阶的高度，跟骨负重轴线的改变，足弓的高度变化，跟骰关节的损伤程度等。

(2) 后足和全身情况：评价跟骨周围软组织损伤的程度和范围，确定是否为开放性损伤，是否存在发生骨筋膜室综合征的倾向，是否存在局部皮肤的坏死和感染；确定有无影响手术治疗的全身性疾病如全身性的感染、肝肾衰竭及糖尿病等。

(3) 合并伤：确定有无休克、脊柱骨折、骨盆骨折及四肢其他部位的骨折与内脏损伤学。

4. 治疗

(1) 保守治疗：主要适用于部分关节外跟骨骨折；年迈不能行走或截瘫患者，关节重建无必要或无意义；无移位的关节内骨折；有手术禁忌证者如伴有严重复合伤、严重心血管、糖尿病等；手术治疗前的临时处理。保守治疗方法包括：早期功能疗法、闭合复位石膏、支具或其他外固定器固定等。

(2) 手术治疗：手术指征包括：关节内骨折台阶＞ 1 mm，跟骨明显短缩或增宽，Böhler 角缩小≥ 15°，Gissane 角缩小≥ 90° 或增大≥ 130°，跟骰关节骨折块的分离或移位≥ lmm 等，关节外骨折严重的压缩、移位、短缩和增宽等也需要手术治疗。手术治疗方法较多，主要是切开复位内固定和撬拨复位螺钉内固定术。切开复位内固定术目前已成为治疗有移位跟骨骨折的最常用和有效的方法，既可达到骨折解剖复位，又能可靠地固定复位的骨折块，允许早期功能锻炼，可获得显著优良的临床疗效。

(3) 切开复位内固定：一般在伤后 7 ～ 10 d 手术，最常用"L"型扩大外侧入路，将外侧壁全层皮瓣掀起，暴露出距下关节，依次对骨折复位后以钢板或螺钉固定，对特别粉碎或骨质疏松者可选择的跟骨锁定钢板。内侧入路主要用于以跟骨内侧为主的关节外骨折、载距突骨折、简单的关节内骨折和部分内侧壁膨出者，载距突入路适用于单纯载距突骨折的复位和内固定，两者均可作为外侧入路的辅助方法。大于 2 cm^2 的严重骨缺损和当固定后关节面到载距突的长螺钉难以维持后关节面骨折复位时，多主张植骨。植骨方式有多种，多主张用髂骨植骨，也可根据情况使用异体骨或骨替代物。

三、距骨骨折

距骨是全身骨骼中唯一没有肌肉起止的骨块，表面的 70% 为关节软骨覆盖，仅在距骨颈关节囊附着处有血管进入供应其血运。由于是传导足部应力至下肢的联系，当踝关节遭受暴力时，易造成距骨的骨折。若治疗失误，固定不可靠，极易引起距骨骨折不愈、坏死以及胫距关节、距下关节的创伤性关节炎。

1. 病因与损伤机制

距骨骨折多数为高处坠落或交通事故产生的暴力直接冲击所致。距骨骨折按解剖部位可分为距骨头、颈、体部骨折。距骨体骨折按照骨折是否横跨体的主要部分，或骨折是否累及距骨颈、侧突或后突再进一步细分。距骨头骨折由足部跖屈下轴向暴力所致，或足极度背屈时距骨头与胫骨前方相撞引起。距骨颈损伤最常见为足部受跖屈暴力而使距骨颈与胫骨下端前缘撞击致骨折，也可以是踝关节跖屈旋转的剪力或踝关节的旋后暴力致距骨与内踝相撞击导致骨折。距骨体与距骨颈骨折的机制相类似，也是足、踝各位置的连锁暴力作用所致。当足部强烈跖屈，距骨后突被跟骨冲击而折断，或与胫骨后缘冲击可形成距骨后突骨折。

2. 分型

由于距骨的血供及解剖结构的特殊性，距骨骨折的病理解剖也较为复杂。距骨骨折的损伤机制和病理解剖不同，产生了多种骨折分型，距骨骨折按解剖部位可分为距骨头、颈、体部骨折。现在被大家广泛认可并接受的分型是 Hawkins 分型，它有助于判断距骨损伤的严重程度，并可预测距骨缺血性坏死的发生率。Ⅰ型：无移位的距骨颈骨折，骨坏死发生事约 10%；Ⅱ型：

移位的距骨颈骨折合并距下关节的脱位或半脱位，骨坏死发生率约 4 o%；Ⅲ型：移位的距骨颈骨折合并踝关节和距下关节的脱位，骨坏死发生率约 90%。Canale 和 Kelly 在此基础上提出了距骨颈骨折的Ⅳ型：除了距骨颈骨折移位，距骨体从踝关节和距下关节中脱出外，还伴随距舟关节的半脱位，其骨坏死的发生率几乎 100%。Sneppen 等根据距骨体部的骨折部位和骨折线的走行将距骨体骨折分为 6 型，Ⅰ型：距骨体上关节面压缩骨折；Ⅱ型：距骨体冠状面剪切骨折；Ⅲ型：距骨体矢状面剪切骨折；Ⅳ型：距骨后结节骨折；Ⅴ型：距骨外侧突骨折；Ⅵ型：距骨上关节面压砸粉碎骨折。

3. 临床表现

患者有明确的损伤史，如从高处坠落足部着地，或为交通事故，足部受到猛烈撞击。

(1) 症状：患足出现疼痛、肿胀、瘀斑，软组织挫伤严重。

(2) 体征：查体可发现踝关节局部或广泛压痛，踝关节活动明显受限。距骨脱位者可有畸形，严重者撞击皮肤造成软组织坏死。注意检查足趾自主运动、皮肤感觉等神经系统症状以及毛细血管充盈、皮肤温度情况，以确定是否存在血管神经压迫。

(3) 辅助检查：X 线摄片是最基础有效的检查，常规包括踝关节正侧位、踝穴正位，根据不同的图像可确定不同类型的骨折以及严重程度。CT 和 MRI 可以发现 X 线片漏诊的隐匿性距骨骨折，用来分辨距骨冠状面和矢状面骨折情况以及那些容易漏诊的骨折类型。其对于评估骨折移位情况和选择手术方案具有重要意义。MRI 对于诊断距骨周围韧带、肌腱等软组织，关节软骨以及评估距骨坏死等具有重要作用。

4. 诊断

根据体格检查应该高度怀疑距骨骨折，X 线检查有助于明确诊断，必要时行断层摄影及 CT 检查以明确骨折情况。诊断标准：患者外伤后足部疼痛、肿胀、瘀斑、踝关节活动受限；X 线或 CT 可发现透亮骨折线，或胫距关节、距下关节对合错乱等相应表现。

5. 治疗

(1) 保守治疗：保守治疗适用于距骨后突的小块骨折，无移位距骨颈、距骨体、距骨头骨折。有学者认为若移位＜ 5 mm 及内翻未超过 5°，可采取麻醉下闭合性复位，石膏固定 3 ～ 4 个月。疼痛严重可服用非甾体类消炎药，活血化瘀的中成药等。无论何种治疗方式，部分患者会出现后期的创伤性关节炎或缺血性坏死，往往需要行关节融合或置换术。

(2) 手术治疗：手术指征为明显移位的距骨颈、距骨体骨折。距骨头骨折的手术指征是碎骨片移位，并与距舟关节不匹配，或碎骨块比较大。有学者指出距骨颈或距骨体骨折移位超过 2 mm 就能明显改变距下关节的接触负荷，影响后足的活动，主张切开复位内固定。Hawkins Ⅱ～Ⅳ型的骨折最好通过两个切口显露。若距骨体未完全显露，内侧切口需联合外侧弧形切口或前外侧纵形切口。必要时行内踝截骨术（骨折线延伸至距骨外侧突或距骨体）。粉碎性骨折导致距骨塌陷或分离的，复位后的间隙必须通过骨松质植骨加以填充。然后根据骨折的严重程度采用钢板或单纯螺钉固定。由于距骨体骨折多为直接暴力所致，骨折往往较为严重，因此对于直视下有严重的距下关节面损伤者可采取距下关节融合术，以改善距骨血运。距骨头骨折的手术入路也采用经典的前内侧切口。根据骨折块大小选择合适的骨皮质螺钉。体积太小不能复位的骨折块应予切除。严重压缩的骨折需植骨，以防塌陷和内固定后关节面不匹配。对于移位明显的距骨前突后突骨折块较大者，都建议切开复位内固定，术后石膏固定 8 ～ 12 周。

四、舟骨骨折

舟骨是足内侧纵弓的关键组成部分。它同后方的距骨组成了重要的距舟关节。远侧同内侧、中间和外侧楔骨相关节。因此，舟骨的对位对线对维持足内侧柱的长度以确保各组成之间的关系至关重要。

1. 病因与损伤机制

急性损伤多发生于高能轴向损伤，严重足部挤压伤或跌落时足尖着地足前部受力，使距骨和楔骨前后挤压足舟骨，以致足舟骨发生压迫性骨折或骨折脱位。也可发生于较少见的外翻张力，经胫前肌腱和距舟关节周围的关节囊韧带传递所致。

2. 分型

单纯足舟骨骨折较少见，根据发生的部位和损伤机制可分为体部骨折和撕脱骨折。这两种骨折的发生率基本相当。舟骨体骨折一半是中段的垂直型骨折，另一半是舟骨结节骨折。

3. 临床表现

足舟骨局部疼痛、肿胀明显、触痛及皮下瘀血。应注意舟骨结节骨折可能是中跗关节损伤的一部分，足背外侧疼痛、肿胀，使得舟骨骨折容易被忽视。对于撕脱骨折 X 线可显示舟骨撕脱的骨折块，诊断多无困难。CT 检查可以发现 X 线不能诊断的骨折，并有利于对关节内骨折进行确诊。

4. 诊断

根据患者的外伤病史、症状、体征、X 线片和 CT 检查结果不难做出诊断，但全面的诊断还应包括骨折的分型和病情的评估，这对评估骨折的具体情况、指导治疗和评价预后有重要的作用。

5. 治疗

(1) 保守治疗：适用于较小的撕脱骨折，不管是否累及关节；无移位的体部骨折也可保守治疗。非负重短腿石膏固定 6 ～ 8 周，足置于中立位，轻度内翻跖屈，足弓应良好塑形。固定之前可抬高肢体、弹力绷带包扎 24 ～ 72 h，消除肿胀，拆除石膏后需穿有足弓垫的健身鞋，以防纵弓下陷。

(2) 手术治疗：手术指征为累及关节面 20% 以上的撕脱骨折和明显移位的大块稳定骨折，移位的舟骨体骨折，保守治疗失败的撕脱骨折如发生骨不愈合或舟骨背侧面出现不规则骨性凸起并引起症状，可切除不愈合的碎骨片或骨突。对于较大的撕脱骨折可切开复位内固定，准确复位骨折，用克氏针或小螺钉固定，以恢复距舟关节关节面的完整性。移位舟骨体骨折需切开复位内固定。保证胫后肌腱的正常功能和跟骰关节的运动功能，防止发生胫后肌腱功能不全、中足部疼痛和足运动功能障碍。术后非负重短腿石膏制动，注意足弓塑形，直至出现明显的骨性愈合为止，一般在 8 周左右。8 ～ 12 周拆除石膏，开始活动锻炼，并用支撑足弓的足弓垫保护 3 个月。骨折手术后，移位的背内侧骨折块可发生无菌性缺血坏死，创伤后关节炎和功能障碍，应注意随访，可行相应的理疗，必要时手术处理。

五、跖跗关节脱位

跖跗关节 (lisfranc 关节) 是中足的复杂结构，在步行时完成重力由中足向前足的传导，并在步态各期支持人的自身负荷。跖跗关节损伤或不稳定可造成患者足底疼痛、足弓塌陷及正常步态周期的失调。损伤较少见，发生率约 1/55 000 每年，临床上常易漏诊。

1. 病因与损伤机制

直接或间接暴力均可导致跖跗关节骨折脱位。在低能损伤中，直接暴力打击跖跗关节或跖骨负重轴，外旋力导致前足外展，跖跗关节脱位。在高能损伤中，暴力方式较多，损伤形式也较多，常见的有坠落伤引起的软组织损伤，中足的骨筋膜室综合征、楔骨不稳定、跖骨骨折、骰骨骨折等。上述损伤联合作用，可造成中足的不稳定，在足部负重时出现疼痛。跖跗关节的骨折脱位如果不及时治疗可导致中足畸形及足弓塌陷。

2. 分型

现临床较常使用的分类方法是由 QuenKuss 首先提出，后由 Hardcastle 以及 Myerson 改良的方法。此分类方法较好地包括了常见的损伤类型，对治疗的选择有一定的指导意义。但未考虑软组织损伤，另外对判断预后意义不大。A 型：同向型脱位，即所有 5 个跖骨同时向一个方向脱位，通常向背外侧脱位，常伴有第 2 跖骨基底或骰骨骨折。B 型：单纯型脱位，仅有 1 个或几个跖骨脱位，常为前足旋转应力引起。可再分为两亚型，B_1 型：单纯第一跖骨脱位。B_2 型：外侧数个跖骨脱位并常向背外侧脱位；C 型：分离型脱位，第一跖骨与其他四个跖骨向相反方向移位。根据波及外侧跖骨多少，可再分为 C_1 型：只波及部分跖骨。C_2 型：波及全部跖骨。

3. 临床表现

Lisfranc 损伤临床上较明显的特征包括：中足足底的出血斑；自在触诊、运动、负重时，TMT 关节的疼痛；中足的不稳定性。X 线检查对明显的骨折脱位，诊断较明确。跖跗关节损伤最典型的特征是第 1、2 跖骨基底之间或第 1、2 楔骨之间的距离增宽，常合并第 2 跖骨基底或第 1 楔骨的薄片骨折。跖跗关节不稳定在 X 线片上有时不明显，需要在一定的麻醉下对足施以旋前、外展并同时摄应力位 X 线片来确认。CT 检查可发现微小的跖跗关节损伤及较小的半脱位。骨扫描对慢性跖跗关节损伤诊断价值较大。

4. 诊断

根据患者的外伤病史、症状、体征、X 线片和 CT 检查结果不难做出诊断，但全面的诊断还应包括骨折的分型和病情的评估，这对评估骨折的具体情况、指导治疗和评价预后有重要的作用。

5. 治疗

(1) 保守治疗：保守治疗的原则即建立中足解剖学上的稳定性，适应证通常是低能量的扭伤。开始治疗可采用短腿管形石膏非负重位固定 6 周，且保守治疗的患者均需 2 周的密切随访，如从负重位的 X 线片来确保 Lisfranc 关节解剖上的对线。6 周后，在管形石膏的支撑下可逐渐开始负重，负荷量以患者舒适，不觉得疼痛为基准。当全足负重后，患者仍未觉疼痛，即可除去石膏，进行康复锻炼。此外，还可加用足弓支持矫形器，以预防创伤性平足形成。

(2) 手术治疗：手术治疗目的在于恢复 Lisfranc 损伤中所有关节的解剖对线。其中楔骨和骰骨有无合并骨折是判定 Lisfranc 损伤是否稳定的重要标志。临床上首推的手术方式为切开复位不稳定区域及 3.5 mm 螺钉坚强内固定，同时也可选用克氏针，但克氏针维持关节稳定的力量较螺纹钉弱。现在达成的共识是内侧三个跖跗关节用螺钉固定，外侧两个用克氏针固定。

手术复位时，切口应根据骨折和脱位类型决定。单纯脱位，足背侧纵形切口，长 7 ～ 8 cm，且在第 3 趾的趾长伸肌旁并超过跖跗关节面，使近、远端均显露；如有多个关节脱位可采用几个切口，分离软组织显露脱位的关节面，纵向牵引达到整复。若整复后不稳定，内侧脱位的三个关节用 3.5 mm 骨皮质螺钉固定；外侧的 2 个可用 1.6 mm 克氏针固定，如应用克氏针作内固定应有足够长度穿出皮肤，以便于后期拔除。

六、跖骨骨折

跖骨骨折约占全身骨折的 1%，约占足部骨折的 35%，以第 5 跖骨骨折发生率最高，其余依次为第 3、第 2、第 1 和第 4 跖骨。

1. 病因与损伤机制

直接暴力，如重物砸伤，车轮碾压等。间接暴力，如高处坠落伤，前足着地时极度内翻，可引起跖骨基底部骨折，以第 3.4、5 跖骨常见。肌腱拉力，如第 5 跖骨基底部骨折，常因前足跖屈内翻骨短肌腱的牵拉导致。

2. 分型

根据骨折发生的部位可以分为，跖骨头骨折：多因直接暴力所致，常伴有关节面受损，临床较少见；跖骨颈骨折：骨折后易发生跖骨头向跖侧移位，需复位治疗；跖骨干骨折：多因外力打击或挤压所致，常发生多根骨折移位，单根骨折较少移位；跖骨基底部骨折：较多见，单根基底部骨折多见于第 5 跖骨。按照 AO/ASIF 分型：跖骨骨折归为第 81 组，第 1 跖骨 (T)，第 2 跖骨 (N)，第 3 跖骨 (M)，第 4 跖骨 (R)，第 5 跖骨 (L)；根据骨折的复杂程度分为 A、B、C 三个亚级：关节外骨折或简单的干部骨折为 A，部分关节内骨折或干部的楔形骨折为 B，复杂的粉碎性关节内骨折或干部骨折为 C；再根据骨折的部位分为 1、2、3 三个亚组：近端骨折为 1，干部骨折为 2，远端骨折为 3；最后一级数字根据骨折的模式设定且随第一级数字亚组的不同而变化。

3. 临床表现与诊断

外伤史多较明显。伤后局部疼痛、肿胀及瘀血，患足负重障碍。跖骨表浅，故局部压痛明显。X 线检查一般可确诊，双侧对照具有一定的临床意义。但隐匿性骨折和关节内骨折，如跖骨基底部骨折特别是裂隙骨折，可因投照角度不当而较难发现，可行 CT 加以诊断。故根据明确的外伤史、临床表现与影像学检查，跖骨骨折诊断一般无困难。

4. 治疗

(1) 保守治疗：适用于无移位及手法复位满意的骨折，对于第 2、3、4 跖骨水平面上的移位，若没有长度的丢失也可行保守治疗。对于上述骨折建议非负重下固定 4 ～ 6 周。待骨折完全愈合后再充分负重。

(2) 手术治疗：手术治疗虽然大多数跖骨骨折都可通过有效的保守治疗获得满意效果，但如有严重移位、粉碎骨折、关节内骨折、开放性损伤等常需手术治疗。有人指出当跖骨骨折矢状面移位＞ 2 ～ 4 mm 或成角＞ 10° 时应手术治疗。另外，有人认为对于第 1、5 跖骨骨折，任何平面上的移位都应手术治疗，以免引起足趾的内外翻。手术治疗可以使骨折端获得解剖复位，即刻稳定及术后早期功能锻炼，从而有利于足部形态、功能的恢复。涉及跖跗关节并预计将影响足功能者，应按 Lisfranc 损伤治疗，可行跖跗关节固定术或融合术。

内固定可采用克氏针、螺钉、钢板和外固定器。第 1、5 跖骨骨折多采用钢板固定，对于第 5 跖骨基底部骨折可采用髓内螺钉固定。克氏针髓内固定适用于中间跖骨简单的横行骨折，术后需用石膏固定 4 ～ 6 周。螺钉及钢板固定适用于较复杂的横形及斜形或螺旋形骨折。外固定器适用于开放性或病理性骨折伴发感染、骨质缺损或软组织条件差的骨折。

七、趾骨骨折

由于趾骨的解剖位置，其损伤在临床中并不少见。趾骨在行走中可以吸附地面，防止滑跌，其次还可以辅助足的推进与弹跳。因此，在趾骨骨折治疗中，应尽量恢复上述功能。

1. 病因与损伤机制

发生在矢状面上的骨折多数源自直接暴力、过度跖屈和背伸是趾骨骨折最常见的病因。趾骨的挤压损伤通常由重物从高处落下或是被抛掷引起，也可由工业或交通事故所导致。外展内收暴力也是趾骨骨折的常见原因，一般引起近端趾骨的横形或是短斜形骨折。此外，额状面上的旋转或内外翻应力也是趾骨的损伤原因之一，趾骨常发生螺旋形骨折时。

2. 临床表现与诊断

趾骨骨折后数小时内可出现疼痛、局部肿胀、瘀斑、负重困难及穿鞋时被挤压的不适感，部分患者因骨折端移位可伴趾骨局部畸形，少数患者骨折脱位处可自行复位，局部畸形也因此消失。X 线检查可以确诊趾骨骨折，双侧对照摄片具有一定的临床价值。CT 或 MRI 检查可发现隐匿性骨折、关节内骨折以及软组织的损伤情况。故根据明确的外伤史、临床表现与影像学检查，跖骨骨折诊断一般无困难。

3. 治疗

趾骨骨折的治疗可分为足趾保护、骨折碎片切除术及切开复位内固定术。具体方案的选择与以下因素相关：骨折端是否对线良好；若对线欠佳，闭合复位成功率大小；闭合复位恢复对线后能否有效地维持。骨折的理想复位和维持可预防骨折断端产生短缩、成角和螺旋畸形。患趾保护措施主要是通过局部制动来维持损伤部位的稳定，常用器械包括夹板、绷带、棉布、硅胶支具等，固定方法常用邻趾夹板固定法，多数在 4 ～ 8 周内去除外固定。

骨折端对线欠佳时，首先需行手法复位。手法复位的步骤包括先顺畸形牵拉，再分离牵拉，最后复位，复位后 X 线检查评估骨折断端对线情况。若复位后仍不稳定可选择经皮穿刺克氏针辅助闭合复位，克氏针的进针和复位可在 X 线透视引导下进行。而部分不稳定型骨折则需行切开复位内固定术，如复位困难、关节内骨折、伴血管神经损伤的骨折或蹈趾间关节骨折等。

八、足再造和功能重建的原则

创伤的后遗症是引起足部各种症状的主要原因。严重的创伤会导致足部皮肤、软组织甚至骨骼的缺损。普遍认为，累及软组织或骨骼的损伤会在足部本身导致明显的病变，因此需要行手术进行重建。在足再造和修复重建中一条重要的原则是明确致病原因。治疗的目的是在挽救患者生命的前提下，不仅让肢体成活，还要使成活的肢体尽可能地恢复功能，发挥应有的作用。

足之所以具有负重、行走、缓冲震荡等多种功能，是因为其独特的解剖学特点。足部皮肤、软组织和骨骼缺损的再造和重建必须符合足部功能的要求。故足再造和功能重建的原则是：

1. 足底皮肤软组织的修复应有足够的厚度、抗磨耐压，还必须有感觉。

2. 骨骼应有足够的强度，负重时不能被压缩变形。

3. 骨骼与皮肤之间要有足够厚的软组织填充，以分散压力，缓冲震荡。

4. 皮肤、软组织、骨骼应同期修复，力争恢复足部解剖结构的完整，以缩短疗程，提高疗效。

5. 骨骼固定时要注意足弓的位置，应在解剖位置上进行固定，切取骨块时要略大于缺损处，便于移植后的紧密接触，利于骨愈合。

6. 所有移植组织必须有良好的血供，尽量同属一条动脉供应，便于整体移植。

7. 一些不重要的关节（如舟楔关节、楔骨间关节及第 1、2、3 跖跗关节）的关节内骨折，恢复其解剖结构后，关节融合术可提供满意的疗效。

8. 术后用石膏将患肢固定于功能位。

九、足部损伤术后的功能康复

康复是一种治疗程序，用以减少足部疾患治疗后的病症，其目的是恢复功能。康复是在治疗的基础上，强调预防挛缩，应用训练方法锻炼肌肉力量及关节活动度等，刺激潜在能力，以恢复或代偿已丧失的功能。足部损伤术后的功能康复中要动静结合，并注重发挥足踝在基本运动功能中的生理作用。主要的康复原则是：

1. 动静结合是针对足踝骨骼的运动支架作用，骨折固定与关节连接要稳定牢固，保证足踝屈伸训练中骨骼的稳定支架作用。

2. 注重功能是指足踝外科术后的基本运动功能的保存，如直立平衡、行走运动和跳跃运动等。

3. 要充分认识人体下肢足踝与上肢手腕在生物力学上的根本差别。确保术后的安全、稳定、牢固，保障康复训练的有效进行。

4. 康复应尽早开始，在病情及治疗措施允许的情况下，越早开始，功能恢复越快。

5. 尽量减少因创伤或疾患所致的病症，使功能获得最大限度的恢复，避免并发症的发生，一旦发生应积极治疗。

6. 康复训练方法是积极的、引起兴趣的、循序渐进的，患者要积极主动，才能达到康复效果。

7. 足趾的屈伸训练应先主动，后被动；主动运动以伸为主，屈曲为辅；被动运动先以屈曲为主，伸直为辅；运动强度由小渐大，避免暴力。

8. 足踝部关节功能位保持与手法矫正点到为止。早期避免按摩与揉搓。操作时注意足部血液循环及局部皮肤温度。

第三节 足部先天性疾患

一、先天性下肢肥大症

先天性下肢肥大症即巨肢症，多一侧发病，两侧同时发病者少见。在下肢可单发于足、踝。此种先天性下肢肥大症较因肿瘤（如淋巴管瘤、神经纤维瘤或血管瘤）、循环障碍（如动静脉瘘），或感染性疾患等因素所致的继发性肢体肥大症为少见。多认为与内分泌疾患、先天性梅毒、血管损害、淋巴系统畸形、自主神经损害、遗传及胚胎变异等因素有关。有学者认为肾上腺及脑垂体的功能异常是本病原因，但在X线及尸检上尚未能得到证明。由于肥大的肢体少数有似水肿样改变，故有认为系淋巴系统的紊乱所造成。

1. 病理

患部各种组织，均有过度增生改变。脂肪组织增生，有的肌束增大，但多数有功能的肌肉，由于失用萎缩。血管壁的内层和中层亦有过度增生现象。骨骼肥大，关节变形，早期便出现骨关节炎。周围神经间质中的结缔组织也同样发生增生现象。

2. 临床表现

临床上15%～20%患者有智力缺陷。肢体肥大，皮肤增厚粗糙，有毛细血管扩张、瘢痕疙瘩和斑痣存在，毛发亦常粗大。50%患者合并有其他先天性畸形如牙齿早萌、汗脂腺分泌过多、畸形足、尿道下裂、隐睾症、先天性心脏病或并趾(指)等。临床上要与Milroy慢性遗传性水肿鉴别。

3. 治疗

以恢复功能为主，然后才可考虑到形态美观。多数病例肥大部分的骨与软骨可以切除。对能查明原因的肥大，如多发性神经纤维瘤，一个极广泛的淋巴管瘤或动静脉瘘，要予以手术处理。肢体过长者，若骺板尚未融合，可手术抑制其生长。已融合者，可行肢体缩短术。如有必要，亦可行截骨术矫正力线，或将关节固定于功能位。

二、先天性腓骨缺如

先天性腓骨缺如(congenital absence ofthe fibula)的发生率3倍于股骨缺如，Freund对先天性腓骨缺如的分类如下：

Ⅰ型为单侧部分缺如，治疗宜以垫高鞋垫，或患肢延长，解除下肢不等长。

Ⅱ型为单侧腓骨完全缺如，胫骨向前弯曲，马蹄外翻足，股骨缩短。可行胫骨切骨矫形术，外踝用骨骺钉阻滞术。如骨骺已闭合，则宜行Wilse手术，于足踝负重力线形成后，再行肢体延长术，使两下肢等长。

Ⅲ型为单侧或双侧畸形，伴其他严重畸形，如股骨畸形。

腓骨完全缺如最多，文献中报道在腓骨缺如中2/3为完全缺如。此种患者患肢严重短缩，胫骨中下1/3交界处呈向前凸弯畸形。在腓骨缺如处有紧张的纤维束带或纤维软骨组织束带，自胫骨近端外侧缘开始，向下延伸到跟骨后外侧，似弓弦使足下垂、外翻及胫骨向前弯曲成弓形。因此可早期手术切除束带，并松解足后侧全部紧张的组织，必要时进行跟腱及腓骨长短肌腱延长术。幼儿行此手术，胫骨前凸可逐渐减少，甚至消失，5岁后方行手术，胫骨弯曲自然矫正的机会甚少，需采用截骨术。

三、先天性胫骨缺如

先天性胫骨缺如(congenital absenceofthe tibia)有完全缺如和不完全缺如两类。同侧肢体常合并其他畸形，如髋关节发育不良、股骨短缩、腓骨缺如、一个或多个足骨缺如等。最常见的体征是小腿向前弯曲，有时也向内，致其短缩皮肤变厚，弯曲处多在中下1/3交界处，在弯曲的顶部常有一瘢痕或一凹陷，此处骨硬化可影响整个胫骨。在胫骨弯曲时，跟腱挛缩，致足下垂。此腱紧张，较畸形足难治。有时该处并无跟腱，只是一团坚硬的纤维组织，难手术延长，术后畸形易复发，故术后要较长期置于过伸位。

1. 完全性胫骨缺如

施行重建手术时，首要的是把腓骨、股骨及足置于正常力线上。幼儿在手法下完成，任何难以用手法矫正者，用石膏多次楔形切除矫正。小儿 6 个月前不宜手术，6 个月后要尽早将腓骨置于股骨下端，越早效果越好。把腓骨融合至股骨及距骨（如无距骨则融合至跟骨）之间，要等待小儿骨骼发育成熟时方可进行。至于腓骨弯曲要在腓骨一端或两端牢固融合后，方可手术矫正。若畸形严重，幼儿可早期自膝关节解脱，其结果常优于小腿任何重建手术。根据不同类型采用不同治疗手段。

(1) Ⅰ型：胫骨完全缺如。若膝关节屈曲挛缩，行膝关节离断后装配假肢，或行 Brown 膝重建手术。

(2) Ⅱ型：胫骨近端或远端发育不全。以胫腓骨融合为主，稳定膝关节，采用 Putti 手术。若踝足部关节软组织行松解术后，仍不能达到对位时，施行改良 Boyd 截肢术，将腓骨植入跟骨内。

(3) Ⅲ型：胫骨远端发育不良，胫腓下联合分离。行跟骨 – 腓骨融合术。

2. 不完全性胫骨缺如

不完全性胫骨缺如即胫骨部分缺损，股骨多短，若有近端胫骨或近端腓骨，要保留，使与远端股融合，建成一较长的残端，便于穿戴假肢。若近胫骨缺如，则足踝内翻，近端腓骨向外移位，可将腓骨上端融合至股骨远端，再在踝部做 Syme 截肢术，可得到一良好负重的残端，易装配假肢，若胫骨端缺如，融合膝关节，膝下截肢，切除整个腓骨，防止再生。若要保留足，首先将腓骨移靠胫骨干，并在近端融合，以后再手术将腓骨融合至跗骨。

四、先天性踝足发育不全

先天性踝足发育不全可分为两类：横断性缺少一节或一段肢体；纵列缺少或纵轴中缺少某一骨或某一个或数个趾。这类患者常合并有其他器官异常，有的可影响患者生命。先天性肢体发育不全的类型多种多样，不能制定统一的治疗方案，仅提出以下原则，供临床治疗时参考。

(1) 肢体发育不全，不影响患儿生命，故出生后首先注意对生命有影响的器官，若有异常，首先处理。

(2) 发育不全的肢体，其功能活动或畸形的出现，有的生下即明显可见，如横断性无下肢或病儿的足生在髋部等，有些则出现晚，发展也慢，故要以同龄正常儿童的肢体发育和功能对比研究考虑。

(3) 出生时，缺一节或一段肢体和缺少某骨，今后均不可能再长出。

(4) 治疗的目的，要求能站立和迈步为主。便于装配假肢锻炼使用假肢而不是单纯地改变其外形。

先天性踝足、小腿阙如者，早期就要安装小腿套筒式假肢，使幼儿能在 5 ～ 6 个月时扶其前臂站立活动。所需施行手术，亦是为了便于安装功能良好的假肢的修改手术。

五、先天性多发性关节挛缩症

先天性多发性关节挛缩症是一种少见的、出生后即存在的四肢畸形。可侵犯四肢部分关节，也可波及所有关节。较少侵犯脊椎骨，若有罹病亦属晚期发病，非出生后即有，关节挛缩僵硬后，往往只留一个很小的活动范围。

1. 病因

本病病因不明确。有的学者认为是遗传关系，Lebenthal 报道一阿拉伯家族中有 23 人患病，提出了隐性染色体遗传学说。Swinyard 报道一家族中三代有 8 人发病，显示正染色体遗传。但更多的报道否认这种遗传观点，很多报道中都无家族史。亦有学者认为这种先天性畸形是胎儿在子宫内，肌组织和关节遭受病毒感染所致。某些有毒物质如麦角氰化物，可使生产下患多发性关节挛缩症的小牛。若有宫内环境异常，如胎儿期羊水过多或过少，亦可能导致这种畸形。

2. 病理

(1) 肌肉组织：呈现为一团纤维脂肪组织，中间凌乱的散布着一些脂肪或纤维变性的肌肉纤维，这种纤维的横径减小。此改变与小儿肌营养不良症相似，因此也称为胎儿性肌营养不良症。

(2) 神经组织：中枢神经系统的改变是前角细胞变性，细胞缩小和其数量的减少。脊髓后角细胞变性者也有报道。椎体束和运动神经根脱髓鞘，周围神经的轴突数量也有所减少。

(3) 关节组织：关节囊纤维化，变厚。关节软骨退变，骨骼变细变形。

现多数学者支持原发病变在肌肉的说法。根据挛缩的情况，可以分为下述三类：

(1) 伸直性挛缩：可波及四肢全部或一部分关节。上肢的畸形为肩内收，肘伸直，前臂旋前和腕屈曲。下肢则为髋伸直、外展和外旋，膝反屈畸形，此外可伴有马蹄内翻足、髋脱位或髌骨缺如等畸形。

(2) 屈曲性挛缩：任何关节均可呈对称性挛缩，髋关节外展，外旋屈曲畸形。膝严重屈曲挛缩，严重患者足跟可以抵住臀部。

(3) 混合性挛缩：最常见，肘屈曲，腕屈曲畸形，髋屈曲而膝呈伸直畸形。

3. 治疗

(1) 早期以非手术疗法为主。若畸形严重，肌肉已有变性，预后不佳。治疗的目的只能期望关节能有些活动，达到生活自理。只在晚期患者或非手术方法治疗失败者，才可试用手术治疗。

(2) 非手术治疗，有牵引、夹板及石膏等法矫正关节畸形。同时配合理疗、按摩和医疗体育等治疗，采用的方法，随不同关节挛缩的情况而异。

六、先天性肢体环形束带狭窄畸形

1. 病因

本病病因不明，现多认为系因胎儿在宫内发育中，肢体与羊膜粘连，因而被羊膜索带所缠绕，或被脐带缠绕所致。羊膜索带或脐带缠绕肢体，多为完整一圈，亦有大半圈者，肢体上形成一绞窄性皮沟。缠绕紧者，除皮肤外，皮下组织、肌腱，神经及血管，甚至骨骼，皆可被束带绞窄成压迹，状如藕节。重者绞窄远端肢体可完全缺如，形成先天性截肢。随着病儿发育，肢体周径增大，狭窄环绞勒更深，远端淋巴及血循环受阻，影响婴儿远端肢体发育。故多赞成早期手术，使肌腱，神经及血管得到松解，恢复功能，使肢体得到正常发育，减少畸形。本畸形可以发生在一个或多个肢体的任何水平部位，且往往为多发性改变，尤以小腿、前臂及趾（指）等处最常见。

2. 治疗

皮肤上的浅环，对肢体发育无碍，可以任其自然。深部环形束带，特别远端有明显的受压症状者，要及早彻底切除瘢痕组织，包括深筋膜在内，务使受压的神经、血管及肌腱得到充分松解。增生、肥厚的组织也要切除，切口做一个或多个“Z”形皮瓣缝合。如皮肤缺损过大亦可行植皮术。对索带深而宽，同时有肢体末端血运不良者，为了防止术后肢体发生坏死的可能，可分期手术，第一期松解半周，恢复后再行其余半周的手术。

七、先天性马蹄内翻足

1. 概述

先天性马蹄内翻足畸形，有的出生后就很显著，但亦有出生时外形正常，日后方逐渐出现畸形。此畸形可以是一侧的，但以两侧同时发病者多见，男略多于女。有些可并发有身体其他部位的畸形，如并趾（指）、多趾（指）、脊柱裂等。它可能是先天性多发性关节挛缩的一部分，亦可能是脊柱裂引起的足马蹄内翻畸形。

2. 治疗

目前对先天性马蹄内翻足的治疗，多按下述治疗计划进行：

(1)1 岁内非僵硬型患者，在不用麻醉下进行手法矫正。可在医师指导下进行。

(2) 在 1 岁以上除少数较轻的非僵硬型患者，或患儿体质差不能胜任手术矫正者，仍可试用在麻醉下进行手法矫正，加用皮下跟腱切断术和跖腱膜切断术外，以采用软组织松解术为主。内翻足采用内侧软组织松解术，高弓足切断跖腱膜，马蹄畸形则采用延长跟腱合并踝关节后关节囊切开松解术。现赞成联合应用上述各方法，一次彻底手术，完全矫正。某些只用软组织手术尚不能矫正的严重畸形，尚可采用补充矫正手术或加用骨关节手术，如跟骨楔形截骨术，骰骨骨松质挖出术等。

(3)10 岁以后，足骨发育及骨化大部分完成，故可采用三关节固定术。有些过去手术矫正不完全或畸形复发者，可同时加用软组织手术。

八、先天性副舟骨

1. 副舟骨的存在，是结构上的一种缺陷，影响足的稳定。从病理解剖学来分析，可发生下列影响：

(1)Kidner 指出由于存在副舟骨，胫后肌走行的方向与正常人不同。正常情况下，胫后肌腱是经过舟状骨内端的下面，止于第 2、3 两个内侧楔骨底面与第 2、3 两跖骨底面。有副舟骨时，胫后肌腱走行于副舟骨的内面的上面，且比较牢固地址于副舟骨上。这一走行方向及止点的改变，就破坏了胫后肌固有的提起足纵弓及使足内翻的作用，结果极易引起平足，并因劳损而引起症状。

(2) 足内翻时，副舟骨易和内踝接触，有碍内翻。为避免这种撞击，足外展肌反射性收缩，时久也促使发生足外翻，纵弓下榻。

(3) 胫后肌止点改变，肌腱伸延，又有角度形成，故拉力减弱，对内纵弓的牵引力亦减弱，因此易形成平足症。

(4) 长久行走摩擦，该处发生滑囊炎，胫后肌也可发生腱鞘炎，产生肿胀、疼痛症状。

2. 临床表现和诊断

一般多双侧发病，久站久走感足底或足内侧疼痛。舟骨内侧隆起并有触痛，偶有滑囊炎。抗阻力足内翻检查，足内侧疼痛加剧。有的病例沿胫后肌腱有触痛。运动员多因急性踝关节扭伤后发病，易误诊为外侧副韧带损伤。

X线显示舟骨内后方有边缘整齐的小骨块，其密度和舟骨同。有的在与舟骨结合处不规则，间或有囊性变，或结合部两侧骨质硬化。有的副舟骨有散在的点状影，有时骨密度增加，呈缺血性坏死征象。隐蔽而小的副舟骨，不会对足跗跖骨骨正常排列和形态造成影响。

3. 治疗

症状轻微的小儿，减少活动量并穿矫正鞋，有的采用行走石膏而使症状减轻。若有滑囊炎或胫后肌腱鞘炎，用泼尼松龙局部封闭。症状严重，非手术治疗无效，方可考虑手术治疗。常用手术方法为 Kidner 手术。隐蔽的或小的无症状副舟骨不要进行特别处理。

九、先天性垂直距骨

先天性垂直距骨 (congenital vertical talus) 确切病因不明，一般认为系多种因素所致。

1. 临床表现

先天性垂直距骨表现为一僵硬性扁平足畸形。足内侧缘及跖侧由于距骨头在此突出显得非常明显，足底中央圆形隆起成舟状。站立时足跟不能触地。踝关节跖屈受限，行走步态笨拙。在踝关节前方，有一条较深的从内踝到外踝的皮肤横行皱褶。关节僵硬，活动受限。

2.X 线表现

(1) 距骨头向足底和中央旋转，距骨的纵轴与胫骨的纵轴在同一轴线上。距骨颈狭窄。

(2) 跟骨跖屈外翻，发育小。跟骰关节分离，关节间隙增宽。

(3) 舟状骨向外移位和变形。它位于距骨颈的背侧，并与距骨需上缘形成异常关节、距舟关节完全脱位。

(4) 跗骨跖屈，正常足弓消失变平，足底中央软组织增厚隆起。前足外翻、外展和仰趾。

3. 治疗

先天性垂直距骨，要早发现，先用手法矫正，若失败便及早手术矫正，不可消极等待丧失治疗时机。

十、附骨桥

1. 概述

跗骨桥是一种先天性畸形，以跟距骨桥最为多见。跟距骨桥绝大多数发生于跟距骨内侧，系由跟骨的载距突向后上方增大，多在 10 岁以后，青春期前后，身长与体重增加，活动量加大，足在行走、跑跳或久站后疼痛、僵直及运动受限等症状出现，方始就医被发现。再者跗骨桥在出生时即存在，当初是以纤维性或软骨性为主，X 线不能显示，亦存在一定的活动度，故不易识别。在青春期前后，跗骨间的纤维性或软骨性的连接逐渐变成骨性，活动受限更为明显。距舟骨桥骨化最早，见于 3 ～ 5 岁，跟距为 12 ～ 16 岁骨化，跟舟骨桥常在 8 ～ 12 岁骨化。这些都是在成人期出现症状的原因。

跗骨桥患者，因距下关节系微动关节，形成骨桥后，骨块融合在一起，无前后滑动和内外旋转活动，失去其多个关节为一整体活动的协调作用，故易受伤。随着骨化程度的增加，跗骨间活动受限，足外翻有酸痛感，在崎岖道路上或长途行走后症状加重。疼痛以足背外侧，跗骨窦周围为主，休息后好转。常触及如弓弦状的腓骨骼痉挛，强使足外翻，产生临床上痉挛性平足症的症状。临床检查部分患者在内踝下有隆起的骨性硬块，并有压痛。足内外翻受限，足弓扁平，僵直。

2. 治疗

诊断明确后，年龄小、病史短和初发病例都应先采用非手术方法治疗，如按摩、理疗、局部封闭、温水浸泡等，待痉挛肌肉缓解至足外翻消失后，再用纵弓垫或鞋跟内侧垫高治疗，也可穿健身鞋。因外伤或劳损，致腓骨骼痉挛急性发作者，除采用上述治疗外，亦可在腰麻下，按摩腓骨骼，然后用短腿石膏固定于内翻位 4 ～ 6 周。有 25% ～ 30% 的患者经非手术治疗得到症状缓解。若非手术疗法无效，方可考虑采用手术治疗。手术方法有跟舟骨桥切除术，距舟关节固定术及三关节融合术。

十一、高弓足

高弓足又名爪形足，系足部常见畸形。有先天性发病者，但多因出生后患神经系统疾患所致，常在 3 岁后发病。

1. 典型的畸形表现

(1) 足纵弓较高，足长度变短。足底跖骨头明显突出，产生疼痛的胼胝。

(3) 足趾跖趾关节背伸，趾间关节跖屈。

(4) 足无弹性，背伸限制。足底接触地面的范围减少。畸形轻者，站立负重时畸形减轻，甚至消失，足呈正常形态。严重者，站立负重亦不减轻畸形。

2. 高弓足发病原因仍不明，有些病例前足下垂是原发畸形，有时先发生爪形趾，偶有并发足内翻者。故对每个患者，要按下列各项研究检查，以期了解发病原因：

(1) 询问家庭成员有无类似病史（包括父母、兄弟、姐妹），详细进行神经系统及足的检查。检查肌肉，排除瘫痪。脊柱检查，包括 X 线摄片和 CT 扫描等。

(2) 神经传导及肌电图检查。腰穿检查或脊髓造影。

3. 临床表现和诊断

由于畸形程度的不同，故症状亦有轻重差别。多不能久站久走，足易疲劳，足底跖骨头部皮肤有胼胝形成，甚至坏死。站立时摄足的 X 线侧位片，高弓足畸形的表现最为典型，正常足的第一楔骨的前后两端的关节面，几乎平行，高弓足时，前足下垂的顶点多半在第一楔骨，故该骨上宽下窄，前后端关节面失去平行关系，向跖面成角。较少情况下，前足下垂顶点位舟状骨，此时足背面常有一硬的骨性隆起。其次正常足距骨与第 1 跖骨的纵轴线是在一条线上，在高弓足则两者成角。

3. 治疗

治疗的目的在于减轻症状，矫正畸形及防止复发。应按每个患者的情况，设计不同的手术方案。

(1) 轻度畸形：畸形轻，足仍具弹性，站立负重时畸形消失，可穿着低跟矫形鞋。有胼胝者用跖垫。

(2) 中度及重度畸形：要采用手术方法治疗，常用三关节融合矫正等手术方法结合肌腱移位术及延长术，此外，跖腱膜切断术，跗中关节楔形截骨术或三关节融合术等。对于爪形趾和多发性肌挛缩的主要治疗引起高弓原因。

十二、先天性胫骨假关节

先天性胫骨假关节的致病原因，多数学者认为是发育上缺陷所致，在原始软骨基质上没有正常的骨质形成现象。有不少患者皮肤有咖啡色色素斑或合并有神经纤维瘤病。

1. 临床表现

少数婴儿出生时即有胫骨假关节症状。但多数出生时并无明显畸形，或只有胫骨向前弯曲畸形、而无假关节，随后由于轻微损伤发生骨折，虽经适当地治疗，仍不愈合，形成假关节。这些患儿发病时年龄多在 3 岁以下，在胫骨中下 1/3 交界处，有向前成角畸形，小儿越大畸形越剧，患侧小腿与足均短小，行走困难，有的患者局部有疼痛。可触及骨端，有假关节活动存在。有不少病儿皮肤有咖啡色色素斑。在胫骨弯曲的顶点，皮肤可能存在一凹陷痕迹。

X 线显示胫骨细小、硬化，弯曲向前，顶点皆在胫骨中下 1/3 交界处，髓腔全部或部分被硬化骨闭塞。在弯曲顶端周围可见有散在的囊性改变。若已有假关节形成，该处有骨缺损，近侧骨端的骨质增厚，有时成杯状，远侧断端呈尖形，有的两端均成尖形，两者互不相连。同侧腓骨亦常弯曲、细小，有骨质稀疏现象，亦有形成假关节者。CT 扫描可见断端骨密度增高，肥大及软组织嵌塞骨间。

2. 治疗

先天性胫骨假关节，治疗困难，即使在 X 线片上已见骨性愈合，病变也可复发，再次出现骨折或弯曲畸形。故骨科医生对此病要有足够的认识，在未形成假关节前或有囊肿样改变时，即予以治疗，要注意以下各点：

(1) 婴幼儿若骨折后，经适当治疗，久不愈合，特别位于胫骨中下 1/3 交界处时，要考虑此病之存在。

(2) 患儿皮肤有咖啡色色素斑，同时有轻微外力所致的胫骨中下 1/3 处的骨折史，固定要合适、时间要加长。

(3) 小儿胫骨中下 1/3 交界处发生囊性改变或纤维结构不良，尚未发生骨折者，要住院手术刮除囊肿，充填自体骨松质，确切固定，直至囊肿消失，骨性愈合，方可拆除石膏换用支架，至胫骨横径恢复，髓腔通畅才能去除支架。若囊肿再出现，要再刮除植骨，此种患者常要观察到青春期。

(4) 小儿胫骨中下 1/3 处的弯曲畸形，要想到有先天性胫骨假关节之可能，按上述治疗胫骨囊肿方法处理。

(5) 先天性胫骨假关节的手术治疗。彻底切除病变组织，包括假关节上下两端硬化或囊性变的骨质，达到髓腔畅通；周围肥厚的脂膜及有病变的纤维组织，要切除干净。植骨材料以自体骨最佳，父母骨次之，异体骨较差。内固定要牢固可靠，在采用带血管的游离腓骨移植时，不宜用髓内针内固定术。采用胫骨上端切开牵伸延长，假关节切除加压融合术，已有众多报道取得良好成效。

第四节 踇外翻

踇外翻是指踇趾向外偏斜超过正常生理角度的一种足部畸形，是前足最常见的病变之一。

一般认为踇趾向外偏斜超过 15° 就是踇外翻畸形。但一部分人踇趾外翻超过此角度而没有症状，而另一部分人踇趾外翻角度虽然不到 15° ，却有踇囊部位的疼痛。脚趾外翻后，第 1 跖骨头内侧骨赘形成，和鞋面摩擦，形成滑囊炎，称为踇囊炎。

一、病因与病理

引起踇外翻的确切原因还不太清楚，现在认为踇外翻的发生和多种因素相关。如遗传因素、穿鞋、足部生物力学的结构的改变、关节的炎症、神经肌肉病变后的肌力不平衡、关节的创伤等对踇外翻的发生都有着影响。但对于一些病因来说，仍然还有着不同的意见。在临床中发现踇外翻的发生有两个高峰年龄：青少年发病，多和遗传因素有关；中老年发病，多和退行性改变有关。踇外翻时，除了踇趾的向外偏斜，还可以有很多其他的病理改变。

1. 第 1 跖趾关节内外侧软组织的不平衡。内侧关节囊拉长、增厚。同时造成第 1 跖骨头内侧骨质增生，形成骨赘。第 1 跖骨头内侧的突出使皮肤和鞋面摩擦，皮下形成滑囊炎，引起局部红肿热痛。踇内侧皮神经在压力和摩擦下，发生神经炎。跖趾关节外侧关节囊挛缩，踇收肌挛缩。

2. 第 1 跖骨内翻，导致 1、2 跖骨间夹角 (IMA) 增大 (正常＜9°)。跖趾关节发生半脱位、脱位。长期踇外翻使跖骨头关节面发生倾斜，跖骨远端关节面固有角 (DMAA) 增大 (正常＜ 7.5°)。

3. 近节趾骨远、近端关节面不平行，近节趾骨关节面固有角 (DASA) 增大。

4. 踇趾除了外翻，还常常发生旋转。

5. 长期的外翻畸形，使跖趾关节处于异常位置，损伤了跖趾关节关节面，导致跖趾关节骨性关节炎的发生。

6. 踇外翻后，第 1 跖骨头下的负重减少，外侧跖骨头负重增加，第 2 和 (或) 第 3 跖骨头下出现疼痛性胼胝。对于较严重踇外翻，对第 2 趾的挤压，可引起第 2 趾的锤状趾，背伸的跖趾关节对跖骨头进一步形成挤压，跖骨头跖屈，更加重了第 2 跖骨头的负重。久而久之，可引起跖骨头软骨损伤和坏死，最后，形成第 2 跖趾关节的骨性关节炎。

7. 其他内侧跖楔关节不稳定，第 2 跖骨内翻等。

二、临床表现

踇外翻多发于女性，患者常常是以踇趾的疼痛和踇趾外翻畸形就诊。疼痛多位于踇囊，如有骨关节炎，第 1 跖趾关节可有疼痛。由于疼痛不能穿正常鞋，甚至影响行走。出现踇囊炎时，局部红肿热痛，少数患者踇囊破裂，可合并化脓感染。 检查可见第 1 跖趾关节部位踇趾向外偏斜，跖骨头内侧或背内侧肿物突出，表面皮肤可有胼胝。骨性关节炎时，第 1 跖趾关节常有肿胀，活动受限，关节间隙压痛。部分患者可表现出内侧跖楔关节在矢状面和水平面活动度增大，此时称为内侧跖楔关节不稳定。较严重的踇外翻，还常伴有踇趾的向外旋转。第 1 跖骨头跖内侧皮肤和踇趾趾间关节跖侧可有胼胝形成。

轻度踇趾外翻一般对第 2 趾没有影响或影响较小，较严重的畸形可能推挤第 2 趾而引起移位。如果其他趾随着踇趾均向外偏斜，称为“外侧趾风吹样畸形”。而另一些患者踇趾外翻，第 2 趾内翻，两趾形成交叉。蹲趾可位于第 2 趾上方，但多位于第 2 趾的下方，形成第 2 趾骑跨合并有锤状趾畸形。此时，踇趾的负重能力减弱，负重外移。引起第 2 跖趾关节应力增加，第 2 跖骨头出现软骨损伤，至跖趾关节骨性关节炎。第 2 跖骨头下出现疼痛性胼胝。部分患者还可以合并有外侧足趾间的跖间神经瘤。由于踇外翻后引起的外侧足趾跖骨头下的疼痛，称为转移性跖骨痛。有些患者前足明显增宽，形成扇形足。第5跖骨头外侧的挤压，可产生小趾滑囊炎。根据踇外翻症状和程度，可将踇外翻分为轻、中、重度。

三、足X线测量

足的X线测量对于进一步了解踇外翻的病理及设计手术方案非常重要。负重是足的基本功能，很多足的畸形在负重状态下可以表现得更为明显。所以手术前应拍摄负重位足正侧位X线片。

1. 前后位观察和测量应观察第1跖骨头颈部的宽度，判断是否适合在此处做截骨以及截骨后可以移位的量。观察第1跖趾关节间隙有无狭窄，跖骨头有无囊性变，关节边缘有无骨赘形成以及骨质疏松的程度。同时应做以下一些测量。

(1) 踇外翻角：脚趾跖骨中轴线与近节趾骨中轴线之夹角。正常＜15°～20°。

(2) 第1、2跖骨间夹角：第1、2跖骨中轴线之夹角正常9°。踇外翻时此角通常大于正常。

(3) 近端关节面固有角：第1跖骨远端关节面内、外两点引一连线，跖骨中轴线与上述连线有一交点，经此交点做关节面连线的垂线，该垂线与跖骨中轴线的夹角为PASA。正常人一般＜7.5°。

(4) 远端关节面固有角(DASA)：通过近端趾骨中线与趾骨近端关节面连线交点引关节面连线的垂线，该垂线与近端趾骨中线之夹角为DASA。正常人一般＜7.5°。当脚趾有旋转时，此角的准确测量可能受到影响。

(5) 脚趾间外翻角(HAIA)：踇趾远、近节趾骨中轴线交角为HAIA。正常一般＜10°。此角异常增大时，可能反映远节趾骨基底和近节趾骨头的异常。

(6) 跖骨内翻角(MAA)：跖楔关节和舟楔关节内侧缘连线中点与第5跖骨、骰骨关节和跟骰关节外缘连线中点相连，通过该线与第2跖骨中线交点做一垂线，此垂线与第2跖骨中线夹角为MAA。正常人一般＜15°。此角反映了跖骨相对于中足部的关系，并对第1、2跖骨夹角(IMA)有影响。有些患者踇外翻畸形从外观看很严重，但测量IMA并不大。

(7) 胫侧籽骨位置(TSP)：观察胫侧籽骨相对于第1跖骨中轴线的关系，将籽骨从跖骨头颈部的胫侧缘向腓侧缘划分为七个部位，位置7并不表示胫侧趾骨位于跖骨基底部，而是表示其位于跖骨腓侧缘。趾骨位于1～3位置为正常，位于4以上的位置为异常。另一种评价籽骨位置的方法是拍摄籽骨轴位。

2. 侧位片的观察与测量

应观察跖骨头形态，踇僵硬时，可见跖骨头背侧肥大增生。内侧跖楔关节不稳定时可见跖楔关节跖侧间隙大于背侧间隙。

四、治疗

1. 非手术治疗

踇外翻的非手术治疗分为四部分。减轻局部压力，穿宽松的鞋。消肿止痛，对于已形成踇囊炎的患者，可理疗，局部使用消炎止痛药物，减轻症状。使用矫形支具，如顺趾垫和夜间夹板。但非手术治疗只能缓解症状，延缓病情发展，不能矫正较严重畸形。

2. 手术治疗

(1) 手术治疗的目的：手术治疗总的目的是解除疼痛，纠正畸形，尽可能地恢复足的正常功能。

(2) 手术治疗：手术是治疗较严重踇外翻的主要方法。在踇外翻手术的选择中，首先应该了解患者的各种病理改变，选择合适的手术方式纠正其病理变化；其次应熟悉各种手术方式的适应证，合理选择。其他还需要考虑患者的年龄和要求、术者的经验和条件等。因人而异地制定出最适合患者的手术方案，才能获得最佳的治疗效果。和踇外翻手术选择明显有关的主要病理改变及相应手术有：

①踇外翻角增大。通过平衡第 1 跖趾关节内外侧软组织予以纠正，如踇收肌切断，内侧关节囊紧缩。但单纯使用软组织手术只适用于较轻度畸形。

② 1.2 跖骨间夹角 (IMA) 增大。是跖外翻手术首先需要解决的问题。当 IMA ＜ 15° 时，一般选用跖骨颈部截骨，如 Chevron、Michell 等，也可使用软组织手术。而 IMA ＞ 15° 时，一般选用 Scarf、Ludloff 和 Juvara 截骨等。

③跖骨远端关节面固角 (DMAA) 增大。Reverdin 或 Akin 手术。

④近节趾骨关节面固角 (DASA) 增大。Akin 手术。

⑤第 1 跖楔关节不稳定。明显的不稳定，应行内侧跖楔关节融合。

⑥跖趾关节骨性关节炎。较年轻患者，活动较多，可行第 1 跖趾关节融合术。老年患者可行 Keller 手术或人工跖趾关节置换术。

五、手术并发症

1. 畸形纠正不足和畸形复发

引起的原因有不了解踇外翻病理改变，如没有注意 DMAA 异常，内侧跖楔关节不稳定；手术方式选择不当，如 IMA 纠正不足；技术操作失误，固定不牢靠；未重视术后护理；患者不配合。对于畸形复发的病例，如无症状，可以观察。有症状的患者，应该仔细分析第 1 次手术失败的原因，根据检查的情况，采取相应的手术方法。否则有可能再次手术失败。如 PASA 增大，可以使用 Reverdin 手术予以纠正。

2. 踇内翻

引起的原因有跖趾关节周围的软组织失去平衡所致，如内侧关节囊的过度紧缩缝合，腓侧籽骨的切除损伤了屈踇短肌腱的外侧部分。过多的骨赘切除使窄小的跖骨头卡住趾骨基底。跖骨截骨后外移过多，IMA 成为负角度。对于软组织失衡引起的踇内翻，如果关节活动较好，可以松解内侧关节囊和踇展肌腱，采用伸肌腱或踇展肌腱移位重建跖趾关节外侧韧带。仍不能达到稳定者需要关节融合。对于远端截骨后过度外移的病例，可采用反 Chevron 手术纠正。对于已有骨性关节炎的病例，老年患者可能需要行 Keller 手术，活动较多、较年青的患者可以行跖趾关节融合术。

3. 跖骨畸形愈合

跖骨畸形愈合主要有两个方面，第 1 跖骨过度短缩和跖骨头背伸。两者都将使踇趾负重能力减弱，引起转移性跖骨痛。如果患者出现外侧足趾的跖骨痛，可先使用足垫减少局部压力。非手术治疗无效时，可考虑手术治疗。

4. 跖骨截骨后迟缓愈合和不愈合

发生原因有局部因素有感染，骨断端接触不良，过度剥离骨膜，固定不牢靠，患者过早负重等。全身性因素有使用激素，糖尿病，放射治疗等。延迟愈合应延长免负重时间，不愈合需要重新固定或植骨。

5. 第 1 跖骨头缺血性坏死

医源性第 1 跖骨头缺血性坏死最常发生于跖骨远端截骨术后，过多的软组织剥离影响了跖骨头的血运。在发生跖骨头缺血坏死后，很多患者无症状，可以非手术治疗。对于有症状的患者，坏死程度不重的可以采用切除关节滑膜，清理破碎的软骨及软骨下骨钻孔。也可采用 Keller 手术使跖骨头得到减压。手术时应避免广泛的软组织剥离，尽可能保留跖骨头的血运。对于跖趾关节已有破坏的患者，需要融合该关节，如有跖趾短缩，需要植骨以保持踇趾长度。

第五节 平足症

平足症的特征是内侧纵弓变平，伴或不伴前足部外展、足跟部外翻或跟腱过紧。按照不同的分类标准可以分为僵硬性与柔软性；症状性与无症状性；先天性与获得性。在儿童或青少年中僵硬型畸形提示有腓骨骼痉挛，这在成人少见。内侧纵弓减小可见于 10% ～ 20% 的人口、如果跟腱不紧张、后足柔软，这不是异常。近来的证据提示有些患者的是由无症状的柔软型平足发展而来。

足弓是由跗骨与跖骨借韧带、关节及辅助结构联结而成的穹隆结构，有 2 条纵弓和 3 条横弓，内侧纵弓由跟骨、距骨、舟骨、3 块楔骨和前 3 个跖骨构成，外侧纵弓由跟骨、骰骨和第 4.5 跖骨构成，内侧足弓较外侧足弓高且更富于弹性。骨与关节、筋膜、关节囊、韧带等构成了足弓的静态维持因素，胫后肌腱、足内在肌等构成了动态维持因素，其稳定因素又可分为软组织和骨性因素 2 个方面。

一、先天性扁平足

1. 病因

先天性扁平足往往由以下先天性疾病引起。

(1) 跗骨联合：部分患者可以没有临床症状，但是多数患者可见不同程度的内侧纵弓塌陷、固定性跟骨外翻和腓骨骼痉挛等症状。常见的跗骨联合：

①跟距联合：发生于内侧居多，但也发生于后侧或前侧。双侧者占 50%。跟距骨桥一般到 12 ～ 16 岁发生完全性或不完全性骨化，比跟舟骨桥骨化要晚。患者主诉足部疲劳感，增加活动后足部疼痛，常伴有腓骨骼痉挛。主要体征距下关节活动明显减少或消失，这是与跟舟骨桥最大的区别。跗骨窦、距舟关节、沿腓骨骼腱特别在载距突内侧可以有压痛；不同程度的足纵弓丧失。X 线可见跟距骨桥，有时见清晰的关节缘消失，提示是软骨联接或纤维联接。CT 提供更加清晰的显像。

②跟舟联合：可能新生儿时期就已经存在，但是直到 8 ～ 12 岁跟舟联合的骨桥才会发生

骨化。如果是纤维联接或软骨联接，则比较容易产生症状。主诉患足背外侧疼痛，主要集中在跗骨窦。在高低不平的地面上行走困难，易于产生疲劳感，偶尔因疲劳产生跛行。查体可见不同程度的距下关节活动度减小或消失，足内侧纵弓消失。跗骨窦沿骨桥部位有疼痛、后足外翻、腓骨骼痉挛等。X 线检查对于诊断极为重要。

(2) 副舟骨：一般双侧发病。临床表现为足部疼痛，足内侧通常有一骨性突起和随之而出现的滑囊，可以出现红肿和触痛。X 线可以确诊。

(3) 先天性垂直距骨：患儿出生后即可出现的因为距骨头的位置异常而引起的足底内侧圆形隆起，呈现足下垂畸形，足跟上翘外翻。站立时足跟不能着地，使足底呈凸形。随年龄的增加，软组织明显挛缩，踝关节活动范围减小以至于僵硬，走路步态笨拙。X 线可见距骨垂直、跟骨下垂、足前部背屈并向外侧倾斜，足底呈凸形。侧位片可见距骨垂直几乎与胫骨纵轴平行。距骨处于跖屈位置，前足在跗中关节明显背伸。

2. 治疗

先天性平足症多为僵硬性平足，如果症状明显保守无效应当手术治疗。手术禁忌证；无感觉的足和无活动的足；高运动性关节如 Marfan 综合征等；成人的无症状性扁平足。手术时机：骨与关节出现不可逆性代偿改变之前的 2 ～ 3 年。

(1) 跟距联合：明确诊断后，年龄小、病史短的患者先采用非手术治疗，如理疗、纵弓垫或鞋跟内侧垫高等治疗。或者矫形鞋垫、短腿石膏等。保守治疗无效者行跟距骨桥切除术或三关节融合术。

(2) 跟舟联合：通常在 8 ～ 12 岁儿童出现症状。此时减少活动或石膏制动 4 ～ 6 周，可以造成一定时间的缓解。非手术治疗无效则行手术切除跟舟骨桥或三关节融合术。

(3) 副舟骨：经常是偶然发现的，多数患者没有症状。初期处理包括将鞋子增宽，避免刺激它的活动。症状严重、保守治疗无效的患者进行 Kinder 手术治疗，包括副舟骨或舟骨内侧异常突起的切除，胫后肌腱移位到舟状骨下面的沟内。

(4) 先天性垂直距骨：治疗越早越好，出生后既能明确诊断者，可以采用多次按摩、手法整复的保守治疗，但是成功率极低，手术是唯一可靠的治疗手段。多数学者认为 3 ～ 9 个月手术是最理想的时期，3 ～ 5 岁手术效果仍属满意，超过 5 岁效果不佳，只能实行矫形或稳定性手术。三种基本术式：单纯切开复位，适用于 3 ～ 12 个月龄的婴儿；切开

复位及舟状骨切除术，1 ～ 3 岁患儿使距骨与内侧楔骨成关节，到成年时仍保持接近正常的外形与功能，被公认目前最主要的手术方式；稳定手术，如三关节固定术。Eyre-Brook 手术可以防止距骨再形成垂直位，是其他术式不能具备的。

二、青少年平足症的治疗

1. 病因

青少年平足症除外先天性因素，多数表现为可屈性平足，即患足在不负重时，纵弓仍存在；一旦负重，纵弓即消失。在负重时患者也能主动地抬高足弓至正常位置。因足的弹力消失，负重时压迫足底的血管神经，容易感疲劳。检查时足可向所有方向活动，但跟腱有时短缩。

2. 临床表现

起病隐匿，早期行走时疲乏无力，随着病情进展可发现足弓外形塌陷早期出现踝中部和中

足于负重后疼痛和肿胀，可发散到小腿下部。可有跛行、弓高丧失、前足逐渐外展、后足逐渐外翻，表现出明显平足畸形，当其跟骨外翻和前足外展明显时，可出现跟骨和外踝之间的撞击而疼痛，不能正常穿鞋等。影学检查有的可发现存在如先天性平足症的足跗骨异常，多数患儿并无骨骼发育异常。前后位 X 线片可以显示距骨和第 1 跖骨正常力线的丧失，舟骨向外侧半脱位而距骨头未被覆盖；侧位片也可以证明距骨和第 1 跖骨间正常力线的丧失，合并距舟关节半脱位，舟楔关节半脱位或两个关节半脱位。

3. 治疗

(1) 保守治疗：方法较多如休息、抗炎药物、石膏固定、足弓垫、矫形鞋、支具、减轻体重、跟腱拉长、对病变关节和韧带的局部治疗等。对于 3 周岁以内的可屈曲性扁平足，一般采用保守治疗。3～9 岁如果有症状，可以穿带有 Thomas 鞋跟和金属支撑杆的皮革鞋，鞋内放置足弓托。严重患者需要特制的矫形鞋。10 ～ 14 岁的无症状的扁平足不需要特殊处理。如果有症状，伴有副舟骨或跗骨间联合可以手术治疗。

(2) 手术治疗：应该解决所有的固定和动力性畸形。常用的手术方式：胫前肌腱移位，Miller 术式、Cobb 术式、跟骨内移截骨、改良的 Hoke-Miller 术式、Lowman 术式、三关节融合术等。

三、成人获得性扁平足

目前认为胫后肌腱功能不全是导致成人获得性扁平足的主要原因。各种原因导致的胫后肌腱急性、慢性腱鞘炎，腱病、肌腱撕裂或断裂，均可以使胫后肌腱不能发挥其正常的功能。内踝远端 1.5 ～ 2.5 cm 是胫后肌腱相对缺血区域而容易发生退变与断裂。加速退变的因素有马蹄足、体重增加、韧带松弛、第 1 跖骨过短、第 1 跖骨过度活动、胫骨内翻、股骨前倾、外侧柱过短、内踝急性外翻扭伤等等。Mosier 发现退变的胫后肌腱中的黏蛋白含量增加，成纤维细胞增多，软骨样化生，缺血导致的肌腱中纵形纤维断裂。

Goncalves -Neto 发现退变的肌腱中，Ⅰ型胶原减少超过 40%，Ⅲ与Ⅳ型胶原增加超过 50%、25%，后两者不适于肌腱的正常功能。1983 年，Johnson 最早描述了胫后肌腱功能不全的症状与体征，后足外翻、前足外展导致平足畸形。1989 年，Johnson 与 Strom 将胫后肌腱功能不全进行了分级：Ⅰ期，胫后肌腱炎或腱鞘炎，沿肌腱疼痛，由于肌腱的长度正常，未见临床畸形。患者单足站立后跟可以抬起，轻度平足畸形，距下关节可屈曲。以保守治疗为主。如果保守失败，进行肌腱清创或腱鞘切除。Ⅱ期，介于Ⅰ期与Ⅲ期之间。由于肌腱退变或撕裂，不能完成单足后跟抬高，后足外翻，前足外展，平足更加明显。Ⅲ期，后足固定性外翻畸形，跟距关节半脱位伴骨关节炎，前足旋后外展，伴或不伴跟腱延长，治疗方法为距下关节或三关节融合。1996 年，Myerson 定义 4 级病变：所有以上畸形，合并胫距关节距骨外翻畸形。现多认为平足畸形是复合性的，存在于水平面、矢状面和冠状面 3 个平面。因此，平足畸形是一种复杂的病理状态，可包括前足、中足和后足的变化。

1. 临床症状

胫后肌腱功能不全一般发生于中年女性，尤其是长期从事站立工作者。另一类好发人群是青壮年喜欢运动者，一般有急性踝关节扭伤史，胫后肌腱挫伤或断裂。患者常主诉行走后踝关节周围疼痛，可见足弓扁平，严重者不能穿正常的鞋子。病史可以为数月或数年。

(1) 查体：可见踝关节周围肿胀，内侧纵弓扁平或塌陷，负重后更加明显。舟骨结节突出，跟骨外翻，前足外展。跗骨窦、沿胫后肌腱自舟骨结节至内踝压痛明显。有时可能不能触及肌腱或感觉肌腱间有间隙、肌腱增粗。常见体征如多趾征、第 1 跖骨拾起征、提踵试验阳性等。

平足症常常伴有跟腱或腓肠肌挛缩，区别二者对于手术方案的选择非常重要。患者放松肢体，分别在膝关节伸直与屈曲状态下，被动背伸踝关节。如果膝关节伸直状态下，踝关节背伸＜ 10°，说明肠肌可能痉挛影响足的正常功能；如果膝关节伸直，踝关节背伸受限，而膝关节屈曲时踝关节背伸角度增加，说明腓肠肌痉挛；如果无论伸膝还是屈膝，踝关节背伸均受限，说明跟腱挛缩。

(2)X 线检查：不是必需的，但是对于判断畸形严重程度与选择治疗方法很重要。应当包括双足和双踝前后位与侧位的非负重与负重位 X 线片。

(3)CT 对骨性异常有更好的显示，可以排除关节炎、跗骨间连接、骨折畸形等。

(4) 超声：具有价格低廉、方便，检查时间短，不受金属置入物影响、没有辐射等优点。可以观察肌腱的静态与动态变化。PremKumar 比较了超声与 MRI 对胫后肌腱病变的敏感度与特异性，前者分别为 80% 和 90%，后者为 90% 和 80%。

(5)MRI：可以对胫后肌腱与相邻结构进行全面的评价，显示胫后肌腱的撕裂、退变及断裂等。Feighan 认为 MRI 检查对于制定手术方案有重要的指导意义。

2. 治疗

(1) 保守治疗：Ⅱ度以内的胫后肌腱功能不全，应当首先进行保守治疗：休息、冰敷、消炎止痛药物、制动，不推荐应用类固醇局部注射。制动时间一般为 6 ～ 8 周，必要时可以重复。一旦急性炎症缓解，应用内翻后足与支撑纵弓、前足的支具，腓肠肌牵拉锻炼。畸形进展后应用内侧足弓支具难以控制疾患，踝足支具可以缓解疼痛。

(2) 手术治疗

① Ⅰ期患者：目前很少进行手术治疗，主要针对腱鞘炎、腱周炎的患者，可以切除炎性腱鞘与周围组织。此手术目前同样很少单独应用。当肌腱炎不得不切除退变病变的肌腱时，可以直接缝合或应用趾长屈肌腱加强。

② Ⅱ期患者：Ⅱ期患者的治疗目前有争议。主要应用的手术方法简单介绍如下。

趾长屈肌腱转移术：趾长屈肌腱转移术是将趾长屈肌腱固定于舟骨或内侧楔骨上。

跟骨内移截骨术：该手术方法已广泛用于治疗扁平足，它是将跟骨后 1/3 横断截骨，截骨处于腓骨骼腱后约 lcm，截骨平面与足底成 45° 并与跟骨垂直，将截下的跟骨结节部内移 lcm 并用螺钉固定，然而离体试验和临床试验均证实，该手术并不能解决距舟半脱位或中足下沉，不能改变内侧跖筋膜所承受的总力量，且可使足在背屈时的内旋内翻力线和活动度发生改变，造成踝关节炎过早发生。

外侧柱延长术：外侧柱延长术主要有 2 种方法，一种是在跟骨前部截骨并撑开延长；另一种是将跟骰关节撑开延长并融合。

跟骨内移截骨术 + 外侧柱延长术的联合手术：可以解决扁平足的所有畸形成分，外侧柱延长术可恢复内侧纵弓高度，跟骨内移截骨术纠正跟骨外翻，恢复正常距舟距离，还减少了距舟和距下关节内侧韧带的张力。这种联合手术可将足部的生物力学恢复到正常，允许转移的肌腱更好地发挥胫后肌腱的作用，且通过跟腱止点的内移，跟腱通过外侧柱的杠杆力臂减少，同时跟腱的外翻力量减少，外侧柱压力降低。

③Ⅲ期病变：Ⅲ期病变足的畸形已经固定，需要距下关节融合或结合距舟关节融合至三关节融合，以纠正畸形，稳定关节。

④Ⅳ期病变：一般需要三关节融合术、四关节融合术或人工踝关节置换加距下关节融合。关节固定术包括距下、距舟等单关节固定，双关节（跟骰＋距舟）固定，三关节融合等，它们可纠正距舟和距下关节半脱位、中后足外展外翻等畸形，恢复中后足之间的结构功能关系，使这些关节得以持久稳定；但后足活动是上述关节复合运动的结果，融合手术不可避免会导致中后足活动功能的丧失。单纯距舟融合对后足活动保留很少，可明显限制足旋前旋后、背屈跖屈和内外翻运动，使距下关节活动减少 80% ～ 91%，跟骰关节活动几乎完全丧失，并可发生踝关节炎、跟骰关节炎、舟楔关节炎，有人认为它对后足运动的影响类似于三关节融合术；单纯距下关节融合可使后足活动减少 20%，限制跟骰关节活动到原来的 56% 或很少，限制距舟关节活动到原来的 26%，也有报道限制距舟关节跖屈背屈的 56% 和旋前旋后的 70%；与距舟或距下融合相比，跟骰融合对后足关节活动的影响最小，可保留距舟活动的 67% 和距下活动的 92%；双关节固定仅可保留距下正常活动的 30%。为此，一些学者对融合手术持谨慎态度，关心融合造成后足关节活动受限和生物力学的改变，现多主张对畸形固定的Ⅲ期平足尽量选择性地保留中后足的部分活动功能。

⑶ 同时进行的软组织手术

对于跖屈外翻足，要进行跟腱延长。切开或皮下切断均可，跳跃韧带的增加、胫前肌腱悬吊等。Miller 与 Fraser 认为这是非常关键并重要的部分，但是 Justin Greisberg 应用坚强内固定后认为骨性手术同样可以获得良好的手术效果。

第六节　足部其他疾病

一、前跖痛

1. 跖间神经痛

跖间神经瘤是趾总神经因长期慢性损伤导致的神经病变疼痛症候群。病理改变为病变神经瘤样增生，神经水肿、纤维化，毛细血管变性，神经轴突脱髓鞘。常见病因穿鞋不当，身体超重，足部畸形，急慢性损伤，继发于周围炎性病变压迫或刺激。

⑴ 诊断：病变部位多为第 3 趾总神经，第 2 趾总神经次之。局部疼痛，行走时加重，为烧灼样或刀割样疼痛放射至相邻足趾，逐渐出现足趾感觉减退。病变部位压痛并向足趾放散，横向挤压跖骨头或被动背伸足趾可诱发疼痛。压痛点封闭症状消失是诊断依据之一。

⑵ 治疗：首先采取保守治疗，穿鞋要舒适，适当应用足部支撑垫。口服或外用非甾体类消炎药，物理治疗，局部封闭治疗。经保守治疗 3 个月以上无效考虑手术治疗。跖间神经瘤切除可采用足底入路和足背入路。足底入路显露清楚，切除彻底，但可能出现足底负重面瘢痕。

足背入路不形成足底瘢痕，但手术显露有困难，有时神经瘤切除不彻底。关节镜下神经瘤切除术能达到很好的治疗目的，且损伤小，不损害跖骨间韧带，恢复快。

2. 跖骨头下榻

多种病变可造成跖骨头下榻（跖骨头下沉），产生跖痛症状。其本质是前足横弓的生物力学异常：第1跖骨发育异常；其他跖骨发育过长或跖骨头过大；先天性平足或松弛足；前足骨骼或软组织外伤；神经损伤导致足部肌肉失衡；神经肌肉病变；涉及前足的炎性病变。

(1) 诊断：表现为第2～4跖骨头跖侧疼痛，症状逐渐加重，至影响行走。体检可见前足横弓塌陷，病变跖骨头下沉，其下可见压迫性胼胝。X线摄片显示跖骨头下榻，跖骨头过长或增大。CT扫描能确定跖骨头下榻状况。足部力学分析可了解跖骨头负重情况。

(2) 治疗：保守治疗，应用各种衬垫或足弓垫，足内在肌锻炼。部分患者需要手术治疗。可供选择的手术包括跖骨颈截断术，跖骨颈背伸楔形截骨术，跖骨基底背伸楔形截骨术，跖骨短缩术，跖骨头跖侧髁部分切除术。

3. 跖骨头缺血性坏死

跖骨头缺血性坏死多发生在第2跖骨，好发年龄14～18岁。较为公认的病因是累积损伤导致跖骨头供血障碍产生缺血性骨坏死，随病变进展跖骨头逐渐碎裂、变形，关节功能障碍。

(1) 诊断：第2跖趾关节处疼痛、压痛，关节肿胀、活动受限。X线摄片显示跖骨头变形，骨硬化或囊性改变，关节间隙早期增宽、晚期狭窄。

(2) 治疗：非手术治疗包括减少负重，穿矫形鞋，物理治疗。封闭治疗可以缓解症状，但可能加重软骨损害。晚期病例采取手术治疗。跖骨颈截断术可以使跖骨头背向移位，减轻跖侧压力，缓解症状。跖骨颈背伸楔形截骨术可以使跖骨头向背侧旋转，利用跖骨头较完好的跖侧部分替代病变的远端部分，截骨后的再血管化可以增加跖骨头供血，跖骨头向背侧旋转也减轻了跖侧压力。

跖骨头严重破坏时可实施跖骨头切除术。跖趾关节两侧关节面均有破坏时实施跖趾关节切除。跖趾关节切除后采取人工跖趾关节置换术已有许多成功经验。

4. 跖骨疲劳性骨折

前足过度使用，长期应力积累可导致跖骨远端发生疲劳骨折。好发部位是第2、3跖骨颈及跖骨干远段。病因为长途行走，长跑；先天性第1跖骨过短；足肌力弱，足部韧带薄弱。

(1) 诊断：发病隐匿，无明显外伤史。开始时感觉跖骨远段疼痛、肿胀、压痛，活动时疼痛加重，休息时缓解，X线摄片多正常。2～3周后病变处可触及硬性包块，X线摄片显示跖骨颈周围骨痂生长并可见骨折线。

(2) 治疗：患足休息，减少活动，穿矫形鞋。定期X线摄片复查，了解骨折愈合情况，骨折愈合后逐渐负重行走。跖骨疲劳性骨折不需要手术治疗。

二、跟痛症

跟痛症是由多种疾病导致的足跟部疼痛症候群，按部位分为跟跖侧疼痛和跟后部疼痛。

1. 跖侧跟痛症

跖侧跟痛症涉及近端跖腱膜炎，跟脂肪垫炎，足底外侧神经支卡压症，跟骨骨刺，跟骨骨膜炎；跟骨内高压也是一种可能的病因。在一个病例经常可以数种病变同时存在。

(1) 诊断：共同表现是跟骨跖侧疼痛。跖腱膜炎开始行走时疼痛明显，活动后缓解，足跟内侧肿胀，跖内侧压痛点。跟脂肪垫炎脂肪层变薄，失去弹性，不能穿硬底鞋，跟跖侧中央压痛，有时可触及跟骨结节。足底外侧神经支卡压症活动后疼痛加重，足跟内侧拇展肌起点处压痛点。

(2) 治疗：多数病例保守治疗有效，穿舒适的鞋，应用跟骨垫及足弓支撑垫；炎症发作时患足制动，应用消炎药、理疗或封闭治疗。应注意跟脂肪垫炎不宜封闭治疗，以免加重脂肪垫萎缩。手术治疗适用于长时间保守治疗无效的病例，包括跖腱膜部分切断术，跖腱膜部分切断术结合跟骨骨赘凿除术，关节镜下跟骨骨赘切除术，足底外侧神经支松解术。

2. 非止点性跟腱炎

跟腱距止点 2 ～ 6 cm 是相对缺血区，过度应力和累积损伤可导致非止点性跟腱炎，涉及腱周组织及跟腱本身。早期为腱周炎，中期腱周组织及跟腱均有退变，晚期肌腱纤维断裂。

(1) 诊断：跟腱止点上方疼痛，早期为活动痛，随病情加重，出现休息痛，跟腱僵硬，跛行。跟腱处肿胀，增粗及结节样改变，压痛，踝关节背伸受限，被动伸踝时疼痛加重。X 线摄片雄示软组织肿胀，MRI 可显示跟腱退变及其范围。

(2) 治疗：患足制动，冰敷，理疗，佩戴支具，服用非甾体类消炎药。禁忌封闭治疗。手术治疗：腱周组织及跟腱清创术，跟腱缝合术，跟腱修复术

3. 止点性跟腱炎、Haglund 畸形与跟腱滑囊炎

跟腱止于跟骨后侧结节，其前方滑囊为跟腱囊、后方为皮下囊。反复应力和退行性变可引起止点性跟腱炎及跟腱微小撕裂，进而产生滑囊炎症和跟骨后上结节增生 Haglund 畸形。

(1) 诊断：跟腱止点处疼痛，局部肿大，压痛，踝关节主动跖屈可诱发疼痛。滑囊炎为突发肿胀、疼痛，肿块有波动感。X 线摄片显示跟腱附着处骨赘，跟骨后上结节增生肥大。

(2) 治疗：患足制动，冰敷，理疗，非甾体类消炎药。穿鞋要求鞋帮柔软，鞋跟抬高减少跟腱拉力。手术治疗包括：跟腱清理术，滑囊切除术，跟骨后上结节增生凿除术。

三、足趾其他畸形

1. 蹲僵直 (硬)

碍僵直是一种较常见的蹲趾病变，多见于中、老年人。表现为第 1 跖趾关节疼痛，蹲趾背伸受限，关节背侧骨质增生，关节退行性改变。病因包括；生物力学异常，第 1 跖骨固定，第 1 跖骨过长，第 1 跖骨抬高；第 1 跖趾关节急、慢性创伤因素；继发于各种关节炎；继发于其他关节畸形，如蹲外翻；骨软骨炎。

(1) 诊断：第 1 跖趾关节疼痛，背伸活动受限，严重者行走困难，步态异常；关节背侧肿大，触诊骨性硬度，压痛，足趾跖侧压迫性胼胝。X 线扱片显示关节间隙狭窄，关节背侧骨增生，软骨下骨硬化或囊性变，背侧病变较跖侧严重。

(2) 治疗：保守治疗，热敷，理疗，消炎药，穿矫形鞋。保守治疗无效时实施手术治疗。第 1 跖骨头背侧骨唇切除术适用于背侧骨赘妨碍关节背伸，而关节退变较轻的病例或作为其他截骨手术的附属手术。手术要点是切骨要充分，术中关节背伸应达到 60° ～ 70° 。

近侧趾骨背伸截骨术是将部分跖屈活动转变为背伸活动，而增加关节活动度。适用于青少年，无关节炎改变的患者，与第 1 跖骨头背侧骨唇切除术结合使用可明显提高疗效。近节趾骨近端切除成形术 (Keller 手术) 适用于老年、活动较少的病例。第 1 跖趾关节严重骨关节炎可实

施关节融合术。活动量较少的病例可慎重选择人工跖趾关节置换术。

2. 踇内翻

后天性踇内翻常见于踇外翻矫形术后，其他原因有创伤，关节炎症，神经肌肉病。

(1) 诊断：轻度踇内翻可以没有症状，也不影响穿鞋、行走。严重踇内翻，畸形呈固定性，常伴有趾间关节屈曲挛缩，穿鞋、行走困难，疼痛，病程较长时关节有退行性改变。

(2) 治疗：踇内翻的手术治疗包括软组织手术，跖骨截骨术，关节成形术及关节融合术。踇展肌腱及内侧关节囊松解术适用于轻度畸形，或作为其他矫形手术的前期步骤。踇长伸肌腱外侧半移位术及踇短伸肌腱移位术可以重建第 1 跖趾关节周围肌力平衡，用于治疗年龄较轻、活动较多、无关节退行性改变的中轻度踇内翻畸形病例。对于固定性畸形和有关节退行性改变的病例，可以采用第 1 跖趾关节成形术或关节融合术。

3. 锤状趾

锤状趾畸形多累及单个足趾，常见于第 2 趾，其次为第 3 趾。表现为近侧趾间关节屈曲，远侧趾间关节屈曲、背伸或正常，病情较长继发跖趾关节背伸畸形、跖骨头下沉。病因包括：穿鞋不当；第 2 跖趾序列过长；踇指外翻畸形；创伤因素；结缔组织疾病；先天性锤状趾。

(1) 诊断：患病足趾近侧趾间关节屈曲畸形，其背侧面皮肤压迫性胼胝；跖趾关节背伸畸形导致跖骨头下沉，跖骨头下胼胝。畸形部位有疼痛及压痛，畸形可以是僵硬、不能被动矫正的，或是柔韧、可被动矫正的。有些锤状趾继发于踇外翻畸形。

(2) 治疗：锤状趾保守治疗可采用多种衬垫或固定带矫正畸形，这些方法只能缓解症状、暂时减轻畸形、不能根治畸形。对于保守治疗无效的病例，应当采取手术方法矫正畸形。伸趾肌腱切断及关节囊切开术适用于跖趾关包括近侧趾间关节成形术，跖趾关节成形术，跖骨头成形术或它们的组合，根据畸形部位和畸形程度决定手术部位和截骨量。

4. 爪形趾

在临床上，爪形趾与锤状趾经常相互混称。两者区别在于：爪形趾畸形严重，累及多个足趾，甚至踇趾，症状及功能障碍更明显；爪形趾包含近侧趾间关节屈曲畸形及跖趾关节背伸畸形；爪形趾畸形经常与足弓畸形及神经肌肉病变有关联，如脊髓前角灰质炎、进行性肌萎缩、马尾神经疾患、高弓足畸形等，类风湿关节炎也可导致严重爪形趾畸形。

(1) 诊断：爪形趾为多足趾畸形，近侧趾间关节屈曲，跖趾关节背伸，跖骨头下沉。骨突出部位皮肤胼胝，至溃疡，局部疼痛，行走困难。严重畸形病例很难买到合适的鞋。

(2) 治疗：手术是治疗严重爪形趾畸形的唯一方法，主要是通过关节成形术矫正跖趾关节畸形，可采取跖趾关节切除、跖骨头切除或近节趾骨近端切除。为达到挛缩软组织的放松和关节复位，切骨要充分。切骨后用克氏针贯穿关节维持对位，术后 3 ～ 4 周拔除钢针。有时需要做趾间关节成形矫正趾间关节畸形。关节成形术的缺点是足趾短缩，前足力学功能异常。矫正畸形后，实施人工跖趾关节置换术可保持足趾的有效长度和跖趾关节的活动功能。5. 槌状趾槌状趾的特征性表现是远侧趾间关节屈曲畸形，可以与锤状趾、爪形趾并存或单独出现，常见于第 2 趾。早期畸形是可复性，逐渐伸肌力削弱，趾长屈肌挛缩而形成固定性畸形。

(1) 诊断：远侧趾间关节屈曲畸形，足趾尖端及远侧趾间关节背侧胼胝。

(2) 治疗：症状明显，影响行走者需要手术治疗。屈趾肌腱末端切断术适用于可复性槌状趾畸形，为放松挛缩软组织也可同时实施远侧趾间关节成形术。其他可供选择的手术包括远侧趾间关节融合术，经远节趾骨截骨术。

6. 小趾内翻、小趾囊炎与第 5 跖骨外翻

小趾囊炎表现为第 5 跖趾关节外侧肿大及疼痛，其病理解剖包括：第 5 跖趾关节外侧软组织肿大；第 5 跖骨头外侧骨性肿大；第 5 跖骨外翻；小趾内翻。

(1) 诊断：第 5 跖趾关节外侧肿大，疼痛，压痛。可触到第 5 跖骨头外侧凸出，皮肤胼胝，红肿或囊肿。第 5 趾内翻，趾间关节或趾尖压迫性胼胝。负重位 X 线摄片可显示第 5 跖趾关节脱位或半脱位，第 5 跖骨头外侧骨赘，第 2、5 跖骨及 (或) 第 4、5 跖骨间角增大。

(2) 治疗：使用衬垫或固定带可以缓解症状，推迟手术时间。保守治疗无效，采取手术矫正，手术选择是根据畸形程度和畸形成分。第 5 跖骨头外侧髁部分切除术适用于第 5 跖骨头外侧髁增大或骨赘形成，跖趾关节半脱位，第 4、5 跖骨间角正常的病例；需要同时实施内侧关节囊松解及外侧关节囊紧缩缝合以纠正关节半脱位。第 5 跖骨骸骨术适用于第 5 跖骨外展或跖骨干向外弯曲的病例。第 5 跖骨干中、远段向外弯曲实施跖骨头、颈截骨术，第 5 跖骨外展选择基底截骨术。术中及愈合期注意避免跖骨远段抬高，以预防术后转移性跖骨痛。

(王敬涛 韩文冬 颜 丽)

第十五章 膝部超声

第一节 超声在风湿性骨关节疾病中的应用

风湿性疾病(简称风湿病)泛指影响骨、关节、肌肉及其周围软组织如滑囊、肌腱、筋膜、血管、神经等的一大类疾病。1993年美国风湿病学学会“关节炎和风湿病的命名与分类”将风湿病分为弥漫性结缔组织病、与脊柱相关的关节炎、骨关节炎、骨及软骨疾病、关节外疾病等10大类。风湿病在我国并不少见，是造成我国人群丧失劳动力和致残的重要原因之一。

由于风湿性疾病往往累及骨骼、肌肉等软组织或经常以骨骼、肌肉等软组织的病变为首发表现，因此，对骨骼、肌肉等软组织的病变做出早期、准确诊断，具有十分重要的意义。尽管关节镜和关节造影可以直观地观察关节内结构，且被视为诊断关节病变的“金标准”，但两者均为有创检查，患者不易接受。众所周知，影像学检查在骨骼、肌肉等软组织病变的诊断中发挥着重要作用，具有临床体格检查和实验室检查不可比拟的优势。常规X线平片判断骨质增生、骨赘和关节间隙改变等准确性较高，但对风湿病的早期骨关节病变，如滑膜增厚、软骨破坏等却不敏感。MRI检查可以弥补X线平片的不足，具有良好的软组织分辨力，但检查费用昂贵、检查过程较复杂，大大限制了其应用和普及。

与X线平片、MRI和关节镜相比，超声除了具有无创、简便、经济等优点之外，还可在短时间内对多个关节进行多个角度的实时扫查，对许多肌肉病变的诊断敏感性远高于X线片，甚至对某些病变(如滑膜炎、腱鞘炎等)的诊断敏感性高于MRI。近年来，随着超声技术的飞速进步，特别是高频线阵探头分辨力的提高，超声在风湿性骨关节疾病中的应用愈来愈广泛。在欧美许多国家，肌骨超声检查已经成为风湿病专科医生日常临床工作的重要部分，有学者甚至将超声比喻成风湿病专科医生的“听诊器”。目前，超声在风湿性骨关节疾病中的应用主要体现在以下两个方面：

1. 风湿性骨关节病变的诊断及疗效监测

超声检测关节积液和滑膜增厚的敏感性及准确性均较高，并可鉴别上述两种病变；可敏感发现手足等小关节周围滑膜炎甚至亚临床型滑膜炎，文献报道显示，超声检测滑膜炎的准确性与核磁共振相近，优于临床体检；超声检测软骨退行性病变及早期骨质侵蚀亦具有较高的敏感性及准确性；对于临床上难以检查的大关节如髋和肩关节，由于其位置深在，普通体检通常难以明确其病变情况，超声探查可为临床诊断提供不少有用信息。此外，彩色多普勒血流显像(CDFI)和彩色多普勒能量图(CDE)可对滑膜血流情况进行半定量或定量评价，有利于评估疾病的活动性，为临床治疗提供客观依据，并可应用于病变的治疗疗效监测。

2. 介入性超声在风湿性骨关节病变诊断及治疗中的应用

超声的实时显像能力及高分辨力是应用于风湿病介入诊断及治疗的基础。超声引导简便、安全、准确性高，特别适合于大关节如髋关节、少量积液等穿刺抽吸，以及骨、软组织病变的穿刺活检等，临床应用价值高。在关节穿刺中，超声引导与传统X线引导技术比较有较多优势，如无电离辐射，能准确引导进针，清楚显示穿刺针在囊内的位置，并可同时显示关节周围软组织病变等。目前，超声在风湿病治疗中应用主要为引导关节内和软组织内激素注射治疗，以及肌腱钙化的治疗等。准确定位并准确穿刺注射可提高治疗效果，减少并发症的发生。在超声引导下可更准确地将药物注入病变局部，而仅凭触诊确定注射部位则有 50% 的关节局部注射定位不准确。超声引导可避免穿刺治疗时损伤神经、血管、肌腱等重要结构。

一、检查技术

1. 仪器

现有的高分辨超声诊断仪均可使用，最好使用高分辨彩色多普勒超声仪探头可采用高频线阵探头及低频凸阵探头。频率选择应根据探查部位决定，频率越高、分辨力也越高，但可探测到的组织深度就越浅。通常浅表关节如肘关节、腕关节等。表浅部位的皮下组织、肌肉、肌腱、半月板、关节软骨等，选用 7.5 ～ 10 MHZ 或 10 MHZ 以上的高频探头；深部大关节如髋关节、肩关节及深部软组织病变，可选用 3.5 ～ 5.OMHz 探头，对血管病变或欲了解病变的血流情况，应加用 CDFI 或 CDE。进行介入性超声时，应选用特殊探头及配件，并进行消毒处理。

2. 探测方法

(1) 检查前准备：一般患者无须特殊准备。

(2) 体位和肢体位置根据病变部位、观察需要和操作方便，而取不同体位。目的是更好地暴露扫查目标探测关节一般取中间位，必要时用不同角度的屈曲、内收、外展抬高或内外旋位等。

(3) 扫查方法：探测过程中，相关肢体配合自主或被动运动及相应的骨科辅助试验进行动态观察，更容易发现异常和定位，根据需要对病变进行纵、横、冠状和矢状切面等多方位扫查。值得注意的是，在检查肌腱时，探头应垂直于肌腱的长轴，以免发生低回声伪像。

二、超声解剖及正常声像图

肌腱长轴表现为束带形细纤维状中等回声，内部为连续平行的纤维样结构，这是由排列规则的纵行胶原纤维和致密结缔组织构成。外层有两条光滑的强回声线包绕，为肌腱旁致密结缔组织的回声有腱鞘的肌腱，周围有一薄层低回声包绕，厚度 1 ～ 2 mm，边界清楚。韧带由致密结缔组织组成，胶原纤维互相交织，呈束带状或带状低回声。肌腱端骨面光滑连续。

1. 肌肉

肌肉呈低至中等回声，纵切面呈多条平行排列的线状或条状高回声，由胶原蛋白束和腱内膜隔之间的界面反射形成横切面，每条肌肉略呈圆形、双凸透镜形或不规则形，中间可见网状、带状分隔及点状强回声，总体上肌肉回声低于肌腱。

2. 关节

由关节面、关节囊和关节腔三个主要结构组成。正常骨关节面轮廓显示为清晰、光滑、连续的强回声线后伴声影。关节表面的软骨呈相对低回声带，轮廓光滑清晰，覆盖在骨骺上。正常关节软骨厚度 1.2 ～ 1.9 mm。关节囊是附着在关节面四周的结缔组织囊，分内外两层，外层为纤维层，内层为很薄的滑膜层，关节囊纤维层表现为清楚的高回声线。在滑膜隐窝内可见少量液体，大约 2 ～ 3 mm 厚的液体层将滑膜分开。

3. 滑囊

滑囊是结缔组织和滑膜形成的封闭囊，形扁壁薄，囊内有少量滑液起到润滑剂 作用，多位于肌腱、韧带、肌肉与骨面等紧密接触而又互相滑动处。正常滑囊在超声上表现为软组织中的低回声裂隙，常被一高回声线围绕。高回声产线代表了滑膜囊的组织 - 液体界面，正常情况下彩色多普勒无法探测到滑膜血流。滑膜囊内液体不超过 3 mm，与对侧比较是评价少量滑膜囊积液的最好方法。

第二节 血清阴性脊柱关节病超声表现

血清阴性脊柱关节病 (spondyloarthropathy，SpA) 简称脊柱关节病，是一组相互关联的多系统炎症性风湿病，包括强直性脊柱炎、银屑病关节炎、反应性关节炎、肠病性关节炎及未分化 SpA 等疾病类型。该组疾病可累及脊柱、外周关节、关节周围结构及多种关节外组织，多侵犯青壮年男性，发病率及致残率均较高。

SpA 较特征性的病理改变为肌腱端炎。肌腱端 (enthese，En) 是指肌腱、韧带或关节囊与骨连接的部位，目前多数人认为 En 是 SpA 的首发部位。肌腱端炎的临床表现和实验室检查均缺乏特异性，难以做出正确诊断。而且，肌腱端因其解剖部位的特殊性，在病理活检时易出现严重并发症而难以开展。因此，影像学检查成为诊断肌腱端炎的重要手段。近年来，国内外有许多研究表明，超声可用于 En 病变检测，且诊断敏感性明显高于临床体格检查。

一、肌腱端炎

超声检查对检测肌腱端炎有重要价值。超声可显示肌腱端炎所致积液、水肿增厚、钙化、肌腱端止点骨破坏等异常改变。当肌腱端水肿增厚时，超声表现为肌腱端弥漫性或结节性增厚，内部出现不规则低回声区，腱周轮廓模糊，肌腱内部及周围血流信号增加；钙化则表现为强回声斑，伴或不伴声影；腱周滑囊积液可出现低回声区或暗区；肌腱端止点骨破坏，表现为骨糜烂或皮质回声中断。我们采用高频彩色多普勒超声检测了 30 例健康志愿者和 30 例 SpA 患者下肢共 1 080 个 En(每例受检个体的 En 数均为 18 个) 厚度、声像及血流显像变化，并进行了比较。结果显示，SpA 患者 En 厚度及水肿、钙化、附着点骨面毛糙及缺损或增生等异常声检出率、肌腱端内血流信号显示的阳性率极其丰富程度均高于正常人，差异有显著性 ($P < 0.05$)。提示高频彩色多普勒超声可较敏感反映肌腱端炎的病理改变，有助于 SpA 的早期诊断和鉴别诊断，并可作为患者病情监测及临床疗效评价的有用手段之一。

二、关节积液及滑膜增厚

SpA 患者可有不同程度关节积液及轻度滑膜增厚。关节积液表现为关节腔间隙增宽，腔内出现带状无回声区。滑膜增厚则表现为关节腔内壁不光滑，见轮廓不规则的绒毛样或结节样低回声突起，其内常有丰富的血流信号。

第三节 类风湿关节炎超声表现

类风湿关节炎 (rheumatoid arthritis，RA) 是一种累及周围关节为主的多系统性、炎症性的自身免疫性疾病，以中年女性多见。RA 的临床表现特点为对称性、周围性多个关节慢性炎性病变。滑膜炎是 RA 的基本病理改变。RA 的诊断需要结合临床表现、实验室检查和影像学证据。

一直以来，X 线平片被认为是诊断 RA 的首选影学方法，但其检测早期 RA 骨质改变的敏感性较差，一般在 RA 病程 6～12 个月时，X 线平片上才有明显的改变。MRI 在显示滑膜、肌腱、软骨等软组织方面具有较大的优势，但由于价格昂贵等不足，限制了其应用普及。超声可以在多个平面、不同角度对关节进行扫查，超声判断骨质侵蚀的敏感性要高于 X 线平片，特别是在早期 RA 患者。国外有学者认为，对于临床上高度怀疑为 RA 的患者，当 X 线平片呈阴性或改变不明显时，应行超声检查了解有无骨质侵蚀，避免漏诊。根据 RA 不同阶段的病理变化，超声表现可有不同变化。

一、滑膜炎

以不均匀性滑膜增厚为明显。超声表现为滑膜不均匀性增厚、回声减低，关节间隙增宽，探头加压时可见滑膜受挤压变形但位置保持不变。可伴有关节及滑囊积液。若滑膜内血流信号丰富，表明疾病处于活动期。文献报道显示，利用超声检测滑膜血流及滑膜增生程度可以反映疾病的活动度及监测治疗效果。当病情急剧加重时，滑膜增厚，血流丰富，关节积液增多。有效治疗后，关节内液体、滑膜厚度及滑膜血流均可减少。

二、骨质侵蚀

骨质侵蚀是 RA 的重要病理改变之一，与 RA 的预后有着密切关系。其超声表现为骨皮质回声毛糙不平滑、连续性中断或缺损。在判断手腕部骨质破坏时，应注意与正常骨表面切迹、凹陷鉴别，后者在任何断面上均表现为边界清晰的局部凹陷，骨皮质回声连续、平滑、形态规则。

三、关市软骨破坏

表现为软骨表面回声毛糙不平滑、软骨变薄，严重者软骨回声消失。

四、腱鞘炎和肌腱炎

腱鞘增厚，回声减低，腱鞘内积液。肌腱边界模糊，肌腱增厚，回声减低，CDFI 显示血流信号增多。

五、类风湿结节

类风湿结节表现为皮下软组织内椭圆形低回声结节，一般小于 1 cm，边界清晰，内部回声均匀，可有血流信号。

第四节 骨关节炎

骨关节炎 (osteoarthritis，OA) 又称退行性关节病，是中老年常见的风湿性疾病，其发病机制与软骨的破坏和修复有关。关节软骨变性是本病主要的病理改变，随着病情进展，可形成骨赘、“关节鼠”、软骨下骨质增生硬化、骨囊性变等。滑膜改变一般不明显。骨性关节炎的诊断标准因不同关节而异，但主要是结合临床表现、实验室检查和影像学表现来进行诊断。

一、关节软骨退行性变

关节软骨变性是骨性关节炎较为特征性的病理改变，普通 X 片并不能直接显示软骨，只能通过关节间隙的狭窄，间接推测软骨是否发生变性，因而容易出现假阴性和假阳性结果。MRI 不仅克服了 X 线平片的缺点，也能避免关节镜难以观察软骨内部结构的不足，甚至还能反映出软骨的 4 层组织学结构。已有大量文献报道，MRI 是无创性诊断关节软骨退行性变的理想手段，具有较高的准确性但是 MRI 检查费用偏高，检查过程复杂，难以作为首先筛查手段。近年来，随着超声技术的发展及其分辨力的提高，超声为软骨退行性变的无创性诊断提供了一条新的途径。超声能直接显示关节软骨的观点已得到公认，动物离体软骨退行性变模型实验研究表明，超声还能辨别正常软骨和退行性变的软骨病灶，并且具有较高的敏感性。

我们通过与关节镜及手术标本对照，比较了不同影像学方法对膝关节软骨退行性变诊断价值，结果表明超声诊断关节软骨退行性变的敏感性、特异性和准确性均明显高于 X 线平片；而与 MRI 相比，超声诊断的敏感性、准确性偏低，但特异性较高。正常膝关节软骨的声像图表现为覆盖于骨质表面的高 - 低 - 高“夹心饼断面样”回声带，表面及深层高回声线光滑、清晰、锐利；中央低回声带透声好，回声均匀。正常膝关节软骨中央厚，向边缘逐渐变薄，移行自然。

膝关节软骨退行性变超声表现为软骨表面毛糙、变薄或消失、局部隆起，回声改变和软骨下骨质改变等征象，我们参照 Shahriaree 关节镜下软骨退变分级标准，并对照关节镜检查结果，总结Ⅰ～Ⅳ期的膝关节软骨退行性变的超声表现如下：

Ⅰ期退行性变通常改变很不明显，少数可见软骨内断续的线状高回声，或软骨表面与关节腔内增厚滑膜分界欠清。

Ⅱ期退行性变软骨表面毛糙，病变区回声增高，软骨轻度变薄或局部隆起，部分病例软骨下骨质线回声增高。

Ⅲ期退行性变软骨局部明显变薄，软骨下骨质线回声增高、欠规则。

Ⅳ期退行性变软骨层完全缺失，软骨下骨质暴露，骨质线规则或不规则。部分病例骨质回声局部中断，为软骨下骨破坏表现。文献报道也显示，超声对软骨退行性变的分期与手术分期有较好的相关性，能反映出软骨退行性变的严重程度，有助于估计病情程度、指导治疗。

二、滑膜增厚

Walther 等报道，有 46.1% 的膝关节 OA 患者超声探查可显示滑膜增厚。超声表现为绒毛状或结节状中等回声，不能推移，压缩性差，CDFI 可见血流信号。骨关节炎滑膜增生程度往

往没有类风湿关节炎明显

三、关节积液

69.2% 的膝关节 OA 患者超声探查可见膝关节积液。超声表现为关节内出现液性暗区

四、腘窝囊肿

部分膝关节骨性关节炎患者可出现腘窝囊肿。超声表现为腘窝内、关节囊外呈圆形或椭圆形的无回声或低回声区，边界清楚，后方回声增强。

五、关节鼠

超声表现为关节内局灶性强回声团与骨关节面回声不相连，后方伴声影。膝关节鼠在膝关节屈伸活动时位置可改变。

六、骨赘

增生的骨赘在声像图上表现为自骨端边缘突出的强回声光斑，后方伴有声影。

总之，随着超声技术的发展，超声在风湿病领域的应用范围不断扩大，不仅为风湿病的临床诊断及治疗提供无创、实用、简便的方法，也为风湿病的研究提供了一种新的工具。但是，由于超声波的某些固有特性，超声的应用也受到一定的限制，如超声检查存在着一些盲区，某些部位(如骶髂关节、脊柱等)由于探头接触及声窗范围有限而导致视野不足。此外，风湿性疾病超声诊断目前几乎还没有一个公认的标准，超声检查对操作者经验的要求也较高，故超声检查的普及推广尚需要进一步的努力。然而，技术是在不断进步的。近年来，宽视野成像、三维超声和超声造影等新技术的发展，将在一定程度上弥补传统超声技术的不足。超声在风湿病领域的应用前景将会更加广阔。

（颜 丽 宋风荣 赵云峰）

第十六章 儿童骨骺损伤

第一节 概述

骨骺是儿童骨骼所特有的解剖结构，也是未成熟骨骼中最为“柔弱”的区域。骨骺损伤是涉及骨骺纵向生长机制损伤的总称，包括骺板、骨骺、骺板周围环，以及与之相关的关节软骨及干骺端的损伤。骨骺骨折是最常见的骨骺损伤，但并不是骨骺损伤的全部。废用、射线、感染、肿瘤、血运障碍、神经损伤、代谢异常、冻伤、烧伤、电击伤、激光损伤、应力损伤都可以造成骨骺损伤。不同部位的骨骺对损伤之反应也不尽相同，实际上每一例骨骺损伤都是包含诸多内容的独特个体(患儿年龄、损伤部位、损伤类型、移位程度、受伤区域的生长潜力以及伤后受治的时间等)。因此，针对任何骨骺的治疗行为应尽可能地采用“温柔”的手段，对损伤预后的判断都应推迟到生长紊乱期渡过之后，还应记住的是骨骺损伤并发症的处治既困难又复杂。

骨骺是一团能快速增殖分化的软骨细胞，扁平状骨骺主骨骼的纵向生长，圆球状骨骺则司骨骼的周径扩张，长骨骨骺的生长方向对着干骺端。男性大约在 20 岁时身体所有的骨骺完全闭合，女性一般提前 2 岁。按功能划分骨骺有 2 个生长带：主导纵向增长的骺板软骨细胞柱，与司职横向增殖的软骨细胞膜。依承受的应力骨骺可划分为 2 种类型：形成关节面的压力性骨骺与提供肌肉附着点的牵张性骨骺。上肢的生长潜力主要在两端，即肱骨近端与尺、桡骨远端，下肢的生长潜力集中在膝关节上下，即股骨远端与胫骨近端。

骺板是通过 Ranvier 区域和 Lacroix 软骨周围环连接于骨骺和干骺端之间的薄层软骨板。骺板划分为 4 个区域，静止细胞层或原始区、增殖细胞层、肥大细胞层和软骨内骨化层，后者与干骺端相连接。前两个区域有丰富的细胞外基质，可对抗剪切应力。第三层肥大细胞层仅含很少的细胞外基质，机械结构减弱。在肥大区的干骺端侧，有一个临时的钙化区，该区域内软骨内骨化，增强了对抗剪切力的强度。因此，在临时钙化区上部的肥大区是骺板最薄弱的区域，骺板的大多数损伤发生在这里，而生发细胞层保持完整并黏附于骨骺，如果该层没有血液供应的损害或骨折线通过，这种损伤将会恢复而不出现生长障碍。

骨骺损伤机制还与年龄密切相关，随年龄增长，骨骺抗张力强度会随之增大，而附着于骨骺周围的软骨膜则相反，抗张力、剪力之能力随年龄的增长而下降。一般而言，婴幼儿因骨骺偏厚受剪切性或撕脱性损伤较多；青少年则以骨骺骨折伴分离的损伤较为常见(剪切力与角向力的联合作用)；接近生长末期时因部分骨骺已有闭合，当关节内承受剪力时(伴有或不伴有角向力)，往往导致关节内骨折的发生。在儿童骨折中，有 15% ～ 3 o% 发生骨骺损伤。长骨远端骨骺损伤的概率多于近端骨骺。常见的骨骺损伤部位是桡骨远端、胫骨远端和指骨，男孩是女孩的 2 倍。骨骼损伤的易发年龄男孩是 12 ～ 15 岁，女孩是 9 ～ 12 岁。

第二节 分类

骨骺损伤的分型方法很多，如 Salter-Harris，Foucher，Poland，Aitken，Ogden 以及后来的 Peterson 分类方法。Salter-Harris 分型是目前应用最广泛的分型方法，分为 5 型。后来，Salter 的同事 Rang 又补充了一型损伤，即软骨周围环的损伤，称之为 Salter-Harris6 型损伤。

一、Salter-Harris 骨骺损伤分型

1. 单纯骨骺分离

多发生于婴幼儿，占骨骺损伤的 15.9%。骨骺沿全部骨骺线从干骺端分离，离发生在骺板肥大细胞层，不伴有任何干骺端骨折。如骨膜仍然完整，则无移位或很少移位，除了骨骺线可轻微增宽外，在 X 线片上很难做出诊断。分离较大则会有骨膜破裂，如已经部分或完全的自行复位，容易漏诊。损伤常由于剪切力或扭转力所致，多见于产伤骨折。X 线片上可见骨化中心移位，如在骨骺骨化之前发生，临床诊断较 X 线片诊断更有意义，此外可用关节造影或超声影像协助诊断。如未伤及骨骺的血管，此种类型骨骺损伤整复容易，预后良好，多不引起生长障碍。但股骨头骨骺分离时骨骺动脉破坏，预后不佳。Ⅰ型的骨骺分离也可见于坏血病、佝偻病、骨髓炎等。

2.Salter-Harris Ⅱ型

骨骺分离伴干骺端骨折，是最常见的类型，占骨骺损伤的 48.2%。骨折线通过肥大细胞层延伸一定距离后斜向干骺端，累及干骺端一部分，产生一个三角形干骺端骨块。Ⅱ型损伤常见于 7 ～ 8 岁以上的儿童，骨折端成角的凸侧有骨膜撕裂，而在三角形干骺端骨块侧的骨膜完整。骨折容易整复，且完整的骨膜可防止再移位。偶尔，因干骺端被撕裂的骨膜呈纽扣样套住而需切开复位。Ⅱ型骨骺损伤预后良好，多见于桡骨远端、肱骨近端、胫骨远端的骨骺损伤。

3.Salter-Harris Ⅲ型

骨骺骨折，属于关节内骨折。关节内的剪力使骨折线从关节面垂直延伸到骺板，然后经骺板肥大细胞层至骺板边缘，骨折块可能移位或无移位。Ⅲ型骨骺损伤占骨骺损伤的 4%，最多见于胫骨远端内、外侧和肱骨远端外侧。对于移位超过 2 mm 者，需切开复位以恢复关节面的完整性。若骨骺血供完整、骨折无移位、关节面平整并能维持对位，则预后尚好。

4.Salter-Harris Ⅳ型

骨骺和干骺端骨折，属于关节内骨折。多见于 10 岁以下儿童，占骨骺损伤 30.2%。骨折线从关节面延伸斜行贯穿骨骺、骺板及干骺端，此型骨骺损伤易引起生长障碍和关节畸形。最常见于肱骨远端、肱骨小头骨骺和较大儿童的胫骨远端，需切开复位及内固定，以防畸形愈合或骺板早期闭合。

5.Salter-Harris Ⅴ 型

骨骺板挤压性损伤，发生于严重暴力情况下，相当于骨骺板软骨压缩骨折，仅占骨骺损伤的 1%，但是结果很严重。这种骨骺损伤在早期 X 线片上无阳性表现。Ⅴ型损伤多见于膝关节、踝关节等单向活动的关节，骺板软骨细胞严重破坏，骨骺营养血管广泛损伤，结果导致骺板部

分早闭、生长停止、骨骼变形、关节畸形。因该型骨骺损伤难于发现，故常常属于回顾性诊断，即已经出现畸形才做出诊断。干骺端骨髓炎或骨骺缺血性坏死也可造成相似的结果。

二、Peterson 骨骺损伤分型

Peterson(1994) 通过对 951 例骨骺损伤的回顾研究，提出两种 Salter-Harris 分型中没有涉及的损伤：干骺端骨折骨折线延伸至骺板，即 Peterson Ⅰ型骨骺损伤；开放损伤造成的骨骺、骺板、干骺端部分缺损，即 Peterson Ⅵ型骨骺损伤。Peterson 分型是根据对骺板损伤的严重程度，从轻到重，将骨骺损伤分为 6 型，此种分型方法较为合理，但没有包括软骨周围环 Ranvier 区的单纯损伤，是其不足之处。

Peterson Ⅰ型骨骺损伤：骨折线延伸到骺板的于骺端骨折，有时可伴有既不附着于干骺端又不附着于骨骺的骨皮质折块，是由纵向压力所致，此型损伤通常并无明显的骺板分离，只有骨皮质骨折块离心移位时，才可见到微小的骺板分裂，但不存在骨骺在干骺端上的移位，占 15.5%。

Peterson6 型骨骺损伤：部分骺板缺失，常伴有部分干骺端、骨骺的缺失，占 0.2%。其他 Peterson 骨骺损伤与 Salter-Harris 分型基本相同。

第三节 诊断和治疗

一、诊断

骨骺损伤约占小儿骨折的 1/5。儿童关节韧带的强度是骺板的 2 ～ 5 倍，所以儿童邻近关节部位的损伤应当首先考虑骨骺损伤，而非韧带损伤，这不仅适用于小龄儿童，也适用于大龄儿童。如青少年运动员股骨远端Ⅰ、Ⅱ型骨骺损伤，若骨折无移位，则酷似关节韧带损伤，只有在应力下拍 X 线片方可证实。再如旋后内翻型踝关节损伤，腓骨远端骨骺分离就诊时可自行复位，只表现局部肿胀与压痛，除非内翻应力下拍 X 线片否则无法得到证实。小儿骨骺损伤常见，罕有韧带损伤。

X 线片是诊断骨骺损伤的重要依据，但必须仔细询问病史，询问家长孩子的受伤机制，仔细检查局部肿胀的范围、压痛部位、关节位于何种畸形位置，再结合 X 线片方可做出诊断。当 X 线片可疑时，或 X 线所见与临床症状有矛盾时，拍照对侧肢体在相同位置的对比片，有助于明确诊断，特别是有助于区别骨骺骨折与变异的骨化中心。肱骨远端骨骺分离、肱骨外髁骨折易发生在小龄儿童，而肱骨内髁骨折、尺桡骨远端、股骨远端、胫骨远端的骨骺损伤以及掌、指骨骺骨折易发生于大龄儿童。绝大多数骨骺损伤发生在骨骺二次骨化中心出现以后。带有干骺端三角骨块的骨骺分离是最常见的骨骺损伤，所以识别骨骺二次骨化中心位置的变化与发现干骺端的骨折块是诊断骨骺损伤的重要依据。有时干骺端的三角骨块非常小，常规正侧位 X 线照片上并不展现，需拍照斜位 X 线片方可识别。

磁共振成像，除了可以判断骨骺二次骨化中心未出现前未累及干骺端的骨骺损伤外，还有助于诊断骨骺软骨骨折，也有助于决定某些特殊类型骨骺损伤的治疗。如 X 线平片显示的肱

骨外踝无移位Ⅰ度骨折，往往在外固定过程中发生移位而不得不延期切开复位内固定，或接受不太理想的愈合结果；那么哪些病例可以只给外固定就可以最终得到满意的结果，哪些必须及时经皮或切开复位克氏针内固定，方可以保证骨折块在外固定过程中不发生再移位，磁共振成像可以提供依据：如果骨折后关节面软骨保持连续，外固定过程中通常不会发生移位；相反，如果关节面软骨已破裂，就有可能在外固定过程中出现再移位，必须积极手术处理。关节造影对髋关节与肘关节部位的损伤有特殊的诊断价值，而也有学者报道利用B超诊断新生儿肱骨近端骨骺分离和肱骨远端的经骺骨折。

幼儿肘部骨骺损伤的诊断有时非常困难。认真观察关节近、远端骨干排列关系，有助于做出正确诊断。如肱尺关系正常、上尺桡关系正常，而肱桡关系异常，首先要考虑肱骨外髁骨折；如肱尺、肱桡关系异常而上尺桡关系正常，则应考虑肱骨远端全骺分离；如肱桡与上尺桡关系正常而肱尺关系异常，则要考虑肱骨内髁骨折。如果同时还合并有尺桡骨近端骺损伤或肘关节脱位，诊断往往更为困难，此时对比双侧肢体的顺序关系相当必要。

骨骺损伤还可以是其他多种原因导致的后果，感染、先天性畸形、代谢性疾病、肿瘤等。个别部位的骨骺其正常的生长形式就好似骨骺分裂骨折，如第一足趾的近节趾骨骨骺的裂隙状态。

二、骨骺损伤的治疗

1. 治疗原则

骨骺损伤治疗的基本原则是早期解剖复位。Salter-Harris Ⅰ、Ⅱ型损伤通常采用闭合复位外固定或牵引治疗。闭合复位手法必须轻柔，要在充分牵引下进行，粗暴复位有造成医源性骨骺再损伤的危险，必须禁止。闭合复位时间越早越好，复位后不稳定者，可经皮克氏针固定。如果损伤已超过1周，应慎行手法复位，因为此时虽然可能改善对位，但多数效果不理想，且可加重软组织损伤，往往会导致关节活动受限。对闭合复位失败者，应考虑切开复位。满意的X线照片并不等于最终的治疗结果优良，能保留骨骺的生长特性并有满意的功能才是最佳的治疗。骨骺损伤后已开始畸形愈合的病例，等待骨折愈合后二期截骨矫形也是合理的治疗选择。

绝大多数的Salter-Harris Ⅲ、Ⅳ型损伤，为关节内骨折，需要切开复位内固定。只有切开复位才可能恢复关节面良好的对位，才能准确、紧密地对合骺板的骨折线。甚至对这两种类型的陈旧损伤也应积极切开复位内固定，否则，不仅不能恢复关节的形态，而且将丧失软骨的生长发育功能。Salter-HarrisV型损伤多数属回顾性诊断，对于可疑此型损伤者，可行简单外固定治疗，但不良预后不可避免。

2. 切开复位内固定的手术原则

(1)Salter-Harris Ⅲ、Ⅳ型损伤需解剖复位，不要过多的寄希望于生长塑形。不能达到解剖复位，断端间隙将被纤维组织、甚至骨桥所替代，软骨骨折不能一期愈合。

(2) 直径不超过2 mm光滑的克氏针穿过骺板，不会导致骨桥形成。若选用螺纹针或螺钉做内固定，一定不能穿过骺板。倘若克氏针如能经干骺端至骨干，达到固定目的，就不要穿过骺板。如果必须穿过才能达到固定目的时，应选用细克氏针。克氏针最好与骺板垂直方向或斜形方向穿过，不宜平行穿针，以减少对骺板的干扰面积。胫骨棘骨骺撕脱骨折应选用缝线内固定，缝线不要穿过胫骨近端骺板。

(3) 术中显露干骺端、骨骺时，应将围绕骨骺的骨膜切开以供术野暴露清楚、复位准确，但不能使骨块完全脱离软组织的附着。骨膜切开可从骨骺两边进行，各切开 1cm，预防骨骺与干骺端之间形成骨桥。经过骺板的内固定通常采用光滑的克氏针而不能是螺钉。

(4) 内固定针不要穿入关节腔，避免诱发软骨溶解之可能。生长发育期的儿童骨骺损伤，慎用可降解内固定物。

(5) 对开放性骨骺损伤如 Peterson Ⅵ型损伤（骨骺有部分缺损），除彻底清创、应用皮瓣一期闭合创面外，一定要小心处理骺板的软骨缺损面，对其邻近的干骺端与骨骺骨折面充分止血，用骨蜡封闭创面，争取不发生或延缓发生边缘性骨桥，为二期骨骺再开放术（骨桥切除术）准备条件。

(6) 接近发育成熟的大龄儿童的张力性骨骺损伤为了达到坚强的内固定、早期练习关节活动的目的，可以选用拉力螺丝钉内固定，但一定要注意勿损伤邻近尚未闭合的骺板，以防止继发畸形。

3. 常见部位骨骺损伤的特征与治疗

(1) 股骨近端：髋关节内股骨头骨骺分离（股骨头骨骺滑脱）无论是否伴有移位，也无论是否得到治疗，日后发生股骨头缺血坏死的比例相当大。对 10 岁以上的儿童，闭合复位加克氏针固定，是受伤当时可以采用的方法，但骨骺闭合前会有轻微的下肢不等长。股骨头骨骺创伤性分离，不会发生在股骨头骨骺二次骨化中心出现以前，因为此时股骨头骨骺与大转子骨骺是连为一体的，软骨性骨骺吸收应力的能力很强。如有损伤，只能是纵向挤压而不是头骺分离。纵向挤压会导致随生长发育出现短颈与髋内翻。伤后若出现骨折通常是应力传导造成股骨干骨折，而不是头骺分离。创伤性股骨头骨骺分离好发于学龄儿童。

(2) 股骨远端：股骨远端的 Salter–Harris Ⅱ型骨折，预后不佳。因为连着干骺端骨块部分的骨骺不会早期融合，而是骺板分离部分的骨骺易出现早闭，导致继发性的生长障碍。股骨远端的 Salter–Harris Ⅲ型或Ⅳ型骨折易形成骨桥，通常遗留明显的肢体短缩或成角畸形。

(3) 胫骨远端：胫骨远端 Salte–Harris Ⅲ型损伤即 Tillaux 骨折（胫骨远端前外侧 1/4 的骨骺骨折）只发生在大龄儿童，是因为胫骨远端骺板的生理闭合过程不是同步的，中央与内侧先闭合、而前外侧后闭合，其间可能长达 1 ～ 2 年。在此年龄段，当受到外旋应力损伤时，附着于胫骨远端骨骺前外侧与腓骨远端干骺端之间的胫腓前韧带就会将胫骨远端前外 1/4 的骨骺撕脱。内踝的骨骺损伤，以 Salter–Harris Ⅲ型或Ⅳ型骨折多见。克氏针可以斜行或横行穿越骨骺 – 骺板 – 干骺端，拉力螺钉只能平行于骺板，横行固定骨骺或干骺端。胫腓骨远端骨折后发生踝内、外翻畸形的概率很高，其机制可能是 Salter–Harris Ⅲ型或Ⅳ型或 V 型损伤所产生的内收旋后应力对骺板形成了挤压。

(4) 肱骨近端：与该部位所发生的骨骺损伤最多见的是 Salter–Harris Ⅱ型骨折，尤其是幼年儿童，除非有软组织（三角肌或肱二头肌腱）嵌入，大多数病例不需要开放复位或经皮内固定，并且预后良好。

(5) 桡骨远端：绝大多数的 Salter–Harris I 型或Ⅱ型骨折能靠骨膜铰链的作用得以复位，很少有手术必要。前臂远端双骨骨折，如完全移位多需手术治疗。桡骨远端骨骺的 Salter–Harris Ⅱ型损伤，远端骨折块主要向背侧移位，而背侧并无肌肉附着，只有关节囊附着，因此闭合复位并不困难。个别情况远骨折块向掌侧移位时，由于骨骺掌侧除关节囊外还有旋前方肌的附着，嵌入骨折端之间的肌肉就有可能成为闭合复位的障碍。

(6) 牵张性骨骺：作为肌腱或肌群附着点的骨突型骨骺，能承受很强的牵拉力，一旦受伤通常是经骺骨折或撕脱而不会是肌腱从附着点上剥脱，也有因反复的微创致使骨骺出现炎症或部分撕脱，这种情况多见于 8 ～ 15 岁年龄段的青少年，主诉为关节周围疼痛。常见的骨突损伤有胫骨结节、髌骨下极、跟骨结节、肱骨内上髁、坐骨结节和脊柱。早期 X 线片上仅显示骨骺前方有软组织肿胀，后期才可能有局部钙化阴影。一般不需要复位固定，如果是急性撕脱且分离大于 2 cm，开放复位内固定也是必要的。

第四节　预后

骨骺损伤后最常见与灾难性的结果是骨纵向生长的紊乱。完全性生长障碍将产生明显的肢体长度差异且伴有功能受限，部分性生长障碍会使肢体出现成角畸形或进行性的肢体短缩。此外，还有伤后不愈合 (如肱骨外髁骨折)、畸形愈合、缺血性坏死 (如股骨头滑脱) 等并发症。

一、完全性生长障碍

骨骺受伤后出现完全性生长抑制的概率并不高，而且生长抑制的表现结果与患者的年龄有很大关系，对一个接近骨骼生长末期的青少年来说，骨骺受伤后基本上不会出现外观与功能的异常；而对一个年幼儿童则不然，肢体长短不齐可能呈进行性加重。

二、部分性生长障碍

肢体成角畸形与短缩畸形，源自于骨骺和干骺端之间的骨桥。骨桥的大小与位置决定临床体征的表现。股骨远端、胫骨近远端、桡骨远端是最容易出现畸形的部位。虽然产生骨桥最常见的原因是骨折，但是感染、肿瘤、放射线、热灼伤以及穿越骨骺板的金属物也都可造成骨桥的形成，甚至神经血管的异常也会改变骨骺的生长。在所有能导致骨桥产生的原因中唯一可以避免的是医源性破坏。以细小而光滑的克氏针垂直穿过骺板中心并留置 2 ～ 3 周，很少引起生长异常；螺纹钉斜行穿越骺板并留置数周，则常常会导致骨桥形成。

第五节　常见并发症

骨骺损伤并发症一部分骺板早闭、骨桥形成的诊断与处理。骨骺损伤主要的并发症就是部分骺板早闭、骨桥形成。因创伤或各种疾病导致的骺板在生长发育结束之前，提前闭合称为骺板早闭，临床多见的是部分骺板早闭即部分骺板消失。骺板部分早闭的常见形式，是在骨骺与干骺端之间有替代正常骺板的骨骼形成，即骨桥形成。骨骼未发育成熟之前，骺板全部或部分早闭、骨桥形成是骨骺损伤特有的并发症，是造成生长发育畸形的主要原因。临床所见的肢体成角和短缩畸形均源于骨桥的吸收效应。病儿的年龄（生长潜力）、骨桥的位置与大小直接关系到成角和短缩畸形的程度。骨桥常见的部位是股骨远端和胫骨近、远端。

一、影像诊断

X线平片可见骺板线狭窄；骺板线中断或硬化；Harris生长障碍线不对称。多螺旋三维CT重建、MRI对骨桥的大小、范围，决定手术方案均有明显的临床应用价值。Bright(1982)将骨桥分为3种类型，周围型、中央型及线型骨桥。

二、治疗原则与方法选择

部分骺板阻滞术适于大龄年长儿童、轻度成角畸形、预期肢体不等长不明显者；部分骺板阻滞加局部张开性或闭合性楔形截骨，适于大龄儿童；阻滞受累骺板加对侧相应骺板加邻近伴随骺板适于尺桡骨与胫腓骨的骨桥；延长或短缩受累侧的骨干（短缩仅限于股骨）；对侧相应骨骼和伴随骨骼的缩短，但不阻滞保留的部分骺板；骨桥切除术（骺开放术）加填入某种间置物，恢复受累骺板的生长，必要时可加楔形截骨术；以上术式的组合应用。

肱骨短缩6 cm以上，可考虑肱骨延长手术；桡骨或尺骨远端骺板完全早闭，通常需要实施伴随骨骼的骺板阻滞，或延长受累的骨骼；预测股骨发育成熟后股骨不等长的程度，选择患侧延长或健侧缩短；胫骨近端或远端骺板完全早闭，患侧延长或健侧骺板阻滞，但不考虑健侧缩短。年幼儿童15°的内翻、外翻成角畸形，不需截骨术，仅切除骨桥即可；邻近关节面的20°的成角畸形，需行骨桥切除加截骨术。

三、骨桥切除术指征

1. 骨桥面积小于所在骺板的50%。

2. 患儿有2年以上的生长时间，或者预测该骺板还有2 cm以上的生长潜力。

3. 如伴有大于20°的成角畸形，需要一期或择期行截骨矫形术。

四、骨桥切除术入路与技术

1. 周围型骨桥，直接手术入路或从边缘入路开窗显露并切除骨桥。

2. 中央型骨桥，经干骺端骨隧道（开窗）显露并切除骨桥。

骨桥切除术的方法是显露骨桥后，在C形臂电视X线机透视下用高速磨钻，磨除骨桥，直至各个方向均达正常组织。骨桥磨除后形成的空腔，充填某种物质，是保持骺板开放、恢复生长、防止骨桥再形成的前提。充填物可选择自体脂肪组织、无钡剂骨水泥、自体髂嵴骺软骨、骨蜡。

五、骨桥切除术预后

骨桥切除术的预后，主要是指恢复生长的潜力。它与骨桥的解剖部位、骨桥面积和类型以及病儿的年龄密切相关。例如，骨桥占所在骺板的50%或＞50%，预后不佳；中央型骨桥及Ranvier软骨膜环完整者，预后较好。

（韩文冬 王敬涛 颜 丽）

第十七章 肩部疾病

第一节 肩部撞击症

一、病因

肩部撞击症，又称肩峰下疼痛综合征，是肩关节外展活动时，肩峰下间隙内结构与喙肩穹之间反复摩擦、撞击而引起的一种慢性肩部疼痛综合征，是中年以上者常见病。本病包括肩峰下滑囊炎、冈上肌腱炎、冈上肌腱钙化、肩袖断裂、肱二头肌长头腱鞘炎、肱二头肌长头断裂。其共同临床特征是肩关节主动外展活动时有一疼痛弧，而被动活动疼痛明显减轻或者完全不痛。

二、发病机制

肩关节是全身活动范围最大的关节，肩部活动不仅发生在肩肱关节，也发生在肩峰与肱骨头之间。Kessel 称其为第 2 肩关节或肩峰下关节。肩峰下有一宽 1 ～ 1.5 cm 前窄后宽的间隙，有肩袖和肱二头肌长头腱通过。间隙底部为肱骨头，顶部为喙突、肩峰及连接两者的喙肩韧带构成的喙肩穹，从后、上、前三面保护肩袖和肱骨头免遭直接损伤。但是，正是由于这种解剖结构关系，在肩关节外展活动时，使夹在喙肩穹与肱骨头之间的组织容易遭受磨损和撞击。在正常情况下，肩袖、肱二头肌长头腱与喙肩穹之间有一个肩峰下滑囊相隔，起到润滑和缓冲撞击的作用。但在病理情况下，如过多的肩关节外展活动或长期累积性损伤，使间隙内组织遭受磨损而反复磨损必然加剧组织炎症性反应，使间隙内压力增高，加重撞击，最终导致肩部撞击症。由于肩峰下间隙前窄后宽，而人在正常生活及工作中，大多数上肢功能的完成为手位于肩关节前面，而不是外侧。当上臂外展时冈上肌通过肩峰前部，而不是外侧。Neer 通过解剖学研究及手术观察发现撞击主要发生在肩峰前 1/3、喙肩韧带及肩锁关节前下部，而不在肩峰外侧。Lauman 将肩峰下间隙分成前、中、后三部。前部位于喙突和喙肩韧带前 2/3 下面，含肱二头肌长头腱关节内部分、喙肱韧带、肩胛下肌和喙突下滑囊。中部位于肩峰前半，肩锁关节及喙肩韧带后 1/3 下面，含冈上肌止点及肩峰下滑囊。后部位于肩峰后半下面，含冈下肌上部和部分肩峰下滑囊。

三、病理改变

由于肩峰下间隙前窄后宽，病变主要发生在前及中部。肩部撞击症是一种慢性损害过程，其病理改变可分为 3 期。

1. 水肿出血期

是肩部撞击症的最早损害期，多见于 25 岁以下患者。由于肩关节过多外展活动，使肩峰下组织遭受连续撞击和磨损。肩峰下滑囊和肩袖组织水肿、出血。通常不发生肩袖的明显撕裂。保守治疗效果好，可望完全恢复肩关节功能。

2. 纤维变性及肌腱滑膜炎期

早期病变后，由于撞击症损害的累积，肩峰上、下滑囊及肩袖组织呈纤维变性并增厚。此时患者症状越来越明显，患者年龄多在 25 ～ 40 岁。如保守治疗无效，应考虑手术治疗。手术切除增生变性的肩峰下滑囊，部分切除或切断喙肩韧带，切除肩峰前下部增生的骨突。由于患者年龄多在 40 岁以下，一般不做前肩峰成形术。

3. 肱二头肌长头腱断裂和骨性改变期

随着进一步的撞击磨损，肩袖和肱二头肌长头腱退行性变加剧，导致肩袖部分或大部撕裂，严重者可发生冈上肌腱或肱二头肌长头腱病理性断裂。通常冈上肌腱断裂发生在肱二头肌长头腱断裂之前，其比例为 7:1。由于肩袖组织遭受损害，肩袖对肱骨头的稳定作用减弱，当肩关节外展活动时，肱骨头可上移使肩峰下间隙变小，肱骨头与肩峰间撞击更加剧，久之使骨结构发生改变。肩峰前下部、肱骨大结节发生硬化、增生或囊性变，肱骨颈上可出现切迹。该期患者年龄多在 40 岁以上，保守治疗效果欠佳，常需手术治疗，做前肩峰成形术，扩大肩峰下同隙，清除撞击因素。

四、临床表现

1. 症状

肩部疼痛，以肩峰周围为主，有时涉及整个三角肌部。疼痛以夜间为，患者畏患侧卧位，严重者需长期服用止痛药。其次是患肢无力，活动受限，当上臂外展到 60° ～ 80° 时，出现明显疼痛，有时可感觉到肩关节被“物”卡住而不能继续上举，此时需将上肢内收并外旋，使大结节从肩峰后部通过才能继续上举。

2. 体征

(1) 压痛部位主要在肩峰前下至肱骨大结节这一区域内。

(2) 肩关节被动活动时，可闻及明显的碎裂声或称捻发音。

(3) 肩关节主动外展活动时有 60° ～ 120° 的疼痛弧，即开始外展时无疼痛，达 60° 时开始疼痛，超越 120° 时疼痛又消失；而被动活动时疼痛明显减轻，至完全不痛。

(4) 病程长者肩关节活动受限，主要表现为外展、外旋和后伸受限。

(5) 肩部撞击试验阳性。检查时，患者取坐位，检查者位于背后，一手扶住肩部，稳定肩胛骨，另一手托住患肢肘部，将患者上肢向前上方快速推动，使肱骨大结节与肩峰撞击，可产生疼痛。然后用 1% 普鲁卡因 10 ml 做肩峰下间隙内封闭，重复上述检查，疼痛消失者为撞击试验阳性。此症为本病所特有，有助于与肩部其他疾患鉴别。

五、辅助检查

1.X 线检查

大多数患者 X 线检查正常，少数严重患者 X 线检查表现为肱骨大结节硬化、囊性变或骨赘形成，肩峰前缘硬化，肩峰下表面骨刺形成，冈上肌钙化阴影，肩锁关节创伤性关节炎，肱骨头上移使肩峰下间隙变窄 (＜ 0.7 cm)。

2. 肩关节造影

肩关节造影不作为本病常规检查方法，主要用于鉴别肩袖是部分还是完全断裂。若肩袖完全断裂，在行肩关节造影时，在肩峰下间隙内可见到造影剂聚集。

六、诊断

根据临床表现，结合辅助检查结果，综合分析判断。

七、治疗

1. 非手术治疗病变早期肩部理疗或热敷，口服消炎止痛类药物。急性发病时可用三角巾悬吊患肢，但注意无痛情况下活动肩关节，防止炎性组织粘连。应避免可引起肩部撞击的动作，如提举重物等。可的松局部注射效果满意，选用 7 或 8 号注射针头，从肩峰前面或外侧进针，紧贴肩峰下向后或向内进入肩峰下间隙。注入 1% 普鲁卡因 10 ml 加醋酸氢化可的松 25 mg，每周 1 次，一般 2 或 3 次。对肩关节活动范围受限者，应注意肩关节功能练习，防止继发喙肱韧带挛缩，而导致冻结肩。

2. 手术治疗

肩部撞击症手术治疗原则是通过上或下两个方向，对肩峰下间隙进行减压，以消除撞击因素。常用的有以下几种手术方法。

(1) 喙肩韧带切断或切除术：自肩锁关节向下做 6 ～ 8 cm 长的纵切口，纵行劈开三角肌纤维，显露喙肩韧带，将其切断，或在靠近肩峰附着处将其切除。手术操作简单，适用于保守治疗无效的Ⅱ期病变。由于减压不够充分，一般与其他手术同时进行。

(2) 肩峰切除术：手术切除全部肩峰可同时减压三个间隙，减压充分。但手术破坏了肩锁关节，失去了三角肌和斜方肌肩峰附着处，使肱一头肌肌力减退。由于失去喙肩穹，若肩袖弱者，可发生肱骨头向上半脱位，且术后因肩峰缺失而引起肩部外观缺陷。现已少用。

(3) 外侧肩峰成形术：切除肩峰外侧 2/3，并切除喙肩韧带可使肩峰下间隙前部得到充分减压。若对留下的肩峰和肩锁关节前下部分亦予切除，可使中部亦得到充分减压。本法保留肩锁关节是其优点，但术后仍将丧失三角肌部分止点，并造成肩部外观缺陷。

(4) 前肩峰成形术：鉴于肩部撞击症病变部位主要在肩峰前 1/3 及肩锁关节前下部病理解剖特点，Neer 提出部分切除肩峰前下缘的前肩峰成形术，既消除了撞击因素，又保留了三角肌肩峰附着部，避免了肩峰外端切除或全肩峰切除所造成的肩部外观缺陷及对三角肌肌力的损害。手术创伤小，功能恢复快，是目前较为理想的治疗方法。

①适应证：一是 40 岁以上肩部撞击症患者，经半年以上保守治疗症状不减，且日益加重者；二是肩关节造影显示肩袖完全撕裂，做肩袖修复术同时行前肩峰成形术；三是因肩部撞击症造成肱二头肌长头腱病理性断裂者，在将断裂肌腱固定在结节间沟同时行前肩峰成形术；四是年龄在 40 岁以下肩部撞击症患者，切除肩峰下滑囊时，发现肩峰前缘及其下表面前部有明显增生病变者；五是伴有喙肱韧带挛缩的冻结肩患者，经半年以上锻炼，功能无改善者，应切断喙肱韧带以改善上肢外旋功能，同时做前肩峰成形术。

②手术方法：选用高位臂丛麻醉或全麻。患者取平卧位，术肩垫高。患侧上肢消毒后无菌巾包裹，以备术中活动上肢。皮肤切口自肩峰后侧绕过肩峰至喙突呈 S 形，约长 10 cm。切开皮下组织和深筋膜即见三角肌。在三角肌前部，肩峰与喙突之间将三角肌纵行分开即显露喙突和喙肩韧带。活动上肢观察肱骨大结节与喙肩穹撞击情况。向下牵引上肢，检查肩峰下滑囊及冈上肌腱有无病变。用手指探查肩峰下缘有无骨赘或突起，并估计肩峰厚度，决定切除范围。先在靠喙突处切断喙肩韧带，然后用薄形骨刀从前上向后下方将肩峰前下突出部分连同附着之喙肩韧带一起楔形切除。切骨时，术者一手扶持骨刀，一手扶持肩峰，由助手敲击骨刀，以防肩峰上部损伤。通常切除肩峰前下 1/3 以保留三角肌肩峰附着部。切骨面要光滑平整，切下之

碎骨片要清除干净，以免残留重新形成骨刺，影响手术效果。进一步检查肩峰下间隙内组织。伴有慢性肩峰下滑囊炎者，切除肿大、增厚的滑囊。肩袖撕裂者，做相应修复。肱二头肌长头腱鞘炎或病理性断裂者。将长头腱固定在肱骨结节间沟或移至喙突。肱骨大结节有骨赘突起或其他不规则者，应凿除或修整。冈上肌有钙盐沉积者，应予清除。探查肩锁关节时，如有下列情况应考虑做肩锁关节切除：一是术前 X 线片证实肩锁关节明显退行性变性并有临床症状者；二是术中探查见肩锁关节下表面有骨刺，磨损冈上肌腱者；三是需要更大范围显露冈上肌腱，以修补广泛撕裂的肩袖者。一般是将锁骨外端切除，切除范围从其外端到喙肩韧带附着处，长 2.5 cm 左右。当出现第 2 种情况时，仅将骨刺切除或斜行切除肩锁关节下半部，以扩大肩峰下间隙，便于冈上肌滑动。术毕再次活动上肢，检查肩部撞击情况是否完全解除。对于术前肩关节活动受限者，应采用轻柔手法逐渐活动肩关节，松解粘连，增加肩关节活动范围。最后缝合三角肌，切口内放置负压引流。术后用三角巾悬吊上肢，每天被动活动肩关节 1 ～ 2 次，3 周后开始肩关节主动功能练习，并辅以理疗。

(5) 肩峰下滑囊切除术：肩峰下滑囊位于肩袖与喙肩穹之间，邻近肩峰下间隙三个区。当滑液囊发生炎症而肿大、增厚时，将明显增加肩峰下间隙内压力而产生肩部撞击症。手术切除病变的滑液囊，可减少肩峰下间隙的内容物，相对增加了肩峰下间隙，避免了肩峰下撞击。本法主要用于因肩峰下滑囊炎而造成的肩部撞击症。

(6) 肩胛盂缘切骨下移术：Slamm 主张做肩胛盂缘切骨下移术，使盂肱关节下移，达到增大肩峰下间隙的目的。手术方法：沿肩胛冈做后切口，向下牵开冈下肌暴露肩关节后面，确定盂缘一上、下界限，辨清肩胛盂关节面，在离盂缘 1 cm 处，将肩胛颈斜行切断，牵拉上肢，使其向前、内、下滑移，在其上方插入一枚骨钉，以阻止其向上移位。该手术可使肩关节向下移动 1.5 cm，术后不用外固定，可早期活动锻炼，功能恢复满意。

第二节 肩袖断裂

肩袖亦称旋转袖，是覆盖下肩关节前、上、后方之肩胛下肌、冈上肌、冈下肌、小圆肌等肌腱组织的总称。与关节囊紧密相连，附着在肱骨上端

形成袖筒状组织。肩袖上方为喙肩穹，其间有肩峰下滑囊相隔。肩袖功能是在上臂外展过程中，使肱骨头向关节盂方向拉紧，维持肱骨头与关节盂的正常支点关节。肩袖断裂将减弱至丧失这一功能，而严重影响上肢外展功能。

一、病因与病理

1. 创伤

是青少年肩袖断裂的主要原因，当跌倒时手外展着地，或手持重物，肩关节突然外展上举或扭伤而引起。外力越大，肩袖断裂越严重。

2. 血供不足

引起肩袖组织退行性变。血管造影表明，在离冈上肌腱止点 1 cm 处有一个明显的血管稀

疏区，Codman 把这个区域称为肩袖撕裂危险区。当肱骨内旋或外旋中立位时，肩袖的这个危险区最易受到肱骨头的压迫、挤压血管而使该区相对缺血，使肌腱发生退行性变，临床上肩袖完全断裂大多发生在这一区域。

3. 肩部慢性撞击性损伤

中年以上患者，其肩油组织因长期遭受肩峰下撞击，磨损而发生退变。Neer(1983) 认为 95% 肩袖断裂是长期肩部撞击、磨损的结果，而不是循环障碍或创伤所致，创伤可扩大裂口，但不是主要因素，临床上约 50% 肩袖断裂患者无明显外伤史。

二、分类

肩袖断裂分为完全断裂与部分断裂两大类：部分断裂仅发生在肩袖某一部分；完全断裂是整层肌腱袖破裂，关节腔与肩峰下滑囊直接相通。有 4 种病理类型：肩袖关节面的断裂、肩袖滑膜面的断裂、肩袖组织内部平裂成几层，肩袖组织内部的纵行破裂。肩袖滑囊面断裂者可穿破肩峰下滑囊而产生肩峰下疼痛弧综合征。Post(1983) 根据断裂程度将其分成四类：断裂口＜ 1 cm 者为小撕裂，1 ～ 3 cm 为中度撕裂，3 ～ 5 cm 为大撕裂，5 cm 以上者为特大撕裂。

三、临床表现

多见于 40 岁以上患者，特别是重体力劳动者。伤前肩部无症状，伤后肩部有一过性疼痛，隔日疼痛加剧，持续 4 ～ 7 d，患者不能自动使用患肩，大结节与肩峰间压痛明显。肩袖完全断裂时，因丧失其对肱骨头的稳定作用，将严重影响肩关节外展功能，而部分撕裂时。患者仍能外展上臂，但有 60° ～ 120° 疼痛弧。

四、辅助检查

早期肩袖损伤者，因肩部疼痛使患者不敢活动上肢，此时可行下述检查以资区别。

1. 普鲁卡因封闭试验

用 1% 普鲁卡因 10 ml 封闭压痛点，麻醉后若患者可以主动外展肩关节，表明肩袖未撕裂或仅为部分断裂；若封闭后，肩关节仍不能主动外展，则表明肩袖严重撕裂或完全断裂。

2. 上臂下垂试验

将患侧上臂被动外展至 90° ，如不加以支持，患肢仍能保持这一位置，表示肩袖无严重损伤 $ 如不能维持被动外展位置，则表明肩袖严重撕裂或完全断裂。

3.X 线检查

X 线平片检查常无明显异常，肩关节造影若见肩峰下滑囊与关节腔相通，则证实肩袖已完全断裂。

五、诊断

根据临床表现，结合辅助检查结果综合分析判断。

六、手术方法

1. 肩袖部分断裂者

大多不需要手术，可用石膏外展架将肩关节固定在外度、前屈、外旋位 3 ～ 4 周，以使肩袖断裂部分接近而获得愈合，然后进行肩关节功能练习。但有人认为制动对老年患者易导致冻结肩，主张在疼痛许可情况下即开始主动功能练习。如经 4 ～ 6 周严格非手术疗法仍不能恢复肩关节有力、无痛、主动的外展活动，则需考虑手术修补术。

2. 肩袖完全断裂者

除因年迈体弱、对功能要求不高或伴有严重内科疾患不宜手术外，均应争取早期手术。伤后 3 周内手术效果最好，早期手术可恢复肩袖原有张力，防止肌肉萎缩和软组织病变的发展。手术原则是切除撕裂口边缘坏死腱性组织，恢复肩袖解剖连续性，恢复肩峰下滑动。因 95% 的肩袖破裂发生在肩峰前部及肩锁关节下面，通常不需切除全部肩峰来修复肩袖。在肩胛下肌和冈上肌之间的喙肱韧带处做一直而稍弯的切口，按 Neer 方法做前肩峰成形术，切除喙肩韧带及肩峰前下部，扩大肩峰下间隙。若肩锁关节有严重退变，磨损肩袖时，应切除锁骨外端，以消除撞击因素。切除肥厚、肿大的肩峰下滑囊，即可较充分地显露肩袖撕裂部。若为不完全横行破裂，可沿撕裂口两端掀起口形肌腱瓣，切除破裂口边缘坏死腱性组织，在肌腱破裂处的肱骨外科颈上凿一骨槽，钻 2 个骨孔，通至大结节创面，通过骨孔，用褥式缝合法将掀起的肌腱瓣缝于骨槽内，两侧边缘分别缝于肩胛下肌腱和冈下肌腱上。若为肩袖纵行撕裂，则用边缝合方法进行修复。少数肩袖广泛撕裂，需要更大范围暴露冈上肌时，可切除锁骨外端。用手指分离肩袖裂口周围粘连，切除破裂口边缘严重退变、无血供肩袖组织。使其变成远端向内的 V 形裂口。从 V 形缺损远端开始，用鞋带式连续缝合法向外侧缝合，尽可能缩小裂口。在残余裂口下方，大结节邻近切去肱骨头一部分软骨做成粗糙面。通过粗糙面向大结节外下方钻 4 ～ 6 个骨孔。在上臂外展 90° 位，将断腱固定在骨槽内，使其获得新的肌腱附着点。若为涉及冈上、冈下肌与肩胛下肌的大块完全破裂，可将撕裂口边缘修齐，凿去外侧关节面，钻一排骨孔，用褥式缝合法将肩袖破裂口缝于骨孔中。术后外展架固定于肩关节外展 90° 、前屈 30° 、内外旋中立位 4 ～ 6 周。除去外展架即开始肩关节功能练习。先做肩关节无重力钟摆活动，每小时 1 次，每次 5 分钟，运动范围以能忍受疼痛为度。待肩部肌力增强后，做爬墙及主动上举运动并辅以理疗。一般约需 6 个月时间才能恢复较为满意的肩关节功能。

3. 陈旧性肩袖断裂

陈旧性肩袖断裂无法直接修复者，可用如下几种肩袖重建方法。

(1) 游离肌腱移植：按上述方法充分暴露肩袖。切除破裂口边缘无血供的腱性组织，先横行缝合裂口近端以缩小破裂口，然后用掌长肌、趾伸肌或阔筋膜游离移植修复缺损，移植条远端固定于大结节，近端与肌肉编织缝合。术后处理同急性肩袖断裂。

(2) 冈上肌、冈下肌推移术：冈上肌与冈下肌由同一肩胛上血管神经支配，在冈上肌中外 1/3 处进入冈上窝，绕过肩胛冈外侧进入冈下窝，并紧贴二肌深面，在肩胛骨腋缘与肩胛下动脉后支来的血管相吻合，结扎该吻合支，将二肌内 2/3 止点从冈上窝、冈下窝剥离，并从肌间隙中将其与小圆肌分开，形成仅带血管神经蒂的冈上肌与冈下肌肌瓣，向外推移 3 ～ 4 cm，将其固定于肱骨大结节。术后肩关节外展、外旋位固定 30 ～ 35 d。Debeyre 认为在陈旧性肩袖破裂不能直接修复时，此法是恢复肩袖功能的理想方法，其优良率超过 70%。

(3) 肩胛下肌、小圆肌联合转移：Neviaser 主张用肩胛下肌、小圆肌联合转移来恢复肩袖功能。手术方法是将肩胛下肌和小圆肌分别与关节囊分开，并在靠近肱骨止点处将其切断。然后将二肌向上转移，重新固定于肱骨头与结节间骨槽内。将二肌上方缝在一起形成一联合单位，下方分别与后关节囊缝合，术后肩关节外展 90° 制动 6 周。

(4) 肩袖断裂的关节镜下修复术：关节镜技术的广泛开展与应用，为肩袖断裂的修复提供了新的方法。断裂口 1 cm 的小撕裂尤为适用。

第三节 冈上肌腱钙化

冈上肌腱钙化是引起肩部疼痛和僵直的常见原因，好发于 40 ～ 50 岁从事轻微劳动的患者。本病可发生在肩袖组织任何部位，约 90% 发生在冈上肌腱。

一、病因与病理

冈上肌腱钙化至今病因不清，一般认为是在冈上肌腱退变的基础上，由于局部异常钙盐代谢，发生钙盐沉积，形成钙盐性肌腱炎。临床观察发现肱骨大结节上方 1cm 冈上肌腱最易发生退行性变，也是最易发生冈上肌钙化部位。肉眼观察钙化物为白色或淡黄色，泥沙样或牙膏样沉积物。显微镜下可见碎裂的纤维之间有坏死组织和钙盐沉着。位于冈上肌纤维内小而分散的钙化物，可不引起任何临床症状，通常在拍 X 线片时偶然发现。当钙化物缓慢增大而造成对肩峰下滑液囊的刺激时，即出现症状。此时，当上臂外展活动时可因钙化物撞击喙肩穹而引起肩部撞击症。如钙化物直接位于滑囊底面，滑囊被钙化物顶起而发生急性炎症反应，临床上呈急性发病，症状严重。一旦穿破滑囊，由于压力骤减，炎症反应减轻，症状亦随之缓解。

二、临床表现

可分为慢性、亚急性、急性两种类型。慢性期症状轻微，仅主诉在上臂抬起和内旋时有轻度针刺样感，无肌痉挛和肩关节活动受限。由于肩关节过多活动或受到创伤可使症状加剧，呈现亚急性或急性临床表现。患者肩部针刺样疼痛逐渐加剧，有肌痉挛，冈上肌、冈下肌和三角肌呈不同程度萎缩。肩关节活动范围逐渐减少，肩外侧严重疼痛，可放射到三角肌止点、前臂，至手指。轻微活动可使疼痛加剧。急性期发病突然，患者肩部持续剧痛，局部红肿，皮温增高。压痛明显。压痛点主要位于大结节处，肌肉痉挛明显，肩关节外展活动受到严重限制。由于肩部剧痛影响睡眠和饮食，服止痛片或镇静药均不能达到止痛作用。急性期病程持续 1 ～ 2 周，然后逐渐减轻、消退。但肩部肌肉痉挛、运动受限仍较明显，需继续练习肩部活动，直至肩关节功能恢复，但症状可以复发。

二、辅助检查

在肱骨大结节附近，X 线片可见不同类型的钙化阴影，常见的有如下几种。

1. 绒毛型

边缘粗糙不齐，好似卷曲的绒毛，密度深浅不匀，沿冈上肌腱长轴分布。

2. 长条形

边缘整齐，密度高，沿肌腱长轴分布。

3. 球块型

边缘整齐，呈圆形或椭圆形，密度高，多分布在冈上肌腱附着部。

三、诊断

根据临床表现，结合辅助检查结果综合分析判断。

四、治疗原则

1. 非手术治疗

急性发作者，应先止痛，卧床休息，患肢置于外展约 30° 位并以枕头垫起，以减轻肩部肌肉痉挛，局部冷敷及口服止痛类药物。若症状不缓解，可用下述方法治疗。

(1) 冲洗法：在严格无菌操作下，将一粗针头刺入压痛区下部，另一针头刺入压痛区上部，从上位针头注入 0.25% 普鲁卡因液，可见乳白色液体自下位针孔流出。反复冲洗直至流出液清晰为止。拔去针头前，局部注入 1% 普鲁卡因 5 ml 和醋酸氢化可的松 25 mg，必要时 1 周后可重复 1 次。

(2) 可的松局部封闭法：用 8 号针头经皮穿入钙化物，穿入时有针刺沙粒样感，然后拔出针头，改变方向反复穿刺 3 或 4 次，最后注入上述可的松普鲁卡因溶液，每周 1 次，一般 3 或 4 次可获良好效果。

(3) 捣碎法

对较硬化的钙化物，用上述方法不能清除时，可在局麻下先用针将钙化物捣碎，造成局部急性充血，然后注入上述药物，促进钙化物吸收，使疼痛缓解。

2. 手术治疗

(1) 急性期钙质沉着范围较大或钙质较硬，采用局封、冲洗和捣碎法治疗效果不满意者。

(2) 疾病反复发作，做手术治疗无效者。

(3) 钙质块机械地影响肩关节运动并有疼痛者。

五、手术方法

自肩锁关节向下做 6 ～ 8 cm 纵切口，沿切口方向纵行分开三角肌，显露并切除喙肩韧带以扩大肩峰下间隙。除非肩峰前下方有骨刺形成影响肩袖通过者，一般不做前肩峰成形术。旋转上臂，在大结节上方冈上肌腱内容易找到钙化块，将其切除或刮除。用生理盐水反复冲洗，正确闭合冈上肌。

第四节 肱二头肌长头腱鞘炎

肱二头肌长头腱经肱骨结节间沟后进入肩峰下间隙前部，止于肩胛骨的盂上粗隆。该肌腱在肱骨结节间沟内滑动是被动的，即当肩关节内收、内旋及后伸时肌腱滑向上方，而外展、外旋、屈曲时肌腱滑向下方。肱二头肌长头腱鞘炎是这一部分肌腱在肩关节活动时长期遭受磨损而发生退变、粘连，使肌腱滑动功能发生障碍的病变。本病好发于 40 岁以上的患者。主要临床特征是肱骨结节间沟部疼痛，肩关节活动受限。若不及时治疗，可发展成冻结肩。

一、病因与病理

本病可因外伤或劳损后急性发病，但大多是由于肌腱长期遭受磨损而发生退行性变的结果。

1. 肌腱在肱骨结节间沟内遭受磨损

肱二头肌长头腱经肱骨结节间沟后进入肩关节，沟脊上有横韧带将肌腱限制在沟内。在日常生活和工作中，上臂常位于身体前侧并处于内旋位，使肱二头肌长头腱挤向结节间沟内侧壁，容易遭受磨损而发生退变。尤其是结节间沟有先天性变异或因肱骨外科颈骨折，使沟底变浅，表面粗糙不平，甚至有骨刺形成者。

2. 肌腱长期遭受肩峰下撞击

肱二头肌长头腱的关节内部分位于肩峰下间隙前部，当肩关节外展活动时，该部与喙肩穹之间可发生磨损、撞击，久之使肌腱发生退行性改变。

3. 继发于肩关节炎症

肱二头肌长头腱腱鞘与肩关节腔相通，任何肩关节的慢性炎症，都可引起肌腱腱鞘充血、水肿、细胞浸润，甚至纤维化、腱鞘增厚、粘连形成，使肌腱滑动功能发生障碍。

二、临床表现

主要症状是肩部疼痛和肩关节活动受限。疼痛主要位于肩关节前面，可指向三角肌附着处或肱二头肌肌腹，夜间加剧，影响睡眠。结节间沟及其上方肱二头肌长头腱压痛是本病的主要特征。使肱二头肌长头腱紧张的主动或被动动作，均可使疼痛加剧。Yergason 征阳性是诊断本病主要依据，即抗阻力屈肘及前臂旋后时，在此二头肌长头腱处出现剧烈疼痛。急性发病者，常有外伤史，症状重，有时可有不同程度肌痉挛。患者常用手托住患侧上肢于屈曲位，避免上臂旋转活动而加剧疼痛。慢性发病者，病程较长，疼痛较轻，疼痛常常能忍受，但过多活动患肢或在遭受轻微外伤后症状可加剧。严重者可有肩关节活动受限。

三、辅助检查

肩部后前位 X 线片常无明显异常。疑为本病时应常规摄肱骨结节间沟切线位 X 线片。部分患者可见结节间沟变窄、变浅、沟底或沟边有骨刺形成。

四、诊断

主要根据临床表现，结合辅助检查结果综合分析判断。

五、治疗原则

1. 非手术治疗

患者宜避免过度使用肩关节，疼痛较重的患者可用三角巾悬吊前臂加以保护，在不加剧疼痛情况下，注意练习肩部活动。服用消炎止痛类药物可减轻疼痛，局部理疗或热敷有助于炎症消退。可的松普鲁卡因局部封闭，效果良好，应直接注射到肱二头肌腱鞘内，每周 1 次，共 2 或 3 次，疼痛一旦缓解，即应开始主动，肩关节活动练习，以防发生冻结肩。

2. 手术治疗

肱二头肌长头腱鞘炎经半年以上保守治疗无效者可行手术治疗。将肩关节囊内肿大之肌腱切除或切断，在原处将肱二头肌长头腱固定在肱骨上端，这对于非肩部撞击症患者，效果是满意的。对于因肩峰下撞击所致肱二头肌长头腱鞘炎，若将长头腱固定于结节间沟，则因丧失其对肱骨头上移的阻挡作用，使肩峰下撞击更趋严重。正确的治疗方法是将长头腱固定在结节间沟或移至喙突上同时行前肩峰成形术，以消除肩部撞击病因。

第五节 肱二头肌长头腱断裂

肱二头肌是强有力的屈肘肌，同时也是前臂的旋后肌。在遭受强力外伤或在肌腱退变的基础上，可发生断裂。主要临床特征是突发肩痛和屈肘功能减弱。

一、病因与病理

本病多见于40岁以上患者，很少发生于年轻人。后者可见于年轻运动员在未做好准备活动情况下，突然抗阻力屈肘，由于肱二头肌强烈收缩而引起此肌腱断裂，断裂部位往往发生在肌腱与肌腹连接部。而中年以上患者，由于肱二头肌长头腱在长期肩部活动中，反复遭受肩峰下撞击或在肱骨结节间沟由于长期遭受摩擦，使肌腱发生退行性变。断裂发生前，肌腱在关节囊处往往已有粘连，当受到轻微外伤或肱二头肌用力收缩时，肌腱即可发生病理性断裂。断裂部位多在结节间沟上面，肱二头肌长头腱与肩关节囊交界处。

二、临床表现

年轻患者在抗阻力下突然强力收缩肱二头肌时，可发生肌腱断裂，此时可听到肌腱断裂声，并感到肩部剧烈疼痛。而中年以上患者，常无明显外伤史，或仅有轻微外伤。有时在治疗肩部疾患中，突然感到肩部无力与不适。当肱二头肌长头腱在上部完全断裂时，由于肌肉收缩下移，在上臂中下1/3处出现一软组织包块，当用力抗阻力屈肘时，包块显得更为明显。近期断裂者，结节同沟处有压痛，屈肘无力，肌张力较健侧低，检查时应二侧比较。慢性断裂者，可无明显功能障碍，或仅感肩部轻度酸痛。若断裂发生在下部肌腹与肌腱交界处，则肌腹上移，下1/3是平坦的。

三、治疗原则

1.非手术治疗

年轻患者肱二头肌腱断裂将影响前臂的屈曲与旋后功能，应及时修复。而年老患者，由于断裂肌腱已严重退变，无法直接缝合修复。如对功能影响不大，则不必手术；少数症状严重、功能障碍明显者，应手术治疗，将断腱移至喙突或固定在结节间沟，同时行前肩峰成形术，以消除撞击因素。

2.手术治疗

采用臂丛神经阻滞麻醉或全身麻醉，患者取仰卧位，肩下垫一薄枕，采用肩关节前内侧切口，自肩峰至喙突，然后沿三角肌、胸大肌沟弧形向下。将三角肌部分肩峰及锁骨外端附着处切下并翻向外侧，显露喙突、肩峰及肩关节前侧。探查肩峰下间隙，如伴有肩部撞击症需切除喙肩韧带及肩峰前下部，并相应处理肩峰下间隙内病变。如切口下方显露不够，可部分切断胸大肌上缘，以显露肱骨结节间沟及断裂的肱二头肌长头腱。沿结节间沟外缘切断肱横韧带和喙肱韧带，从关节盂上缘切断腱的近侧。如断腿远侧有足够长度，可将其固定在喙突上。在喙突上凿1条骨槽，将肌腱缝在骨槽内，并和肱二头肌短头与喙肱肌的联合肌腱做边缝合。如断腱远侧段长度不够，可在结节间沟内做一骨粉，将断腱固定在骨槽内。

第六节 冻结肩

冻结肩又称五十肩。是由于肩关节周围软组织病变而引起肩关节疼痛和活动功能障碍。好发于 40 岁以上患者，女多于男 (约 3:1)，左肩多于右肩。其特征是肩部疼痛和肩关节活动障碍逐渐加剧，经数月至更长时间，疼痛逐渐消退，功能慢慢恢复，最后自愈。

一、病因

冻结肩病因至今不清，一般认为与下列因素有关。

1. 由于肩关节以外的疾病，如冠心病、肺炎、胆囊炎等反射性地引起肩部疼痛，使肩关节活动受限。

2. 因上肢骨折、颈椎病等使上肢固定于身旁过久。

3. 肩关节周围软组织的退变，如肩峰下滑囊炎、冈上肌腱炎、肱二头肌长头腱鞘炎等。

二、病理改变

Depalma(1983) 将冻结肩病理过程分为三期。

1. 凝结期 (早期)

病变主要位于肩关节囊。肩关节造影显示关节囊紧缩，关节囊下皱褶互相粘连而消失，肱二头肌长头腱与腱鞘间有薄的粘连。

2. 冻结期

凝结期以后随着病变程度加剧，进入冻结期。此期，除关节囊严重挛缩外，关节周围软组织均受累，退行性变加剧，滑膜充血、组织缺乏弹性。喙肱韧带挛缩限制了肱骨头外旋，冈上肌、冈下肌、肩胛下肌挛缩，肱二头肌长头腱鞘炎，使肩关节活动明显受限。

3. 解冻期

冻结期经 7 ～ 12 个月后炎症逐渐消退，疼痛消失，肩关节活动功能逐渐恢复，称解冻期。Depalma 在 1 例 15 年前患双侧冻结肩而向着患者，尸体解刨中发现两侧肱二头肌长头腱在肱骨结节间沟均获得新的骨附后点，而肌腱关节囊内部分均已消失。笔者认为，肱二头肌长头腱鞘炎是引起冻结肩的主要原因，一旦长头腱黏附于结节间沟获得新的骨附着点，而肌腱关节囊内部分发生病理性撕裂，则肩关肾功能改善，冻结肩趋向好转。也有人发现长时间侧卧抱肩，喙突和肱行头挤压关节囊出现肿胀或坏死是冻结肩的病因。

三、临床表现

多数无外伤史，少数仅有轻微外伤。主要症状是逐渐加重的肩部疼痛及肩关节活动障碍。疼痛一般位于肩前外侧，有时可放射至肘、手及肩胛区，但无感觉障碍。夜间疼痛加重，影响睡眠，不敢患侧卧位。持续疼痛可引起肌肉痉挛与肌肉萎缩。肩前、后方，肩峰下、三角肌止点处有压痛，而以肱二头肌长头腱部压痛最为明显。当上臂外展、外旋、后伸时疼痛加剧。早期肩关节活动仅对内外旋有轻度影响，检查时应固定肩胛骨，并进行二侧比较。晚期上臂处于内旋位，各个方向活动均受限，但以外展、内外旋受限明显，前后方向的活动一般是存在的。此时肩部肌肉萎缩明显，有时因并发血管痉挛发生上肢血循环障碍，出现前臂及手部肿胀、发凉及手指活动疼痛等症状。患肢手放健侧肩，使喙肱挤压可出现疼痛。

四、辅助检查

X 线片可无明显异常，肩关节造影则有肩关节囊收缩、关节囊下部皱褶消失等改变。

五、诊断

根据临床表现，结合辅助检查结果综合分析判断。

六、治疗原则

1. 非手术治疗

冻结肩是慢性病，大多数患者能逐渐好转而痊愈，应使患者了解本病的过程和转归，树立战胜疾病的信心。病变早期，上肢应悬吊制动，每天轻度活动肩关节数次，口服水杨酸制剂或其他消炎止痛类药物。压痛局限者可用 1% 普鲁卡因 5 ～ 10 ml 加醋酸氢化可的松 25 mg 局部封闭，每周 1 次，共 2 或 3 次。理疗或热敷有助于解痉、消炎、止痛。适当的推拿按摩，不仅能减轻疼痛，而且也有利于增加活动范围。在疼痛能忍受的范围内，积极有计划地进行肩关节主动功能练习。随着活动范围的增加，疼痛亦逐渐减轻。侧卧时避免抱病。

若经上述治疗肩关节功能仍无改善者，可在全麻下进行手法松解。方法是一手按住肩部，另一手握住上臂，先使肱骨头内外旋转，然后慢慢外展肩关节，整个过程中可感到肩关节粘连撕开声。手法由轻至重，反复多次，直至肩关节达到正常活动范围。操作中手法要轻柔，防止暴力活动两造成肩部骨折或脱位。手法完毕后，行关节腔内穿刺，抽出关节内积血，并注入 1% 普鲁卡因 10 ml 加醋酸氢化可的松 25 mg。术后三角巾悬吊上肢，第 2 天即开始肩部活动练习，持续 2 ～ 3 个月，预后良好。Depalma(1983) 认为全麻下手法松解目的是撕裂肱二头肌长头腱和关节囊下面肱骨附着处，而尽可能减少关节内其他结构的损伤。方法是一手放在肩部向下压肱骨头，另一手握住上臂外旋，使肱骨内髁朝前，并慢慢后伸，逐渐达到最大伸展度。如此反复多次，由轻到重，此时可听到或感觉到撕裂声和肩关节突然松解的感觉。施手法后按上述方法进行功能练习。

2. 手术治疗

冻结肩经长期非手术治疗无效者，应考虑手术治疗，手术方法主要有两种。

(1) 肱二头肌长头腱固定或移位术：冻结肩患者经长期、有计划保守治疗症状未改善，而临床检查病变主要位于肱二头肌长头腱者，可做肱二头肌长头腱固定术或移位术。若肱二头肌长头腱无明显退变，可将其从盂上结节附着处切断，从关节内抽出，固定至喙突。若肌腱已发生严重退变，则将其固定于肱骨结节间沟内，同时做前肩峰成形术。

(2) 喙肱韧带切断术：正常上臂外展活动必然同时伴有肱骨头的外旋，以使肱骨大结节与喙肩穹步调一致。严重冻结肩患者，由于上臂长期处于内旋位，使喙肱韧带挛缩而限制了肱骨头的外旋，影响其外展功能。若经长期保守治疗无效者，可行喙肱韧带切断术，可望改善上臂外旋外展功能。手术方法：沿三角肌胸大肌沟做肩关节前内侧弧形切口长 6 ～ 8 cm(若同时做前肩峰成形术，可将原切口自喙突向下延长 3 ～ 4 cm)。纵行分开三角肌，显露喙突。在喙突基部外侧可找到喙肱韧带，用力外旋上臂，可见该韧带挛缩紧张限制肱骨头外旋。确认后右紧靠喙突处将其切断，上臂外旋外展功能立即改善，然后按上述方法逐渐活动肩关节，直至正常为止。

第七节　肩周炎

早在1872年Duplay首次提出了肩关节周围炎的诊断，认为肩峰下滑囊炎症、变性、粘连等变化是肩痛和关节运动受限的原因。1934年Codman研究无明确外伤原因的肩痛伴有肩关节功能障碍的病理表现，统称为冻结肩。1943年Lippmann强调所谓冻结肩是肱二头肌长头腱粘连性腱鞘炎所致。1951年Mclaughlin研究指出肩峰下滑囊炎和冈上肌腱病变是肩周炎的主要病因。总之，肩周炎是引起肩关节疼痛及运动功能障碍的一组疾病的统称，并非单一疾病。为便于诊断与治疗，“肩周炎”的名词也已逐渐被“肱二头肌长头腱鞘炎”、“喙突炎”、“冈上肌腱炎”、“肩峰下滑囊炎”、“冻结肩”、“肩撞击综合征”等具体定位定性名词所分别替代。

一、病因

1. 肩部原因

包括关节内与关节外两组病变。关节内因素主要为肩关节骨折、脱位引起；关节外因素包括肩峰下滑囊炎、肱二头肌长头腱粘连性腱鞘炎、冈上肌腱病变等。

2. 肩外原因

包括颈椎病，心、肺、胆道疾病发生的肩部牵涉痛，因原发病长期不愈使肩部肌肉痉挛，久之，可转变为真正的肩周炎。

二、分类

1. 喙突炎

喙突是肩部肌腱和韧带的主要附着点。喙锁韧带、喙肩韧带、喙肱韧带以及肱二头肌短头腱、喙肱肌、胸小肌均附着于喙突，喙突和肌腱之间存在滑膜囊组织。当肌腱、韧带、滑膜囊的损伤、退变和炎症时，均可累及其附着点喙突，引起喙突部疼痛和压痛。本病好发于青壮年，是青壮年肩前痛的一种常见原因，除疼痛症状外，被动外旋功能受限，但上举和外展功能一般正常，本病常易误诊为肱二头肌腱鞘炎，喙突部痛点封闭有明显止痛效果。局部封闭治疗有明显效果，一般在一个疗程后，疼痛均能缓解。在治疗期间应减少患臂的活动，理疗和按摩也有一定效果。本病预后良好，治疗后不遗留功能障碍。

2. 肩峰下滑囊炎或三角肌下滑囊炎

(1) 肩峰下滑囊又称三角肌下滑囊，儿童时两者分开，成人时常互相交通，可视为一整体。此滑囊位于肩峰和喙肩韧带的下方，肩袖和肱骨大结节的上方：滑囊顶部附着于肩峰和喙肩韧带的下面，以及三角肌发自肩峰的深面纤维上，其底部附着于肱骨大结节的上面内外方各2厘米处和肩袖上。肩关节外展、内旋时，此滑囊随肱骨大结节滑入肩峰的下方而不能被触到。此滑囊炎的特点多不是原发性的，而是继发于邻近组织的病变，尤以冈上肌的损伤、退行性变、钙盐沉积和肌腱袖破裂的影响最大，如钙化性冈上肌腱炎，在急性期能破溃至滑囊内引起急性滑囊炎，称钙化性滑囊炎。当然，也可由直接或间接的外伤所引起。

(2) 疼痛、运动受限和局限性压痛是肩峰下滑囊炎的主要症状，疼痛逐渐增剧，夜间痛较若，常痛醒，尤以肩外展外旋时痛加重，一般位于肩部深处并涉及三角肌的止点，亦可向肩胛部、颈、手等处放射。压痛点多在肩关节、肩峰下、大结节等处，常可随肱骨的旋转而移位，当滑囊肿胀或积液时，在肩关节区域或三角肌范围内都有压痛。为减轻疼痛患者常使肩处于内收、内旋位，随着滑囊壁的增厚和粘连，肩关节活动范围逐渐缩小至完全消失。晚期可见肩胛带肌的萎缩。X 线检查偶可见冈上肌的钙盐沉着。急性外伤所致的三角肌下滑囊炎，往往在伤后数日才出现急性滑囊炎症状。肩峰下滑囊穿刺，依据积液量及性状有助于诊断病变性质和程度。

(3) 急性期患臂制动，休息，用三角巾悬吊，早期物理治疗使肌腱炎症反应消退，疼痛减轻，口服消炎镇痛药物，肩峰下皮质激素抗炎药物局部封闭，能得到即时的优良效果。肩峰下滑囊如有积液，可以抽出，并注入皮质激素的混悬液。对钙化性滑囊炎用穿刺冲洗处理能及时解除患者的痛苦，针刺捣碎钙块也能得到相应的效果。急性期后或慢性发病时除上述疗法外，要强调不增加疼痛的逐步运动，使肩关节在三个轴的运动逐步得到恢复。

(4) 非手术疗法长期治疗无效者，可行手术治疗，手术包括滑囊切除术和清除冈上肌腱中的钙化部分，亦有人主张肩关节外展功能受限时，可行肩峰切除术。

（韩文冬 颜 丽 宋风荣）